Leçons sur les Maladies du Système Nerveux

VOLUME 1

JEAN-MARTIN CHARCOT
EDITED BY D.M. BOURNEVILLE

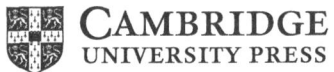

CAMBRIDGE
UNIVERSITY PRESS

CAMBRIDGE UNIVERSITY PRESS

Cambridge, New York, Melbourne, Madrid, Cape Town,
Singapore, São Paolo, Delhi, Tokyo, Mexico City

Published in the United States of America by Cambridge University Press, New York

www.cambridge.org
Information on this title: www.cambridge.org/9781108038461

© in this compilation Cambridge University Press 2011

This edition first published 1875
This digitally printed version 2011

ISBN 978-1-108-03846-1 Paperback

CAMBRIDGE LIBRARY COLLECTION

Books of enduring scholarly value

Life Sciences

Until the nineteenth century, the various subjects now known as the life sciences were regarded either as arcane studies which had little impact on ordinary daily life, or as a genteel hobby for the leisured classes. The increasing academic rigour and systematisation brought to the study of botany, zoology and other disciplines, and their adoption in university curricula, are reflected in the books reissued in this series.

Leçons sur les Maladies du Système Nerveux

Jean-Martin Charcot (1825–93) was a professor of anatomical pathology at the Pitié-Salpêtrière Hospital in Paris, and one of the founders of modern neurology. Numerous disorders are named after him, and he was one of the best known doctors in nineteenth-century France. He was the first to describe and name multiple sclerosis, and undertook crucial research into what became known as Parkinson's Disease. He also worked on hysteria, and was one of Freud's teachers. These two volumes of lectures on neurological illnesses, first published in Paris in 1872–3 and 1877, were based on extensive clinical studies at the Salpêtrière, and edited by Désiré Magloire Bourneville. (The second edition of Volume 1, reissued here, was published in 1875.) Analysis of symptoms, sometimes using photography, combined with post-mortem analyses, allowed Charcot to produce classic descriptions of different neurological disorders. Volume 1 deals with spinal lesions, disseminated sclerosis, Parkinson's Disease and hysteria.

Cambridge University Press has long been a pioneer in the reissuing of out-of-print titles from its own backlist, producing digital reprints of books that are still sought after by scholars and students but could not be reprinted economically using traditional technology. The Cambridge Library Collection extends this activity to a wider range of books which are still of importance to researchers and professionals, either for the source material they contain, or as landmarks in the history of their academic discipline.

Drawing from the world-renowned collections in the Cambridge University Library, and guided by the advice of experts in each subject area, Cambridge University Press is using state-of-the-art scanning machines in its own Printing House to capture the content of each book selected for inclusion. The files are processed to give a consistently clear, crisp image, and the books finished to the high quality standard for which the Press is recognised around the world. The latest print-on-demand technology ensures that the books will remain available indefinitely, and that orders for single or multiple copies can quickly be supplied.

The Cambridge Library Collection will bring back to life books of enduring scholarly value (including out-of-copyright works originally issued by other publishers) across a wide range of disciplines in the humanities and social sciences and in science and technology.

LEÇONS

SUR LES

MALADIES DU SYSTÈME NERVEUX

LEÇONS

SUR LES

MALADIES DU SYSTÈME NERVEUX

FAITES A LA SALPÉTRIÈRE

PAR

J.-M. CHARCOT

Professeur à la Faculté de médecine de Paris, Médecin de la Salpétrière,
Membre de l'Académie de médecine, de la Société clinique de Londres,
Président de la Société anatomique,
Ancien vice-président de la Société de Biologie, etc.

RECUEILLIES ET PUBLIÉES

PAR

BOURNEVILLE

Rédacteur en chef du *Progrès médical*.

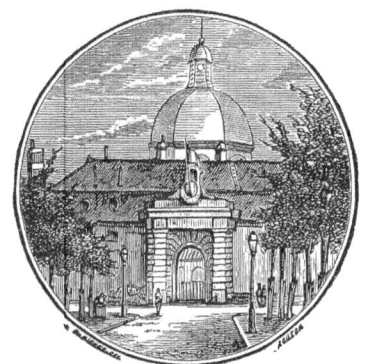

TOME PREMIER.

Deuxième édition.

PARIS

V. ADRIEN DELAHAYE ET Cⁱᵉ, ÉDITEURS

PLACE DE L'ÉCOLE-DE-MÉDECINE.

—

1875

PREMIÈRE PARTIE

Des troubles trophiques consécutifs aux maladies du cerveau et de la moelle épinière.

PREMIERE LEÇON

Troubles trophiques consécutifs aux lésions des nerfs.

Sommaire. — Remarques préliminaires. — Objet des conférences de cette
année ; elles seront consacrées à celles des maladies du système nerveux et,
en particulier, de la moelle épinière, que l'on observe le plus habituellement
à la Salpétrière. — Troubles de nutrition consécutifs aux lésions de l'axe
cérébro-spinal et des nerfs. — Ces altérations peuvent occuper la peau, le
tissu cellulaire, les muscles, les articulations, les viscères. Importance de
ces altérations au point de vue du diagnostic et du pronostic. — Troubles
de nutrition consécutifs aux lésions des nerfs périphériques. — Le système nerveux, à l'état normal, a peu d'influence sur l'accomplissement des
actes nutritifs. — Les lésions passives des nerfs ou de la moelle, ne produisent pas directement de troubles trophiques dans les parties périphériques ; expériences qui le démontrent. — Influence de l'irritation et de
l'inflammation des nerfs ou des centres nerveux sur la production des
troubles trophiques. — Les troubles trophiques consécutifs aux lésions
traumatiques des nerfs, considérés en particulier. — Ils résultent, non des
sections complètes, mais des sections incomplètes, des contusions, etc.,
des troncs nerveux. — Eruptions cutanées diverses : Erythème, zona
traumatique, pemphigus. — *Glossy Skin* des auteurs anglais. — Lésions
musculaires : atrophie. — Lésions articulaires ; lésions osseuses : périostite, nécrose. — Troubles trophiques consécutifs aux lésions non traumatiques des nerfs ; leur analogie avec ceux qui résultent des lésions
traumatiques. — Troubles trophiques de l'œil, dans les cas de tumeur
comprimant le trijumeau. — Inflammation des nerfs spinaux, consécutive
au cancer vertébral, à la pachyméningite spinale, à l'asphyxie par la
vapeur de charbon, etc. Eruptions cutanées diverses (zona, pemphigus, etc.),
atrophie musculaire, arthropathies, qui, en pareil cas, se développent en
conséquence de la névrite. — Lèpre anesthésique : périnévrite lépreuse,
lepra mutilans.

Messieurs,

Ce n'est jamais sans quelque émotion, mais aussi sans
une grande satisfaction que j'inaugure chaque année les

conférences que vous venez entendre. Je retrouve toujours, en effet, dans cette circonstance, des visages amis, d'anciens elèves, quelques-uns passés maîtres, d'autres ayant déjà marqué dans la carrière qu'ils parcourent des traces brillantes. Leur présence m'est un grand confort et je suis heureux de leur en témoigner toute ma gratitude.

L'affluence, aujourd'hui, d'un auditoire plus nombreux que de coutume, me semble une preuve convaincante que je ne m'étais pas trompé lorsque je pensai, il y a cinq ans, que ce grand *emporium* des misères humaines où nous nous trouvons rassemblés, pourrait devenir un jour le siége d'un enseignement théorique et clinique vraiment utile (1).

Sans doute, Messieurs, le champ d'observation qui nous est ouvert, n'embrasse pas la pathologie tout entière. Mais, tel qu'il est, n'est-il pas déjà bien vaste ? D'un côté, il offre à nos études les affections de l'âge sénile, qui méritent bien qu'on s'y arrête quelque temps. En second lieu, parmi les affections chroniques, il nous livre, réunies en grand nombre et dans des conditions particulièrement favorables aux recherches, les maladies des systèmes nerveux et locomoteur, si communes et par conséquent si intéressantes pour le médecin, maladies dont la pathologie commence seulement depuis une vingtaine d'années à se dégager de l'obscurité profonde où elle était plongée jusque-là.

Quant à moi, Messieurs, je n'ai jamais douté que l'hospice de la Salpétrière, ne dût devenir, et pour les maladies des vieillards, et pour beaucoup de maladies chroniques, un foyer d'instruction incomparable. Il suffisait, pour réaliser cette idée, d'apporter quelques modifications dans les arrangements intérieurs de cet établissement. Or, je suis bien aise de pouvoir vous annoncer que les événements sont, en ce moment, tout à fait favorables à nos vues.

Déjà, une décision que nous n'avons pas réclamée a mis entre nos mains un service de près de 150 lits où il nous sera donné d'observer toutes les formes de l'épilepsie et de

---

(1) Cette leçon a été faite en mai 1870.

l'hystérie grave. Ce n'est pas tout, M. le directeur de l'Assistance publique a formé le projet d'ouvrir dans cet hospice une consultation consacrée surtout aux malades atteintes d'affections chroniques et une salle où elles pourront être admises temporairement, en certain nombre, pour y être traitées.

Lorsque tous ces éléments d'études auront été groupés et organisés en vue des investigations scientifiques et de l'enseignement clinique, nous posséderons à Paris, je n'hésite pas à le dire, une institution qui, dans son genre, ne saurait guère avoir de rivale (1). J'espère être assez heureux pour voir bientôt ce plan réalisé dans toutes ses parties. Mais, si des circonstances que rien ne fait présager m'appelaient ailleurs, ce serait encore pour moi une vive satisfaction de voir mes successeurs couronner l'édifice dont je n'aurais pu que jeter les premiers fondements.

Messieurs, votre temps est précieux et je ne veux pas étendre outre mesure ce préambule. Il est temps d'arriver à l'objet spécial de ces leçons. Je me propose de vous entretenir surtout, cette année, de celles des maladies du système nerveux et, en particulier, de la moelle épinière, qui s'offrent le plus souvent à notre observation dans cet hospice. Il me répugnerait d'entrer, dès la première entrevue, dans des détails par trop techniques ; j'ai pensé qu'il serait plus convenable d'appeler votre attention sur une question d'une portée générale et que nous retrouverons à chaque pas dans le cours de nos études.

I.

Les lésions de l'axe cérébro-spinal retentissent fréquemment sur les diverses parties du corps et y déterminent par la voie des nerfs, des troubles variés de la nutri-

---

(1) Ce projet ne s'est malheureusement pas encore réalisé (septembre 1874.)

tion. Ces affections secondaires constituent un groupe pathologique des plus intéressants. Aussi consacrerai-je quelques séances à tracer devant vous les principaux traits de leur histoire.

Les lésions consécutives, dont il s'agit, peuvent frapper la plupart des tissus et occuper les régions du corps les plus diverses : la *peau*, par exemple, le *tissu cellulaire*, les *muscles*, les *articulations,* les *os* eux-mêmes, ou enfin les *viscères*. Elles présentent le plus souvent, à leur origine du moins, les caractères du processus inflammatoire. Souvent, elles ne jouent dans le drame morbide qu'un rôle accessoire, car elles sont simplement surajoutées alors aux symptômes habituels, hyperesthésie, anesthésie, hyperkinésie, akinésie, incoordination motrice, etc. Mais, pour n'avoir d'intérêt qu'au point de vue de la physiologie pathologique, elles ne doivent pas cependant être négligées.

D'autres fois, au contraire, ces lésions acquièrent aux yeux du clinicien, en raison, soit des graves désordres qu'elles occasionnent, soit des signes diagnostiques ou pronostiques qu'elles fournissent, une importance majeure. Permettez-moi d'appuyer cette proposition sur quelques exemples.

L'an passé je vous montrais — et je reviendrai bientôt encore sur ce point — comment l'eschare fessière, développée dans le cours de l'apoplexie par hémorrhagie cérébrale ou par ramollissement du cerveau, permettait de porter un pronostic d'une certitude presque absolue.

Les eschares sacrées, les affections des reins et de la vessie qui se produisent avec tant de rapidité dans certaines maladies aiguës ou dans les exacerbations de quelques maladies chroniques de la moelle epinière sont souvent la cause immédiate de la mort.

Une *arthropathie* survenue dans le cours de l'ataxie locomotrice pourra priver définitivement le malade de l'usage d'un membre qui, pendant longtemps encore, eût pu lui rendre des services.

Quelquefois enfin, ces lésions trophiques consécutives donnent le change au clinicien qui les prend pour la maladie tout entière. Telles sont certaines formes de l'*atrophie musculaire progressive* considérées naguère comme des affections primitives des muscles, et dont le point de départ est en réalité dans certaines altérations de la substance grise de la moelle épinière.

Multiplier ces exemples serait, je crois, superflu, car, dès maintenant, vous voyez l'intérêt qui s'attache à l'étude de ces lésions trophiques.

Le pouvoir de déterminer, sous certaines influences morbides, des lésions de nutrition dans les parties extérieures du corps ou dans les viscères n'est pas uniquement dévolu au cerveau et à la moelle épinière. Ces centres partagent ce privilége avec les nerfs qui émanent d'eux. Mais les affections consécutives résultant des lésions protopathiques, développées dans les départements les plus divers du système nerveux, ont entre elles, malgré quelques différences spécifiques, les analogies les plus grandes; de telle sorte que, pour le clinicien appelé à reconnaître ces affections, la question de savoir quelle a été la circonscription du système nerveux primitivement affectée et d'où dérive la lésion trophique est maintes fois très-difficile à résoudre.

Cette considération m'engage à ne pas restreindre notre étude aux seules lésions trophiques de cause cérébrale ou spinale. Celles-ci seront, si vous le voulez, notre objectif; mais nous croyons utile de tracer parallèlement l'histoire des troubles trophiques qui apparaissent à la suite des lésions des nerfs périphériques. N'est-ce pas, d'ailleurs, un des grands avantages de la méthode comparative que de faire naître la lumière du contraste? Pour limiter notre champ d'études, nous n'envisagerons que ceux des troubles trophiques qui apparaissent dans le *domaine périphérique du nerf lésé;* pour ce qui est des altérations de nutrition qui se manifestent par suite d'actes réflexes, à une distance plus ou moins éloignée et dans le domaine de nerfs

qui n'ont subi directement aucune atteinte de la lésion primitive, c'est un sujet fort intéressant, sans doute, mais qui
mérite d'être traité à part.

II.

En m'entendant parler, Messieurs, des troubles de la
nutrition qui naissent sous l'action des lésions des centres
nerveux ou des nerfs, la plupart d'entre vous se sont, sans
aucun doute, immédiatement remis en mémoire le problème
correspondant qui se débat en physiologie normale.

Rien de mieux établi en pathologie, j'espère vous le démontrer du moins, *que l'existence de ces troubles trophi-*
ques consécutifs aux lésions des centres nerveux ou
des nerfs. Et cependant la physiologie la plus avancée en-
seigne, vous le savez, *que, à l'état normal, la nutrition*
des différentes parties du corps ne dépend pas essen-
tiellement d'une influence du système nerveux.

La contradiction paraît formelle; elle n'est qu'apparente.
Je vais essayer de le prouver, et, dans ce but, je vous demande la permission de faire une courte incursion dans le
domaine de la physiologie expérimentale.

Pour montrer que les actes chimiques de rénovation moléculaire qui constituent la nutrition ne sont pas sous la dépendance immédiate du système nerveux, on invoque, vous
le savez, des arguments de plusieurs ordres:

1º Les actes les plus compliqués de la vie de nutrition
s'accomplissent dans certains organismes sans l'intervention du système nerveux. C'est ainsi que les végétaux,
quelques animaux inférieurs (protozoaires) , dépourvus
de système nerveux, n'en vivent pas moins d'une manière
très-active. L'embryon, dit-on encore, n'accomplit-il pas déjà
les actes de la vie organique, à une époque où il ne possède
encore aucun élément nerveux ?

2° On s'appuie ensuite sur ce fait que certains tissus, chez les animaux supérieurs même, sont totalement privés de nerfs et de vaisseaux. On cite comme exemples les cellules épithéliales, les cartilages qui, néanmoins, si un état pathologique survient, deviennent le siége d'une véritable prolifération, indice bien évident que la nutrition peut s'effectuer là d'une façon très-énergique (1).

---

(1) La vie organique des animaux tout entière, ou en d'autres termes tout ce qui se passe chez l'animal, sans l'intervention d'une sensation ou d'un acte mental, peut s'effectuer sans l'intervention du système nerveux, et se produire sans modifications matérielles correspondantes de ce système ; de même que les fonctions de circulation, de nutrition, de sécrétion, d'absorption, s'opèrent avec une égale perfection dans les classes les plus inférieures d'animaux, chez lesquels on ne découvre pas de système nerveux, et dans le règne végétal où il n'y a pas de raisons plausibles de supposer que les nerfs existent ; on pourrait dire que le système nerveux vit et se développe chez un animal, à la manière d'un parasite vivant aux dépens d'un végétal.» (*Brit. and For. Med. Chir. Rev.* Vol. III, 1837, pp. 9, 10. — Et Carpenter. — *Principles of human Physiology*. Philadelphia, 1855, p. 58).

Voici l'analyse très-sommaire d'un travail ou tout récemment M. Ch. Robin a exposé les idées aujourd'hui dominantes, concernant le rôle très-effacé du système nerveux, dans la nutrition : « Les actes chimiques qui constituent la rénovation moléculaire dans l'organisme vivant, autrement dit la nutrition, ne sont pas sous l'influence directe des nerfs. Il ne saurait s'agir là d'une influence des nerfs sur les tissus, comparable à celle de l'électricité sur les actions chimiques. Il n'existe pas de nerfs allant sur les éléments anatomiques extra-vasculaires, sur les épithéliums par exemple, à la manière des tubes nerveux qui viennent s'appliquer sur les fibres musculaires. La cause du mouvement de nutrition est dans les éléments anatomiques eux-mêmes ; chez les végétaux, en l'absence de tout système nerveux, on voit les tissus s'enfler subitement, les cellules croître et se multiplier. Chez l'embryon les cellules naissent, s'accroissent et se multiplient avant l'apparition de tout élément nerveux périphérique. La nutrition est donc une propriété générale des éléments anatomiques, tant animaux que végétaux. La sécrétion elle-même est une propriété inhérente aux éléments anatomiques, ainsi que l'avaient déjà vu de Blainville, A. Comte. Chez les animaux inférieurs, et dans le cas de greffe animale, il est évident que la nutrition des tissus est indépendante du système nerveux. » « Les troubles sécrétoires, ceux d'absorption, les indurations, ramollissements, hypertrophies et autres altérations consécutives aux lésions des nerfs, sont une conséquence de perturbations circulatoires par l'intermédiaire des nerfs précédents (vaso-moteurs), affectés directement par action réflexe, et non la conséquence de l'action de nerfs qui auraient, à la manière de l'électricité par exemple, une influence sur les actes moléculaires ou chimiques de l'assimilation et de la désassimilation dans une zone d'une certaine étendue en dehors de leur surface. » (*Journal de l'Anatomie*, etc., 1867, pp. 276-300.)

3º Enfin, des arguments plus directs sont tirés du domaine de la physiologie expérimentale. Vous savez que, après la section des nerfs qui s'y rendent, ou la destruction même de la moelle épinière, les parties périphériques, telles que les muscles, les os d'un membre, continuent pendant long-temps encore à vivre et à se nourrir à peu près comme dans les conditions normales. En pareil cas, c'est seulement à la *longue* que surviennent dans ces parties des lésions nutri-tives. Ces lésions, d'ailleurs presque toujours purement *passives*, sont vraisemblablement dues à l'inaction à laquelle les parties sont condamnées, par suite de la suppression de toute influence de la part du système nerveux. En effet, elles se manifestent avec les mêmes caractères dans l'*im-mobilisation* des membres, alors que le système nerveux n'est pas directement intéressé. Ces lésions passives que nous verrons figurer dans différentes affections paralytiques, n'ont rien de commun avec les lésions trophiques spéciales qui vont nous occuper. En général elles peuvent s'en distinguer d'ailleurs objectivement par quelques traits particuliers. Cel-les-ci sont presque toujours marquées, du moins à une cer-taine époque de leur évolution, au coin de l'irritation phleg-masique. Dès l'origine, le plus souvent, elles revêtent les caractères des inflammations ; elles peuvent, nous le ver-rons, aboutir à l'ulcération, à la gangrène et à la nécrose.

En outre, un caractère qui leur est commun à la plupart, c'est qu'elles se développent avec une grande rapidité à la suite de la lésion des nerfs ou des centres qui en a provoqué l'apparition, parfois même avec une rapidité incroyable. C'est ainsi qu'on voit fréquemment, dans certains cas de fracture de la colonne vertébrale avec compression et irri-tation de la moelle épinière, des eschares apparaître au sacrum le second ou le troisième jour après l'accident.

On peut donc dire, qu'en règle générale, l'opposition en-tre les *lésions passives* résultant de la seule inactivité fonc-tionnelle et les *troubles trophiques* qui surviennent à la suite de certaines lésions des centres nerveux est frappan-te : les premières sont lentes à se produire, n'ont, le plus souvent, aucun caractère inflammatoire ; les secondes éclatent parfois tout-à-coup et présentent ordinairement, du moins au début du processus, la marque d'un travail phlegmasique plus ou moins accentué.

Permettez-moi, Messieurs, de vous remettre en mémoire, très-sommairement, quelques-unes des expériences auxquelles je faisais allusion tout-à-l'heure, et qui tendent à démontrer que la moelle épinière et les nerfs n'ont pas d'influence directe, immédiate sur la nutrition des parties périphériques.

1° Une des premières est relative à la section du *nerf sciatique* chez les mammifères. Schrœder van der Kolk, qui, un des premiers, l'a instituée, attribuait les troubles de la nutrition qui se produisent assez rapidement, en pareil cas, dans le membre correspondant, à l'absence d'action du système nerveux consécutive à la section du nerf. M. Brown-Séquard, qui a répété cette expérience en 1849 sur des cochons d'Inde et des lapins, est parvenu à faire voir que ces troubles trophiques, survenant au bout de quelques jours à peine et consistant en tuméfaction de l'extrémité du membre, ulcérations des doigts, perte des ongles, etc., ne se montrent, en réalité, que parce que l'animal est devenu incapable de soustraire à l'action des influences extérieures, au frottement sur un sol dur et rugueux, le membre privé de mouvement et de sensibilité par suite de la section du sciatique. Lorsque le sujet mis en expérience était entouré de toutes les précautions nécessaires, confiné par exemple dans une caisse dont le fond était recouvert d'une couche épaisse de son, on ne constatait plus aucune modification de la nutrition dans le membre paralysé, si ce n'est toutefois une atrophie plus ou moins prononcée, mais se produisant seulement à la longue (1).

---

(1) Brown-Séquard. — *Sur les altérations pathologiques qui suivent la section du nerf sciatique*, in *Comptes-rendus des séances de la Société de Biologie*, t. I, 1849, p. 136, et *Experimental Researches applied to Physiology and Pathology.* New-York. 1853. p. 6. Après la section d'un nerf mixte,

Cette atrophie survenant à la suite de la section du nerf sciatique résulte évidemment de l'inactivité fonctionnelle à laquelle est condamné le membre paralysé ; elle porte non-seulement sur les muscles, mais encore sur les os et sur la peau, ainsi que l'avait déjà reconnu J. Reid. Elle ne se produit pas, alors même que la section du nerf a été complète, pour peu que, à l'exemple du physiologiste qui vient d'être cité, on ait soin de faire passer chaque jour un courant galvanique à travers les muscles du membre paralysé.

2° La section complète du nerf trijumeau, pratiquée dans le crâne, fournit des résultats tout à fait comparables à ceux que produit la section du nerf sciatique. Vous savez que les lésions de l'œil qui se montrent chez les animaux à la suite de cette opération, après avoir été autrefois considérées, par quelques physiologistes, comme dérivant de la suppression d'une influence trophique du trijumeau, sont rattachées depuis les expériences de Snellen (1857) et celles plus récentes de Büttner (1862), aux effets de l'anesthésie qui expose les parties frappées d'insensibilité à l'action de causes traumatiques de tout genre. Si après la section du trijumeau on protège l'œil, suivant la méthode de Snellen, en fixant au-devant de lui, par quelques fils, l'oreille du même côté restée sensible, ou si, suivant la méthode de Büttner, on se contente de le recouvrir d'une plaque de cuir épais, les troubles trophiques ne se montrent pas dans la cornée ; un certain degré d'hypérémie neuro-paralytique se manifestant à l'iris, à la conjonctive, est en somme le seul phénomène qu'on observe après la section complète du trijumeau, lorsque l'œil a été convenablement protégé (1).

l'atrophie des muscles ne commence à se manifester en général chez l'homme et chez les mammifères, qu'au bout d'un mois environ, par un léger degré d'émaciation. Deux mois après, l'atrophie est mieux caractérisée; elle est très-prononcée au bout de trois mois. (Magnin, thèse de Paris, 1866, p. 19.)

(1) Voir à ce sujet les expériences de M. Schiff, dans la thèse de M. Hauser : *Nouvelles recherches relatives à l'influence du système nerveux sur la nutrition.* Paris, 1858.

8° En ce qui concerne maintenant la moelle épiniere, il paraît démontré que sa section transversale complète ou même sa destruction dans une certaine étendue, lorsqu'il n'en résulte pas une inflammation quelque peu durable de l'organe, ne sont pas immédiatement suivies de troubles de la nutrition dans les membres paralysés. M. Brown-Séquard a fait voir, en effet, que les ulcérations qui se forment assez rapidement au voisinage des organes génitaux chez les mammifères et chez les oiseaux, dont la moelle épinière a subi une section transversale complète, ne résultent pas directement de l'absence d'influx nerveux ; elles sont la conséquence de la pression prolongée et du contact des urines altérées, ainsi que des matières fécales auxquelles ces parties sont exposées:

Les membres postérieurs d'un jeune chat, qui survécut près de trois mois à la destruction complète de la région lombaire de la moelle épinière, se développèrent normalement ; les fonctions de la vie organique dans ces membres parurent s'exécuter suivant les conditions physiologiques ; la sécrétion des poils et des ongles se produisit comme chez l'animal sain (1).

Chez des mammifères ou chez des grenouilles, dont la partie postérieure de la moelle a été détruite, on peut voir dit Valentin, la contractilité électrique persister dans les muscles des membres postérieurs, jusqu'à la mort, c'est-à-dire pendant plusieurs semaines ou même pendant plusieurs mois (2).

En résumé, chez les animaux qui ont subi la section transversale complète ou la destruction d'une partie de la moelle épinière, on peut voir se former, principalement sur les régions soumises à la pression, des ulcérations, voire même des eschares ; mais toujours il est possible de mettre

---

(1) Brown-Séquard, *loc. cit.*, p. 14. 15, 16.
(2) Valentin. — *Versuch einer physiologischen Pathologie den Nerven*, 2. Abth., p. 43. Leipzig: 1864.

ces lésions sur le compte de l'anesthésie et de la paralysie motrice, par suite desquelles l'animal reste constamment souillé par le contact des urines, se blesse en se heurtant à tous les contacts, etc. Quant à l'atrophie qui survient à la longue dans les membres paralysés à la suite de cette opération, elle résulte uniquement, comme dans le cas de la section du nerf sciatique, de l'inertie fonctionnelle à laquelle ces membres sont condamnés.

De l'ensemble de ces faits, empruntés à la physiologie expérimentale, il résulte, comme on le voit, que l'absence d'action du système nerveux déterminée par la section complète des nerfs périphériques ou la destruction d'une partie de la moelle épinière ne provoque pas, dans les éléments anatomiques des membres paralysés, d'autres troubles nutritifs que ceux qui se développeraient, dans ces mêmes éléments, sous la seule influence de l'inertie fonctionnelle, de l'inactivité prolongée.

La découverte des nerfs vaso-moteurs et des effets que détermine la paralysie de ces nerfs ne devait pas modifier essentiellement cette formule. Il est, en effet, démontré aujourd'hui que l'hypérémie neuro-paralytique, quelque loin qu'elle soit poussée, n'est jamais suffisante pour occasionner, à elle seule, une altération dans la nutrition des tissus. Sans doute, cette hypérémie, comme l'a fait remarquer M. Schiff, crée une certaine prédisposition aux inflammations, lesquelles peuvent éclater soit spontanément — du moins en apparence — chez l'animal malade, soit à la suite de causes d'excitation relativement légères chez l'animal sain. Mais ces lésions de nutrition d'origine neuroparalytique ne sont nullement comparables aux troubles trophiques qui sont l'objet spécial de cette étude, elles forment une catégorie à part. Ces derniers, ainsi que nous aurons maintes fois l'occasion de le faire remarquer, chemin faisant, peuvent se développer et accomplir leur évolution, sans être précédés ou accompagnés par aucun des phénomènes qui révèlent objectivement l'état paralytique ou l'état inverse des nerfs vaso-moteurs. Pour l'instant,

nous n'insisterons pas plus longuement sur ce point que
nous devons reprendre par la suite.

III.

Si les lésions qui ont pour résultat d'anéantir ou de
suspendre l'action du système nerveux, n'ont pas le pouvoir de faire naître dans les régions éloignées d'autres
troubles de la nutrition que ceux qui dépendent de l'inactivité prolongée, *il n'en est pas de même des lésions qui déterminent, soit dans les nerfs, soit dans les centres nerveux, une exaltation de leurs propriétés, une irritation,
une inflammation.*

C'est là, Messieurs, une proposition d'une importance
capitale : elle domine en réalité la question qui nous occupe. Découvert depuis longtemps déjà par M. Brown-
Séquard, le principe sur lequel elle s'appuie est, si je ne
me trompe, encore trop souvent méconnu, aussi bien par
les physiologistes que par les pathologistes (1). Nous verrons en temps et lieu la pathologie humaine fournir, à
l'appui de cette proposition, des faits assez nombreux, des
arguments péremptoires; en revanche, nous aurons plus
rarement à invoquer les résultats de l'expérimentation sur
les animaux. La raison en est surtout, sans aucun doute,
dans cette circonstance que, chez ces derniers, le tissu
nerveux paraît résister, bien mieux que chez l'homme, aux
causes diverses d'irritation et d'inflammation. Tous les expérimentateurs savent, en effet, que les lésions traumatiques, même les plus graves, des nerfs périphériques ou de
la moelle, produisent assez difficilement, chez la plupart
des animaux, une myélite ou une névrite quelque peu du-

---

(1) *Notes sur quelques cas d'affection de la peau, dépendant d'une influence
du système nerveux*, par J.-M. Charcot, suivies de *Remarques sur le
mode d'influence du système nerveux sur la nutrition* par le docteur Brown-
Séquard. (*Journ. de physiologie* , t. II, nᵒ 5. Janvier 1859, p. 108.)

rables et comparables à celles qui se développent, au contraire, assez facilement chez l'homme à la suite des lésions les plus minimes.

Les expériences propres à montrer que les lésions irritatives des tissus nerveux sont capables de déterminer des troubles trophiques variés dans les parties auxquelles ils se distribuent sont, nous l'avons dit, peu nombreuses. Elles sont relatives presque exclusivement à la cinquième paire.

Voici d'abord le résumé d'une expérience de Samuel : — Chez un lapin, deux aiguilles sont appliquées sur le ganglion de Gasser et l'on fait passer un courant d'induction ; aussitôt il se produit un rétrécissement plus ou moins prononcé de la pupille, et en même temps se développe une légère injection des vaisseaux de la conjonctive ; la sécrétion des larmes s'exagère. La sensibilité des paupières, de la conjonctive, de la cornée est exaltée. Après l'opération, le rétrécissement de la pupille persiste, quoique à un moindre degré et l'hyperesthésie s'exagère encore. Le processus inflammatoire commence à se développer en général au bout de vingt-quatre heures ; son intensité s'accroît pendant le second et le troisième jour, et diminue ensuite progressivement. On peut observer tous les degrés de l'ophthalmie, depuis la conjonctivite la plus légère jusqu'à la blennorrhée la plus intense. La sensibilité s'exalte toujours et l'hyperesthésie peut s'élever à un tel degré qu'au moindre attouchement de l'œil, l'animal est pris de convulsions générales. Il se produit sur la cornée une opacité générale, et en outre, tantôt de petites exulcérations, tantôt un ulcère unique de forme ovalaire qui occupe la partie moyenne de cette membrane. Dans un cas, il s'était formé une petite collection purulente dans la chambre antérieure de l'œil. A part l'hypérémie, on n'observe jamais d'altérations pathologiques de l'iris, ni adhérences, ni modifications de coloration.

Dans tous les cas, l'hyperesthésie des rameaux ophthalmiques de la cinquième paire est expressément notée. Il est clair par conséquent qu'on ne saurait ici, comme dans les faits de Snellen et de Büttner, invoquer l'anesthésie pour expliquer l'apparition des troubles trophiques survenant dans l'œil non convenablement protégé (1).

A la suite d'une section non réussie du trijumeau chez un lapin, Meissner a vu paraître dans l'œil, qui avait conservé d'ailleurs sa sensibilité, des lésions trophiques très-prononcées. L'auteur fait remarquer avec soin que *ces lésions se sont produites sans qu'aucun signe d'hypérémie neuro-paralytique les eût précédées*. L'autopsie fit constater que la partie médiane (interne) du trijumeau avait seule été intéressée par le neurotome (2). Schiff, de son côté, à l'appui de l'observation de Meissner, rapporte quatre cas, relatifs à des lésions partielles du trijumeau dans le crâne, et dans lesquels l'inflammation de l'œil s'est développée malgré la persistance de la sensibilité (3).

Nous avons vu dans les expériences de Samuel les troubles trophiques survenir dans l'œil en conséquence de l'irritation faradique de la cinquième paire ; n'est-il pas vraisemblable que, dans celles de Meissner et de Schiff, c'est par suite de l'irritation phlegmasique développée dans le nerf en conséquence de la section partielle, que les lésions de l'œil se sont produites? A l'appui de cette opinion je vous ferai remarquer que chez l'homme les sections incomplètes sont bien plus propres à développer dans les nerfs un processus d'irritation, que ne le sont les sections complètes ; cela a été reconnu depuis bien longtemps par les chirurgiens. Il est permis de supposer qu'il en est de même, du moins à un certain degré, chez les animaux (4).

---

(1) S. Samuel. — *Die Trophischen Nerven.* — Leipzig, 1860, p. 61.

(2) G. Meissner. — *Ueber die nach der Durschneidung der Trigeminus am Auge der Kaninchens Eintretende Ernahrungstœrung.* Henle et Pfeufer's Ztsch. (3) xxix, 96-104.— *Centralblatt*, 1867, p. 265.— *Gaz. hebdomad.*, 1867, p. 634.

(3) M. Schiff. — *Henle's Zeitsch* (3) xxix, 217-229. — *Centralblatt*, 1867, p. 655. — *Gaz. hebdomad.* 1867, p. 634.

(4) Telle n'est pas l'interprétation proposée par Meissner, à propos de son expérience. Il suppose que les fibres les plus internes du trijumeau, qui seules avaient été sectionnées dans son cas, ont une action particulière sur la nu-

Je rapprocherai immédiatement de ces faits plusieurs
observations recueillies chez l'homme et sur lesquelles j'aurai à revenir par la suite : elles sont relatives encore au
trijumeau. Elles montrent, comme les expériences qui précèdent, que les lésions irritatives de ce nerf, développées
spontanément, peuvent, elles aussi, sans être suivies d'anesthésie, provoquer dans l'œil des désordres trophiques très-
accentués.

Une femme de 57 ans, dont l'histoire a été rapportée par
Bock (1), éprouvait, depuis un an environ, dans le côté droit
de la face, des douleurs violentes qui, d'abord intermit-
tentes, se montrèrent plus tard à peu près continues.
Jamais la sensibilité de la face ne disparut complétement ;
une légère pression était, à la vérité, imparfaitement sen-
tie ; mais une pression un peu forte ramenait de vives
douleurs. — La conjonctive de l'œil droit était injectée ;
la cornée, dans sa partie la plus inférieure, présentait une
ulcération hypertrophique d'une longueur de deux lignes
environ ; elle était partout un peu opaque. Plus tard, l'ulcération gagna en profondeur ; l'opacité de la cornée s'accrut.
Enfin survint une perforation qui donna issue à un liquide
puriforme sous l'influence de la pression de l'œil. La mort
arriva inopinément. A l'autopsie on trouva le ganglion de
Gasser du côté droit, volumineux et très-dur. Les trois
branches du trijumeau droit jusqu'à la sortie de l'os,
étaient également très-épaisses.

Le cas suivant est emprunté à un mémoire de Frie-

---

trition de l'œil. Il se fonde sur ce que dans trois autres cas où le trijumeau
avait été également sectionné d'une manière incomplète, mais où les fibres
les plus internes du nerf avaient été respectées, les troubles trophiques ne se
sont pas développés dans l'œil, bien que celui-ci devenu insensible n'eût pas
été protégé contre les agents extérieurs. Nous croyons que les sections incomplètes devront être répétées un nombre considérable de fois avant qu'on
puisse se prononcer définitivement sur la valeur de l'interprétation proposée
par Meissner.

(1) Bock. — *Ugeskrift for Laeger*, 1842, VII, p. 431. — Extrait dans
Hannover's Jahrebesrickt, Muller's Archiv. 1844, p. 47, et Schiff's *Untersuchungen zur Physiologie des Nervensystems mit Berücksichtigung der Pathologie.* Frankfurt am Main. 1855, pp. 63, 64.

dreich (1). Un homme, âgé de 65 ans, fut frappé tout à coup
d'une hémiplégie droite avec perte de la sensibilité du
même côté. Quelques semaines avant cette attaque, il avait
éprouvé dans le globe de l'œil gauche, ainsi que dans le
côté gauche de la face, de légères douleurs lancinantes;
ces douleurs s'exagérèrent rapidement et à un haut degré
après l'attaque apoplectique. Dans le même temps, la conjonctive de l'œil gauche s'injecta et il y eut exagération de
la sécrétion des larmes ; un peu plus tard la conjonctive
se recouvrit çà et là d'un exsudat pseudo-membraneux puriforme; la pupille gauche, bien que très-étroite, réagissait
encore sous l'influence de la lumière. La sensibilité resta
toujours normale dans tout le côté gauche de la face.

A l'autopsie, on rencontra à la surface du pédoncule
cérébelleux moyen un amas de petites tumeurs sarcoma-
teuses formant dans leur ensemble une masse représentant
environ le volume d'une noisette. La substance cérébrale
voisine, surtout auprès du cervelet, était ramollie et très-in-
jectée. Le nerf trijumeau gauche, à sa sortie de la base de l'encéphale, était rouge, un peu ramolli et aplati par la tumeur.

On pourrait aisément rapporter un bon nombre de faits
analogues à ceux qui viennent d'être cités, mais ceux-ci suffiront pour le but que nous nous proposons actuellement (2).

---

(1) Friedreich. — *Beitraege zur lehre von den Geschwülsten innerhalb der
Schaedelhohle.* Wurzburg. 1853, p. 15 et Schiff's Untersuchungen, etc. p. 100.

(2) Les faits de troubles de la nutrition de l'œil consécutifs aux lésions
spontanées de la 5e paire chez l'homme, sont assez nombreux ; mais nous n'a-
vons voulu mentionner que ceux dans lesquels il est bien établi que la sensibilité de la face n'a pas été atteinte : les deux cas qui suivent méritent cependant d'être signalés encore, bien qu'ils ne soient pas aussi explicites à cet
égard que les faits de Bock et de Friedreich. Un homme vigoureux, à la
suite d'un coup reçu sur la tête, devint sujet à de violentes douleurs, fixées
sur le côté droit de la tête, et éprouvait de temps en temps des accès épileptiformes. Plus tard les douleurs se localisèrent dans l'œil et l'oreille droits.
L'œil était rouge, tuméfié, saillant, mais recouvert cependant par la paupière
supérieure paralysée. Cornée trouble ; iris très-immobile, contracté, de couleur
brune d'abord, puis verdâtre. La cornée devint à la longue tout à fait opaque.
Autopsie : la face inférieure des lobes antérieur et moyen présente à
droite plusieurs stéatomes du volume d'un haricot, d'une amande. Le ganglion de Gasser et les trois branches du trijumeau, sont recouverts d'une
masse cartilagineuse résistante. L'oculo-moteur commun est comprimé ; sa co-

En dehors de la cinquième paire, il est plus rare encore de voir les lésions expérimentales des nerfs déterminer l'apparition de troubles trophiques dans les parties périphériques. Nous rappellerons cependant, à titre d'exemple de ce genre, les effets remarquables, que produisent quelquefois sur la nutrition du rein, les lésions des nerfs qui se rendent à cet organe. On sait que parmi les expérimentateurs, les uns (Krimer, Brachet, Muller et Peipers, A. Moreau, Wittich) assurent produire presqu'à coup sûr, a l'aide de ces lésions, des altérations plus ou moins profondes du rein, tandis que les autres (P. Bert, Hermann), en répétant la même expérience dans des circonstances en apparence identiques, disent être arrivés à des résultats négatifs.

Ne peut-on pas se rendre compte, du moins en partie, de cette contradiction singulière, de la manière suivante : les lésions rénales feraient défaut dans les cas ou la section des nerfs a été complète, absolue ; elles se produiraient au contraire, ou mieux pourraient se produire, dans le cas de section incomplète, ou encore lorsque, pour remplacer le scalpel, on fait intervenir l'emploi des caustiques, de l'ammoniaque, par exemple (Corrente, Schiff), toutes conditions éminemment propres à déterminer, dans les nerfs lésés, une irritation plus ou moins vive ou même un véritable

loration est modifiée. Malheureusement l'état de la sensibilité de la peau de la face n'est pas indiqué dans ce cas. (F. A. Landmann. *Commentatio patholo-gico-atomica exhidens morbum cerebri oculique singularem ;* in-4°, Leipzig, 1820. et Schiff's Untersuch. p. 51.) — Dans le cas bien connu rapporté par Serres (*Journal de physiologie,* V. 1825, pp. 233, et *Anatomie comparée du cerveau,* II, p. 67), malgré l'altération profonde du ganglion de Gasser, et des racines de la grosse portion du trijumeau, il n'y avait pas eu paralysie complète de la partie sensible du nerf, car la surface tout entière du visage avait conservé le sentiment. Seuls l'œil droit et la face interne des paupières étaient devenus insensibles, ainsi que la moitié droite de la langue. Il y avait eu une inflammation aigue de l'œil droit, avec œdème des paupières, obnubilation et plus tard opacité complète de la cornée. Le ganglion de Gasser du côté droit, était d'un jaune gris, tuméfié, imbibé de sérosité. La portion du ganglion d'où part le nerf ophthalmique était rouge et injectée. Les racines de la grosse portion du nerf présentaient une couleur sale, qui contrastait avec celle de la petite branche, restée saine. Les trois nerfs, à leur issue du ganglion, offraient une coloration jaune, qui cessait d'exister à la sortie du crâne.

processus phlegmasique (1). A ce point de vue la question mériterait peut-être d'être révisée à l'aide de nouvelles recherches.

Nous rappelions, tout à l'heure, les effets des sections transversales, des destructions partielles de la moelle épi-nière, en ce qui concerne la nutrition des parties privées de sentiment et de mouvement par le fait des opérations dont il s'agit. Lorsque, disions-nous, les opérations n'ont pas pour résultat de provoquer dans les parties lésées de la moelle un travail d'inflammation, — et c'est ce qui a lieu dans la grande majorité des cas, — on constate simplement, dans les membres paralysés, une dégénération avec atro-phie des muscles très-lente à se produire, des ulcérations du derme, peut-être même des eschares causées par le frot-tement exercé sur un sol rugueux, par le contact perma-nent des urines altérées, le manque de propreté ; c'est-à-dire, en un mot, tous les effets auxquels donne lieu l'iner-tie fonctionnelle des membres postérieurs, chez les animaux, et rien que ces effets. Eh bien ! le tableau est tout différent si, par suite de circonstances que rien ne fait prévoir et qu'on ne sait pas encore reproduire à volonté, l'inflamma-tion vient à s'établir au voisinage de la lésion spinale. Alors, en effet, ainsi que l'a montré M. Brown-Séquard, et comme j'ai eu, à mon tour, l'occasion de l'observer plusieurs fois, l'altération musculaire se développe très-rapidement ; quel-ques jours à peine après l'opération, elle est déjà très-pro-noncée. Bientôt l'émaciation des masses musculaires devient appréciable et elle progresse ensuite très-rapidement ; des éruptions qui aboutissent promptement à la formation d'ulcérations ou d'eschares apparaissent sur la peau, alors même qu'on met en œuvre les soins de propreté les plus mi-nutieux ; elles se développent surtout sur les régions du corps soumises à la pression, au frottement, au contact prolongé des urines ; mais elles peuvent se produire encore, bien que ce cas soit rare, en dehors de toutes ces conditions (2).

---

(1) Voyez *Zeitschrift für ration. Med.*, 35 Bd. p. 343.
(2) C'est sans doute de la même manière, c'est-a-dire en faisant intervenir

Je pourrais m'étendre longuement sur ces troubles trophiques liés à l'inflammation traumatique de la moelle
épinière chez les animaux ; mais il sera plus opportun d'y
revenir à propos de l'étude que nous avons à faire de la
myélite développée spontanément chez l'homme.

Je ne veux d'ailleurs pas prolonger outre mesure cette
incursion dans le champ de la physiologie expérimentale ;
pour le moment, si je ne me trompe, un premier résultat
nous est acquis déjà : les faits que nous venons d'invoquer
suffisent, en effet, croyons-nous, à établir que *le défaut
d'action du système nerveux* n'a pas d'influence directe,
immédiate, sur la nutrition des parties périphériques ; d'un
autre côté, ils rendent au moins fort vraisemblable que
l'excitation morbide, l'irritation des nerfs ou des centres
nerveux, sont, au contraire, de nature, sous de certaines
conditions, à provoquer à distance les troubles trophiques
les plus variés.

Par quelle voie, par quel mécanisme cette irritation du
système nerveux, vient-elle retentir sur les parties périphériques et y déterminer ces lésions trophiques dont nous
avons relaté quelques exemples ? Celles-ci sont-elles dues
à une irritation ou à la paralysie des nerfs vaso-moteurs ?
Ou bien dépendent-elles d'une irritation de ces nerfs hypo-
thétiques, que l'anatomie ne connaît pas encore, et que
l'on désigne quelquefois sous le nom de *nerfs trophiques ?*
Ce sont là des questions que nous devrons aborder par la
suite ; actuellement, nous voulons rentrer dans le domaine

---

l'inflammation autour du point lésé, qu'il convient d'interpréter les troubles
qui surviennent quelquefois dans la nutrition de l'œil, chez divers animaux, à
la suite de la section d'une moitié latérale de la moelle épinière au dos. Les
affections de l'œil (ulcérations, fonte de la cornée, conjonctivite purulente),
observées par M. Brown-Séquard, chez le cochon d'Inde (*Comptes-rendus
de la Société de Biologie*, t. II, 1850, p. 134), ont été rencontrées par M. Vulpian, chez la grenouille, à la suite de la section de la moitié correspondante
de la moelle,près du bulbe rachidien. (Communication orale). Elles ne se développent pas chez tous les animaux opérés de cette façon, et il est au moins
fort vraisemblable qu'elles se produisent seulement dans le cas où, consécutivement à la section, un travail inflammatoire s'est développé dans le
segment supérieur de la moelle épinière.

de la pathologie de l'homme et j'espère vous faire reconnaître que le principe mis en évidence, déjà, par la pathologie expérimentale trouve ici son application d'une façon plus évidente encore. Ce principe sera notre fil conducteur et il nous amènera à comprendre, je l'espère, pourquoi des lésions, au premier abord semblables et portant sur les mêmes points des systèmes nerveux ou périphérique, produisent, dans les cas pathologiques, des effets si opposés, en apparence même si contradictoires.

Les troubles trophiques que nous nous proposons de passer en revue sont produits : 1° par des lésions des nerfs périphériques, et tantôt ces lésions ont été provoquées par une cause traumatique, tantôt elles se sont développées spontanément ; 2° par des lésions de la moelle épinière et du bulbe ; 3° par des lésions, enfin, de certaines parties de l'encéphale.

TROUBLES TROPHIQUES CONSÉCUTIFS AUX LÉSIONS DES NERFS.

Arrêtons-nous, en premier lieu, aux lésions des nerfs. Elles nous offrent les conditions d'étude les plus simples. La chirurgie, sous ce rapport, nous fournit des documents d'une grande valeur, car les lésions traumatiques des nerfs se présentent quelquefois chez l'homme dans des conditions de simplicité comparables à celles des lésions expérimentales instituées chez les animaux.

A. J'établirai, dès l'abord, parmi ces lésions traumatiques des nerfs, une distinction que je crois fondamentale, et dont vous reconnaîtrez bientôt toute l'importance ; 1° tantôt la lésion consiste en une section nette et complète, et alors ses effets sont tout simplement, du moins en général, ceux de l'absence d'action nerveuse; 2° tantôt, résultant de plaies, de contusions, de tiraillements, elle est de nature à déterminer dans le nerf un état d'irritation, et c'est alors, alors seulement, qu'on voit naître ces troubles trophiques sur lesquels j'appelle votre attention. Occupons-nous d'abord des faits du second groupe.

Les lésions traumatiques des nerfs dont il s'agit peuvent donner lieu à des phénomènes morbides affectant la peau, le tissu cellulaire sous-cutané, les muscles, les articulations et les os. La dernière guerre d'Amérique a été, vous le savez, l'occasion d'études très-importantes sur ce sujet ; elles ont été présentées par MM. S. W. Mitchell, G. R. Morehouse et W. Keen, dans un livre très-intéressant et que nous mettrons bien souvent à profit (1). On doit aussi à un de mes anciens élèves, le regretté Mougeot, une étude très-remarquable sur les affections cutanées développées sous l'influence des lésions des nerfs périphériques. Je ne pourrai, naturellement, entrer dans les détails, et je renvoie ceux d'entre vous qui voudraient approfondir la question à la thèse de Mougeot, où tous les documents qui y sont relatifs ont été rassemblés avec le plus grand soin (2).

a) Affections de la peau. Les accidents que les lésions traumatiques des nerfs sont capables d'occasionner du côté des téguments sont de deux espèces : 1° Les premiers consistent en des éruptions de forme variable, mais surtout vésiculeuses ou bulleuses. Nous citerons en premier lieu le *zona*, qui s'observe fréquemment en pareil cas, et que l'on pourrait désigner, a cause de cela, sous le nom de *zona traumatique.* J'ai rapporté, dans le temps, un très-bel exemple de ce genre observé à la Charité, chez mon maître Rayer (3). — Sous le nom d'éruptions *eczémateuses,*

(1) S. Weir Mitchell, G. R. Morehouse and W. Keen. — *Gunshot Wounds and other Injuries of Nerves.* Philadelphia, 1864. Extrait dans les *Archives générales de médecine,* 1865, t. I. — Cet ouvrage a été traduit en français par M. le D᷃ Dastre (1874).

(2) J. B. A. Mougeot. — *Recherches sur quelques troubles de nutrition consécutifs aux affections des nerfs.* Paris, 1867.

(3) « Un homme admis dans e service de M. Rayer, en 1851, avait, pendant les affaires de juin 1843, reçu une balle à la partie inférieure et externe de la cuisse. — Quelque temps après la guérison de la plaie, surviennent dans la jambe de vives douleurs, p esque continues, mais s'exaspérant par accès. Ces douleurs qui semblent partir de la cicatrice se répandent jusque

les chirurgiens américains ont décrit une affection de la peau qui peut être rapprochée de la forme précédente.

2° En second lieu viennent les *éruptions pemphigoïdes*, dont j'ai rapporté aussi un exemple assez net (1). Il s'agit là de bulles de pemphigus qui se développent très-rapidement et reparaissent de temps à autre sur divers points de la partie des téguments, correspondant à la distribution du nerf lésé ; elles laissent après elles des cicatrices à peu pres indélébiles. — Cette sorte d'éruption s'observe parfois sur les cicatrices vicieuses ; il est très-vraisemblable qu'elle dépend alors de l'irritation que subit quelque filet nerveux tiraillé ou comprimé dans le tissu cicatriciel.

3° Nous citerons en troisième lieu une rougeur cutanée qui rappelle l'*érythème pernio*, et certaine tuméfaction de la peau et du tissu cellulaire sous-cutané, déjà remarquée par Hamilton, qui simule le phlegmon (*faux phlegmon*)(2).

4° Vient ensuite l'affection cutanée qui a été décrite par les chirurgiens américains sous le nom de *Glossy Skin*, mot à mot, *peau lisse*. La peau est lisse, en effet, pâle,

---

sur le dos du pied, et suivent évidemment le trajet des nerfs. Cette névralgie, qui a résisté à tous les moyens employés, s'est accompagnée à plusieurs reprises, pendant le séjour du malade a la Charité, d'une éruption de vésicules d'herpès, disposées par groupes tout à fait semblables à celles de l'herpès zoster, et siégeant sur la peau des parties douloureuses. • (Charcot. — *Sur quelques cas d'affection de la peau, dépendant d'une influence du système nerveux*. In *Journal de physiologie*, t. II, n° 5: Janvier 1859). — On trouve dans le même journal un fait analogue, rapporté par M. Rouget : « Un cultivateur, en sautant un fossé, reçut la charge de plomb à lièvre de son fusil, à la face interne du bras gauche vers la partie moyenne. Au fond de la plaie, qui était large de huit centimètres, on apercevait l'artère humérale, la veine basilique déchirée et plusieurs nerfs, surtout le brachial cutané interne, contusionnés. La plaie se cicatrisa assez vite, mais environ deux mois et demi ou trois mois après, il survint à la partie postérieure et interne de l'avant-bras une éruption ressemblant à du zona, occupant une surface de quatre à cinq centimètres de diamètre, dans une partie de l'avant-bras privée de sensibilité. » Les exemples de zona, survenu à la suite d'une contusion portant sur le trajet d'un nerf (Oppolzer), d'un effort (Thomas), sont loin d'être rares. (Voyez Mougeot, *loc. cit.*, p. 38).

(1) Charcot, *loc. cit.* — « *Éruption particulière siégeant sur la face dorsale d'une main et des doigts, et probablement consécutive à la lésion des filets nerveux qui se distribuent à ces parties.* »

(2) Mougeot, *loc. cit.*, p. 30.

anémique ; les glandes sudoripares sont atrophiées, leur sécrétion diminuée ; l'épiderme est fendillé, les ongles sont fendillés eux aussi etre courbés d'une manière remarquable. Il s'agit là, en somme, d'une inflammation particulière de la peau qui aboutit à l'atrophie du derme, et qui rappelle ce qu'on voit dans l'affection désignée sous le nom de *sclérodermie*.

b) Affections des muscles. Les muscles s'atrophient, de leur côté, souvent d'une manière très rapide, et perdent, tantôt en partie, tantôt complétement, leur contractilité électrique. Mais c'est là un sujet qui sera l'objet d'une étude toute particulière.

c) Affections des articulations. Vers les jointures, les lésions traumatiques des nerfs produisent des symptômes qui rappellent, d'une facon notable, la physionomie du rhumatisme articulaire subaigu. Ces arthropathies amènent, en général, très-rapidement l'ankylose.

d) Os. Il se produit quelquefois dans ces mêmes circonstances une périostite suivie souvent de nécrose.

Mais je ne veux pas pousser plus loin cette énumération sommaire : elle suffit à remplir le but que nous avons en vue. Il s'agit, actuellement surtout, de chercher à spécifier, autant que possible, les conditions particulières sous l'influence desquelles ces troubles trophiques se développent à la suite des lésions traumatiques des nerfs.

Paget qui, l'un des premiers, a appelé l'attention sur quelques-uns de ces accidents, n'hésite pas à avouer son ignorance à cet égard (1). Au contraire, les chirurgiens américains que je citais tout à l'heure, sont parvenus à déterminer les conditions dont il s'agit, et leur témoignage nous est, ici, d'autant plus précieux, qu'il est fondé sur l'observation pure, toute empirique, et dégagée d'idée pré-

---

(1) *Medical Times and Gazette*, London ; March 26, 1864.

conçue. Après avoir remarqué tout d'abord, — comme Paget l'avait fait d'ailleurs avant eux, — que ces affections consécutives sont presque toujours précédées ou accompagnées de symptômes douloureux (*Burning Pains*), évidemment en rapport avec un état d'irritation du nerf lésé, tandis qu'au contraire l'anesthésie fait complétement défaut, ils font expressément remarquer qu'elles se développent habituellement après *des contusions, des piqûres, des sections incomplètes des nerfs*, c'est-à-dire à la suite des causes traumatiques les plus propres à produire la névrite, ou tout au moins l'*état névralgique*. — Au contraire, et c'est un point sur lequel nos auteurs insistent, — on ne les voit pas se produire dans les cas de *section complète des nerfs*, les résultats habituels de l'absence d'action des nerfs étant les seuls phénomènes qu'on observe en pareil cas.

Il faut ajouter enfin que les affections périphériques qui relèvent de l'irritation des nerfs surviennent le plus souvent spontanément, sans l'intervention d'une cause extérieure quelconque, telle que la pression par exemple (1).

Mais ce ne sont là encore que des conditions très-générales ; il faudrait pouvoir pénétrer plus avant et rechercher s'il n'existe pas dans les nerfs affectés une lésion anatomique constante en rapport avec la manifestation des lésions périphériques. Malheureusement nous devons nous borner à signaler ici une lacune que les études ultérieures ne tarderont pas, sans doute, à combler. Toutefois, l'ensemble des symptômes plaide déjà en faveur de l'existence d'une névrite. On peut invoquer, en outre, les résultats nécroscopiques obtenus dans certains cas de lésions organiques des nerfs, où l'on peut voir apparaître toute la série des affections périphériques que nous avons appris à connaître comme conséquence des lésions traumatiques. Dans ces cas, en effet, sur lesquels nous nous arrêterons dans un instant, les nerfs affectés ont été quelquefois trouvés tuméfiés, in-

_____

(1) *Gunshot Wounds*, etc., *loc. cit.*, pp. 71, 77. et *Archives générales de médecine*, t. I, 1865, pp. 188, 191, 194.

filtrés d'exsudats, vivement congestionnés ; de plus, le microscope y a fait reconnaître une multiplication plus ou moins accentuée des noyaux des gaînes de Schwann ou de ceux du névrilème, et parfois, de plus, tous les caractères de la dégénération granuleuse des cylindres de myéline. Rien ne prouve cependant, quant à présent, qu'une irritation capable de déterminer à distance la production de troubles trophiques ne puisse exister dans le nerf sans se révéler par cet ensemble de lésions relativement grossières. C'est ici le lieu de faire ressortir que toute nevrite n'entraîne pas, tant s'en faut, nécessairement la manifestation des troubles trophiques ; il faut, pour que ceux-ci se produisent, l'intervention de circonstances que l'analyse n'a pas encore permis de dégager. Cela contraste avec ce que nous savons des lésions qui surviennent, dans les parties éloignées, à la suite de la section complète des nerfs ; ces dernières, en effet, peuvent être considérées comme une conséquence obligée, inévitable de toute lésion de nerfs qui soustrait absolument les parties à l'influence du système nerveux.

Quoi qu'il en soit, l'influence de l'irritation d'un nerf sur le développement des troubles trophiques qui nous occupent, est bien mise en lumière, et pour ainsi dire rendue évidente, par les observations où l'on voit ces accidents; après s'être un moment dissipés, se reproduire après chaque réapparition nouvelle de la cause d'irritation. Je mentionnerai, à titre d'exemple, un fait bien connu et souvent cité, que rapporte Paget, d'après le docteur Hilton.

Chez un homme traité à *Guy's Hospital*, une fracture de l'extrémite inférieure du radius avait produit un cal volumineux, lequel comprimait le nerf médian. En conséquence, il s'était formé sur la peau du pouce et des deux premiers doigts de la main, des ulcères qui résistaient à tous les traitements. La flexion du poignet, faite de manière à relâcher les parties molles de la face palmaire et à faire cesser, par suite, la compression du nerf, avait toujours pour effet, au bout de quelques jours, d'amener la guérison des ulcères. Mais aussitôt que le malade voulait se servir de sa main, le nerf était de nouveau comprimé, et bientôt l'on voyait les ulcérations reparaître (1).

B. Il me reste à vous entretenir des troubles trophiques qui s'observent en conséquence de lésions des nerfs développées spontanément, et non plus, cette fois, à la suite d'une cause traumatique. Ainsi que je vous l'ai laissé pressentir, nous allons voir se reproduire ici toute la série des affections que nous venons à l'instant de passer en revue. Cette circonstance m'autorisera à être bref : il me suffira de citer quelques exemples empruntés, pour la plupart, à la riche collection de faits rassemblés dans le travail de Mougeot (2).

Pour établir là transition, je mentionnerai, en premier lieu, les cas dans lesquels une influence, non pas à proprement parler traumatique, mais encore, cependant, d'ordre mécanique, a déterminé l'affection du nerf. — C'est, évidemment, d'après ce dernier mode que se produisent quelquefois les troubles trophiques de l'œil consécutifs aux lésions du trijumeau : il s'agit communémer t, dans ces cas, de tumeurs intracrâniennes développées au voisinage du nerf, et y déterminant, par compression, sans interrompre la continuité des tubes nerveux; une irritation plus ou moins vive. — Le cancer de la colonne vertébrale peut amener, comme on sait, un ramollissement des vertèbres poussé à un tel point qu'il s'en suive un affaissement des lames vertébrales, et, conséquemment, un rétrécissement des canaux de conjugaison. Les nerfs dans leur parcours à travers ces canaux devenus trop étroits sont comprimés, irrités et quelquefois s'enflamment. J'ai vu, en pareil cas, une éruption de zona occuper, à droite, toutes les régions de la peau où se distribuent les branches du plexus cervi-

---

(1) J. Paget. — *Lectures on surgical Pathology*, t. I, p. 43.
(2) Mougeot, *loc. cit.*. chap. II. *Des lésions organiques des nerfs et des troubles de nutrition consécutifs*.

cal, en conséquence de la compression que subissaient, dans les trous de conjugaison qui leur donnent passage, les troncs nerveux d'où émane ce plexus. La moelle cervicale et les racines des nerfs cervicaux, ainsi que l'autopsie l'a démontré, étaient saines ; mais en ouvrant les trous de conjugaison du côté droit, on trouva les ganglions spinaux et les troncs nerveux eux-mêmes, tuméfiés et vivement colorés en rouge. De plus, dans les ganglions, comme dans les nerfs, l'examen microscopique fit reconnaître une multiplication très-accentuée des éléments nucléaires. Les ganglions et les nerfs correspondants du côté gauche ne présentaient, au contraire, aucune trace d'altération (1). — Il est très-remarquable de voir l'inflammation, encore exactement limitée aux ganglions et aux nerfs spinaux, se produire spontanément, sans l'intervention d'une cause mécanique quelconque, et provoquer, cependant, ainsi que l'a montré M. Von Baerensprung, l'apparition d'une éruption de zona, sur les parties de la peau correspondant à la distribution des nerfs irrités (2). Il y a quelques raisons de croire qu'un bon nombre des cas de zona spontané se développent à la suite d'une névrite de ce genre (3). — Les ganglions spinaux ont été trouvés aussi fortement altérés, sans participation de la moelle, des racines spinales tant antérieures que postérieures, et même, cette fois, des nerfs intercostaux, dans le fait suivant rapporté tout récemment par M. E. Wagner (4).

Un individu âgé de 23 ans, atteint de phthisie pulmonaire, présenta, dans les derniers temps de sa vie, une

---

(1) Charcot et Cotard. — *Sur un cas de zona du cou avec altération des nerfs du plexus cervical et des ganglions correspondants des racines spinales postérieures.* In *Mémoires de la Société de Biologie.* Année 1865, p. 41.

(2) V. Baerensprung. — *Beitraege zur Kenntniss des Zoster.* In *Arch. f. nat. und physiolog.* n° 4, 1865 et *Canstatt's Jahresb.*, 1864, t. IV, p. 128.

(3) Mougeot, *loc. cit.*, p. 65.

(4) R. Th. Bahrdt. — *Beitraege zur Ætiologie des herpes Zoster.* Diss. Leipzig, 1869, et E. Wagner. — *Patholog. anatomische und klinische Beitraege zur Kenntniss der Gefaesnerven.* In *Archiv. der Heilkunde.* 4e heft. Leipzig. 1870, p. 321.

éruption de zona qui siégeait sur les parties correspondantes aux neuvième et dixième nerfs intercostaux du côté
gauche. On reconnut, à l'autopsie, que les corps des six
dernières vertèbres dorsales et des deux premières lom-
baires étaient cariés. La dure-mère, dans les points correspondants aux vertèbres malades, était enveloppée à l'extérieur par une couche épaisse de pus caséeux, laquelle se
prolongeait jusque sur les gaînes des nerfs et des ganglions
spinaux. La dure-mère, elle-même, était épaissie et dédou-
blée en deux lamelles, surtout dans la région des 9°, 10° et
11e racines dorsales. Bien que les lésions de la dure-mère
parussent aussi prononcées à droite qu'à gauche, cependant
les 9°, 10° et 11° ganglions dorsaux du côté gauche étaient
seuls tuméfiés et présentaient seuls des altérations appréciables au microscope. Dans ces trois ganglions, les cellules
nerveuses avaient disparu, et, au voisinage immédiat des
alvéoles où elles se logent, on reconnaissait tous les caractères de la prolifération conjonctive anormale poussée à un
haut degré.

J'ai vu, pour mon compte, dans plusieurs cas de méningite spinale chronique, avec épaississement de la dure-
mère, l'inflammation concomitante des nerfs rachidiens,
dans leur trajet à travers les méninges, provoquer dans
les parties périphériques, outre une atrophie plus ou moins
prononcée des masses musculaires, des éruptions cutanées
diverses, mais se rapprochant, en général, quant à la forme,
tantôt du zona et tantôt du pemphigus. — Dans une leçon
faite à Dublin (1), M. Brown-Séquard avait déjà signalé
l'existence d'éruptions cutanées spéciales, aux bras, dans
les cas de méningo-névrite spinale localisée à la partie inférieure de la région cervicale.

L'érythème, le zona, l'atrophie musculaire, certaines
arthropathies enfin, ont pu être rattachés, par M. Duménil, à la névrite chronique progressive (2), et, par M. Leu-

---

(1) *Quarterly Journal of Medicine,* may 1865 (p. 11, 12 du tirage à part).
(2) Duménil. — *Contributions pour servir à l'histoire des paralysies périphériques, spécialement de la névrite.* In *Gaz. hebdomadaire,* 1866, n°s 4, 5, 6.

det (1), à la névrite périphérique consécutive à l'asphyxie
par la vapeur du charbon.

Mais c'est surtout dans la *lèpre anesthésique* que l'on
retrouve dans tout leur développement, les lésions trophiques que nous avons étudiées à propos des lésions traumatiques des nerfs. Le processus morbide initial consiste,
dans ce cas, comme on le sait d'après les importantes
recherches de M. Virchow (2), en une *périnévrite lépreuse*
caractérisée par une prolifération cellulaire spéciale, siégeant dans l'intervalle des tubes nerveux dont elle détermine la destruction lente. Les nerfs présentent alors fréquemment sur leurs parcours une tuméfaction fusiforme
qui peut être quelquefois aisément reconnue, pendant la
vie, dans les régions où ils sont superficiels, au coude, par
exemple, lorsqu'il s'agit du cubital et contribuer ainsi au
diagnostic. Ces altérations produisent, au début, des
symptômes d'hyperesthésie, et, plus tard de l'anesthésie.

A l'exception du zona, que je ne trouve nulle part mentionné, nous rencontrons dans ces circonstances, à peu de
chose près, toute la série des lésions trophiques que nous
avons déjà décrites : *a*) le pemphigus, *pemphigus lepro-
sus; b*) l'état lisse de la peau (*Glossy Skin*) ; *c*) l'atrophie
des muscles ; *d*) la périostite et enfin la nécrose. Lorsque
ces dernières lésions acquièrent un haut degré d'intensité,
on peut, vous le savez, observer quelquefois la perte d'une
partie d'un membre. Celle-ci survient souvent sans douleur, parce que, à l'époque où elle a lieu, l'anesthésie existe
le plus souvent (*lepra mutilans*) (3). On a attribué ces
accidents divers et ces mutilations aux effets de l'anesthésie. Cependant elle ne doit certainement pas être mise

---

(1) Leudet. — *Recherches sur les troubles des nerfs périphériques, et surtout des vaso-moteurs, consécutifs à l'asphyxie par la vapeur du charbon.* In
Archives générales de médecine. Mai 1865.

(2) R. Virchow. — *Die krankhaften Geschwülste.* — *Nerven-Lepra*, t. II,
p. 521. 1864-65.

(3) F. Steudener. — *Beitraege zur Pathologie der Lepra Mutilans.* Mit.
3, Taf Erlangen, 1867.

seule en cause ; il est non-seulement prouvé qu'elle ne fait que faciliter l'intervention des influences extérieures, mais encore qu'elle peut être parfois reléguée au second plan, éliminée même, si l'on s'en rapporte aux cas cités par le docteur Thomson, et dans lesquels l'anesthésie faisait absolument défaut (1).

Nous n'avons pu que passer rapidement en revue les troubles de la nutrition qui résultent des lésions irritatives des nerfs périphériques. Dans les prochaines leçons, nous y reviendrons encore ; mais nous insisterons principalement sur les troubles trophiques qui se rattachent à des lésions du cerveau et de la moelle épinière.

------

(1) A. S. Thomson. — *Brit. and. for. Med. Chir. Review.* 1854, April, p. 496, cité par M. Virchow.

DEUXIÈME LEÇON

Troubles trophiques consécutifs aux lésions des Nerfs. (*Suite*). — **Affections des Muscles.**

Troubles trophiques consécutifs aux lésions de la Moelle épinière.

SOMMAIRE. — Modifications anatomiques et fonctionnelles que subissent les muscles sous l'influence de la lésion des nerfs qui les animent. — Importance de l'électrisation comme moyen de diagnostic et de pronostic. Recherches de M. Duchenne (de Boulogne). — Expérimentation : Longue persistance de la contractilité électrique et de la nutrition normales des muscles à la suite de la section ou de l'excision des nerfs moteurs et mixtes chez les animaux. — Faits pathologiques : Diminution ou abolition hâtives de la contractilité électrique, suivies d'atrophie rapide des muscles dans les cas de paralysie rhumatismale du nerf facial et de lésions irritatives, soit traumatiques, soit spontanées des nerfs mixtes. — Raison de la contradiction apparente entre les résultats expérimentaux et les faits pathologiques. Application des recherches de M. Brown-Séquard : Seules, les lésions irritatives des nerfs déterminent l'abolition hâtive de la contractilité électrique, suivie d'atrophie rapide des muscles.

Expériences de MM. Erb, Ziemssen et O. Weiss. — Ecrasement, ligature des nerfs : ce sont des lésions irritatives. — Différence des résultats obtenus dans l'exploration des muscles suivant qu'on fait usage de la faradisation ou de la galvanisation. — Les résultats de ces nouvelles recherches sont comparables aux faits pathologiques observés chez l'homme ; ils n'infirment en rien la proposition de Brown-Séquard.

Troubles trophiques consécutifs aux lésions de la moelle épinière. — En ce qui concerne leur influence sur la nutrition des muscles, ces lésions forment deux groupes bien distincts ; — 1er groupe : Lésions de la moelle qui n'ont pas d'influence directe sur la nutrition des muscles : *a.* Lésions en foyer très-circonscrites n'intéressant la substance grise que dans une très-petite étendue en hauteur : Myélite partielle, tumeurs, mal de Pott. *b.* Lésions fasciculées même très-étendues des cordons blancs postérieurs ou antéro-latéraux, mais sans participation de la substance grise : sclérose primitive ou consécutive des cordons postérieurs, antéro-latéraux, etc. — 2e groupe : Lésions de la moelle qui influencent plus ou moins vite la nutrition des muscles : *a*. Lésions fasciculées ou circonscrites qui intéressent les cornes antérieures de la substance grise dans une certaine étendue en hauteur : Myélite centrale, hématomyélie, etc. *b*. Lésions irritatives des grandes cellules nerveuses des cornes antérieures de la substance grise avec ou sans participation des faisceaux blancs : paralysie infantile spinale, paralysie spinale de l'adulte, paralysies générales spinales (Duchenne, de Boulogne), atrophie musculaire progressive, etc. — Rôle prédominant des lésions de la substance grise dans la production des troubles trophiques musculaires. — La proposition de Brown-Séquard s'applique encore à l'interprétation de ces faits.

Messieurs,

Dans la dernière séance, j'ai évité à dessein, en faisant l'histoire des troubles de la nutrition consécutifs aux lésions des nerfs, de m'appesantir sur les modifications anatomiques ou fonctionnelles que subissent les muscles sous l'influence de ces lésions. Je voulais réserver cette question pour une étude spéciale. En réalité, c'est là — vous allez bientôt le reconnaître — un sujet hérissé de difficultés de tous genres et qui est encore l'objet de mille controverses.

Vous n'ignorez pas que de grands progrès ont été accomplis dans l'histoire clinique des paralysies sous l'influence des travaux de M. Duchenne (de Boulogne). Mais vous n'ignorez pas non plus, sans doute, qu'un bon nombre des faits, découverts par cet éminent pathologiste, semblent être en contradiction flagrante avec les résultats obtenus par les physiologistes dans l'expérimentation chez les animaux.

Quelle est la raison de ce désaccord? Dans quelle voie la conciliation doit-elle être trouvée? Voilà des *désiderata* auxquels je ne vous promets pas de répondre en tous points d'une manière satisfaisante. Je ne puis cependant reculer devant la difficulté; je dois tout au moins l'aborder. A la vérité, j'ai quelque répugnance à traiter une question où les résultats de l'exploration électrique des nerfs et des muscles doivent être invoqués à chaque instant devant des hommes qui ont fait de ce mode d'examen une étude si approfondie ; mais s'ils rencontrent la critique, j'espère qu'ils voudront bien m'accorder toute leur indulgence.

I.

On peut dire que, d'une manière générale, l'*électrodiagnostic*, accordez-moi ce néologisme, annonce et démontre, dans certains cas pathologiques où il s'est produit une lésion quelque peu intense d'un nerf moteur ou d'un nerf mixte, l'existence d'une rapide et profonde diminution, voire même la disparition de cette propriété qu'on est convenu d'appeler du nom de contractilité électrique, tandis que l'expérimentation chez les animaux semble établir, au contraire, que, à la suite des lésions des nerfs qu'elle provoque, les muscles conservent pendant un temps relativement fort long, et même suivant quelques auteurs, d'une façon à peu près indéfinie, la propriété de se contracter sous l'influence des excitations électriques.

Vous comprendrez sans peine l'intérêt qui, à notre point de vue, s'attache à la constatation et à l'étude des faits de ce genre. Il suffira de vous rappeler que l'affaiblissement et à plus forte raison la perte de la contractilité électrique survenant rapidement à la suite de la lésion d'un nerf sont, ainsi que l'exploration clinique l'a souvent démontré, le premier terme d'une série de phénomènes qui aboutissent dans certains cas, presque fatalement, si le médecin n'intervient pas, à l'atrophie plus ou moins complète du muscle et à la perte quelquefois définitive de ses fonctions.

Pour mieux mettre en lumière le point sur lequel porte la dissidence que je viens de signaler à votre attention, laissez-moi, Messieurs, vous rappeler brièvement les faits expérimentaux auxquels j'ai fait allusion.

A. Il s'agit, dans ces expériences, de rechercher quelles

sont les modifications qui surviennent dans les propriétés des muscles et dans leur structure anatomique, après la section ou l'excision des nerfs qui les animent. Les expériences abondent; elles ont été maintes fois répétées par MM. Longet, Schiff, Brown-Séquard, Vulpian, et il faut ajouter que les résultats qu'elles ont donnés paraissent, du moins pour les points essentiels, tout à fait concordants. Nous allons vous rappeler les principaux incidents qui nous paraissent mériter d'être relevés dans ces expériences.

Le bout périphérique du nerf sectionné ou excisé, du cinquième au huitième jours après l'opération, commence à subir, jusque dans ses ramifications les plus tenues, une série d'altérations qui ont pour conséquence ultime la disparition du cylindre de myéline tandis que le filament axile paraît, lui, au contraire persister à peu près indéfiniment(1).

Cependant dès le quatrième jour, c'est-à-dire avant même que les lésions de la dégénération soient appréciables, le nerf a perdu déjà la faculté d'être excité par les divers agents, et en particulier par les agents électriques(2). Sur ce point tout le monde est parfaitement d'accord.

En ce qui concerne le muscle, il n'offre tout d'abord aucune modification de la contractilité électrique. L'amoindrissement et, à plus forte raison, l'anéantissement de cette propriété, s'ils se produisent, ne se manifestant jamais qu'à la longue, très-tardivement. C'est là un second point sur lequel il n'y a pas de divergence. Si quelques physiologistes disent avoir vu la contractilité électrique s'affaiblir ou même disparaître de six à douze semaines après la section d'un nerf mixte, M. Schiff l'a trouvée, par contre, dans ces

---

(1) M. Schiff a montré que, dans le cas de dégénération des nerfs consécutive à la section, contrairement à ce que M. Waller avait avancé, les filaments axiles persistent ; il a retrouvé les filaments dans les fibres nerveuses de nerfs coupés depuis cinq mois chez les mammifères, « Nous avons également reconnu, dit M. Vulpian (*Leçons sur la physiologie du système nerveux*, 1866, p. 239), l'existence de ce filament axile au bout de plus de six mois. Il me paraît bien probable qu'il persiste au-delà de ce temps. »

(2) Vulpian, *loc. cit.* p. 235.

mêmes circonstances, parfaitement conservée encore au bout de quatorze mois (1); il en est absolument de même lorsque la section porte sur un nerf exclusivement moteur. Déjà M. Longet avait fait voir que, tandis que la motricité des nerfs est, comme on l'a dit, entièrement abolie quatre jours après leur section, l'irritabilité musculaire, lorsqu'il s'agit du nerf facial, persiste dans les muscles correspondants, pendant plus de douze semaines (2). Après l'arrachement ou la section du nerf facial, MM. Brown-Séquard et Martin-Magron, ont vu de leur côté, l'irritabilité des muscles faciaux survivre, chez les cochons d'Inde et chez les lapins, pendant près de deux ans (3). M. Vulpian a été, lui aussi, témoin de faits absolument semblables (4). Vers 1847, dans le laboratoire de mon excellent maître, Martin-Magron, alors que je m'essayais dans une direction que ma sensibilité à l'égard des animaux devait me faire abandonner bientôt, j'ai pu constater moi-même, après l'arrachement du facial, la persistance presque indéfinie de la contractilité électrique des muscles correspondants.

Le résultat est si palpable, si frappant, si facile à constater, que la plupart des physiologistes en sont, si je ne me trompe, à se demander si l'irritabilité musculaire disparaît jamais complétement à la suite de la section ou de l'excision des nerfs; tout au plus concèdent-ils qu'en pareil cas il puisse se produire, à la longue, un affaiblissement plus ou moins prononcé de la propriété contractile des muscles. Presque tous font remarquer que si quelquefois les excitations électriques deviennent impuissantes à déterminer la

---

(1) Schiff. — *Lehrbuch der Physiologie des Menschen,* 1858-59, p. 18.
M. Schiff aurait vu deux fois l'excitabilité des muscles persister quatorze mois après la section des nerfs correspondants. Dans un cas il s'agissait du nerf hypoglosse, dans un autre cas du nerf sciatique.
(2) Longet. — *Anatomie et physiologie du système nerveux,* t. I. p. 63, 1842.
(3) Brown-Séquard. — *Bulletins de la Société philomatique,* 1847, p. 74 et 88. — *Bulletins de la Société de Biologie.* t. III. 1851, p. 101.
(4) Vulpian, *loc. cit.* p. 235.

contraction des muscles, toujours celle-ci se manifeste sous l'influence des irritations mécaniques.

Il était à présumer que les modifications trophiques correspondant à ces modifications fonctionnelles devraient, elles aussi, se produire très-lentement et se montrer peu accusées. C'est en effet ce qui paraît avoir lieu : la plupart des auteurs semblent s'accorder à reconnaître que l'atrophie du muscle, sa dégénération histologique, ne surviennent à la suite de la section des nerfs, qu'au bout d'un temps fort long. C'est à peine, suivant M. Longet (1), si trois mois après la section du nerf facial, les muscles correspondants, examinés après la mort, présentaient de légères traces d'atrophie. Mais il ne s'agit là, sans doute, que d'un examen fait à l'œil nu. Au rapport de M. Schiff, lorsque la paralysie consécutive à la section d'un nerf, date de loin, les muscles présentent un certain degré d'amaigrissement. Il est vraisemblable qu'un certain nombre de faisceaux musculaires s'atrophient et disparaissent ; dans la plupart des cas, le microscope fait constater qu'un bon nombre de ces faisceaux subissent en outre l'altération graisseuse, en même temps que de la graisse s'accumule dans les intervalles qui les séparent (2). Les observations de M. Vulpian ont donné des résultats analogues ; toutefois, suivant lui, la dégénérescence graisseuse des fibres musculaires ferait souvent défaut d'une manière absolue (3).

Avant de comparer les faits pathologiques aux résultats des expériences instituées chez les animaux, il importe de bien préciser les conditions dans lesquelles ces expériences

---

(1) Longet, *loc. cit.* p. 63.

(2) Schiff, *loc. cit.* p. 175.

(3) Vulpian, *loc. cit.* p. 246. — Dans les cas de paralysie consécutive à la section des nerfs, outre l'atrophie des faisceaux primitifs qui se produit à la longue, M. Vulpian a noté depuis longtemps la prolifération des noyaux du sarcolemme et quelques autres indices d'un processus inflammatoire. C'est là un fait très-intéressant signalé plus récemment par d'autres observateurs et sur lequel nous aurons à revenir un peu plus loin. (V. la note 1, p. 41.)

sont conduites. En premier lieu, le physiologiste pratique la section ou l'excision des nerfs musculaires ; en second lieu, il a recours à l'excitation électrique directe, c'est-à-dire appliquée sur le nerf ou sur le muscle mis à nu ; enfin c'est à peu près exclusivement le galvanisme qu'il met en œuvre comme moyen d'exploration et il ne tient pas compte de la différence qui peut exister, au point de vue de leur action sur la fibre nerveuse ou sur le faisceau musculaire, entre l'excitation obtenue à l'aide des *courants d'induction* (courants interrompus) et celle que déterminent les *courants* dits galvaniques (courants continus). Telles sont les circonstances qu'il importe de relever surtout à propos des expériences que j'appellerai anciennes, bien qu'elles ne datent pas encore de fort loin. Nous verrons plus tard que des observations toutes récentes, et dans lesquelles l'action des deux ordres de courants a été étudiée comparativement, ont donné des résultats qui semblent différer à quelques égards de ceux qu'avaient fournis les premières expériences.

B. Il est temps de revenir maintenant à la pathologie humaine. Les faits qu'elle nous présente se rapportent à des lésions de nerfs mixtes ou moteurs survenues soit spontanément, soit à la suite d'un traumatisme.

Nous rappellerons en premier lieu les phénomènes qui ont été observés dans les cas de paralysie périphérique du nerf facial et, en particulier, lorsque cette paralysie résulte de l'impression du froid (paralysie rhumatismale, *a frigore*). M. Duchenne (de Boulogne), a fait voir, vous ne l'ignorez pas, qu'en pareille circonstance, dès avant la fin du premier septénaire, la contractilité électrique des muscles de la face est déjà remarquablement amoindrie et paraît même, quelquefois, tout à fait éteinte (1). Vous remarquerez qu'entre cette époque, sept jours, qui peut marquer,

---

(1) Duchenne (de Boulogne). — *Électrisation localisée*, 2° édition, 1861, p. 669.

d'après M. Duchenne, le début de l'affaiblissement de la contractilité électrique dans la paralysie rhumatismale du nerf facial, et le terme assigné par quelques physiologistes à la persistance de cette même propriété chez les animaux, après la section des nerfs, la distance est grande. Cependant des observations répétées maintes et maintes fois ont démontré la parfaite exactitude de l'assertion de M. Duchenne. Tout récemment encore, dans un cas de paralysie rhumatismale du nerf facial, M. le Dr Erb, ayant été mis à même de suivre jour par jour, dès le début, la marche des symptômes, a vu, le neuvième jour, la contractilité électrique déjà considérablement amoindrie (1). Dans un cas du même genre recueilli par M. Onimus (2), huit jours après l'invasion de la maladie, les courants induits appliqués sur les muscles paralysés ne donnaient pas lieu à la moindre contraction.

Le même phénomène s'observe communément dans les cas de paralysie périphérique du nerf facial autres que ceux qui dépendent de l'impression du froid et aussi dans les paralysies traumatiques des nerfs des membres. Ces dernières résultent le plus souvent, comme on le sait, de la compression brusque, de la contusion, de la commotion subies par un nerf mixte, en conséquence des luxations scapulo-humérales par exemple. On a vu plusieurs fois, à la suite de ces accidents divers, la contractilité électrique déjà très-notablement affaiblie dès le dixième ou même dès le cinquième jour, dans les muscles frappés de paralysie (3).

L'observation clinique démontre, vous ne l'ignorez pas, qu'en règle générale, les muscles qui présentent ainsi la prompte diminution et surtout la prompte disparition de la

---

(1) W. Erb. — *Zur Pathologie und pathologischen Anatomie peripherischer Paralysen.* In *Deutsch. Archiv..*, t. IV, 1868, p. 539. Cas de Gradolf.

(2) *Gazette des hôpitaux*, 30 juin 1870, p. 298.

(3) Duchenne (de Boulogne), *loc. cit.* Obs., p. 191. Paralysie, suite de luxation scapulo-humérale. — Obs., p. 193. Paralysie, suite de contusion du nerf cubital.

contractilité électrique, ne tardent pas à subir une atrophie qui devient parfois très-rapidement appréciable, principalement lorsqu'il s'agit des membres. Il serait très-intéressant d'étudier dans les diverses phases de leur développement les altérations histologiques auxquelles se rapporte cette atrophie rapide des masses musculaires ; mais c'est là un sujet sur lequel nous ne possédons encore qu'un très-petit nombre de renseignements précis. Il semble ressortir cependant de quelques observations, et en particulier d'un fait rapporté avec détails par le Dr Erb, que ces lésions n'auraient rien de commun avec la dégénération graisseuse pure et simple, toute passive et telle qu'on l'observe dans les muscles qui ont été pendant longtemps condamnés à l'inaction ; elles offriraient au contraire les caractères les plus nets d'un processus inflammatoire, à savoir : une hyperplasie plus ou moins prononcée du tissu conjonctif interstitiel, rappelant jusqu'à un certain point ce qu'on trouve dans la cirrhose, et une multiplication des noyaux du sarcolemme. En même temps que ces altérations se développent, les faisceaux musculaires subissent une diminution très-prononcée dans leur diamètre transversal, mais ils conservent, pour la plupart, leur striation. La dégénératio n granulo-graisseuse des faisceaux musculaires se rencontre rarement en pareil cas et paraît être tout à fait accidentelle (1).

_____

(1) Voici, en abrégé, l'observation rapportée par le docteur Erb dans son intéressant mémoire : — Peter Schmieg, âgé de 22 ans, est atteint de phthisie pulmonaire parvenue à la dernière période. Il présente en outre les signes d'une carie du rocher et de l'apophyse mastoïde. Un abcès s'est ouvert au voisinage de cette dernière. Le 22 mars 1867, il se développe subitement une paralysie presque complète du nerf facial gauche. La paralysie est surtout prononcée au muscle frontal. La contractilité électrique ayant été explorée le 24 mars d'abord (2e jour de la maladie), puis le 3 avril (12e jour) à l'aide de la faradisation, a été trouvée normale à ces diverses époques. Pour la première fois le 17 avril (26e jour), on constate que les muscles frontal et zygomatique du côté gauche ne se contractent que très-faiblement sous l'influence des excitations faradiques. Le 30 avril (39e jour), la faradisation ne provoque plus de contractions dans les muscles frontal et

Il est clair que si, dans le cas d'atrophie musculaire que les physiologistes obtiennent à la longue, par la section ou l'excision des nerfs, la lésion histologique était toujours la dégénération graisseuse, sans trace de processus irritatif initial, le contraste serait des plus accusés. Mais, malheureusement pour la simplicité des choses, nous verrons qu'il n'en est peut-être pas ainsi (1).

zygomatique du côté gauche. Les autres muscles de la face, du même côté, ne répondent que faiblement aux excitations. La mort survient le 2 mai (40ᵉ jour de la maladie). *Autopsie :* Le tronc du nerf facial confine à un abcès qui s'est ouvert derrière l'oreille ; il est à nu dans une certaine étendue. De tous côtés le tronc nerveux est enveloppé par une masse de tissu conjonctif induré. Cette enveloppe conjonctive adhère intimement à la gaîne externe du nerf; ce dernier cependant est encore mobile dans la gaîne. A l'œil nu les branches du facial ne présentent aucune modification appréciable ; au contraire le muscle frontal gauche est pâle, flasque, aminci. Dans le point où le tronc nerveux est enveloppé par la masse de tissu conjonctif on aperçoit, interposé entre les fibres nerveuses, beaucoup de tissu conjonctif fibrillaire avec de nombreux noyaux ovalaires, faiblement grenus. Les fibres nerveuses elles-mêmes présentent, en certain nombre, les divers degrés de la dégénération graisseuse. Beaucoup de fibres ont conservé les caractères de l'état normal. Quelques-uns des filets nerveux qui se rendent au muscle frontal ne renferment guère que des fibres nerveuses dégénérées ; d'autres, appartenant vraisemblablement au trijumeau, ont toutes leurs fibres à l'état normal. — Le muscle frontal gauche est profondément altéré ; on observe là d'épaisses cloisons de tissu conjonctif nouvellement formé, interposées entre les faisceaux musculaires primitifs. Ces derniers ont subi une réduction de volume très-prononcée et de plus ils renferment des noyaux en grand nombre. La striation transversale est conservée sur la plupart des fibres musculaires atrophiées; sur d'autres elle est à peine distincte. Un certain nombre de faisceaux primitifs offrent les caractères de l'altération cireuse, mais l'altération granulo-graisseuse ne s'observe sur aucun d'eux. — (W. Erb, *loc. cit., Deutsch Archiv.* Bd. 5, 1869. p. 44.)

(1) Nous nous réservons de revenir, dans le courant de nos leçons, sur ce point délicat. Pour le moment il nous suffira de noter que des lésions irritatives des muscles, en tout semblables à celles qui viennent d'être décrites, ont été récemment signalées par des observateurs très-compétents, chez divers animaux, à la suite de la section et de l'excision des nerfs mixtes ou purement moteurs, c'est-à-dire en dehors des conditions qui produisent d'habitude les lésions irritatives des nerfs. Ainsi à la suite de l'excision d'un tronçon de nerf sciatique, M. Mantegazza (*Histologisch. Veranderungen nach der Nervendurchschneidung* in *Schmidt's Jahresb.*, p. 148, 1857, t. 136, et *Gaz. Lomb.* p. 18, 1867) a trouvé, à partir du 30ᵉ jour, les muscles déjà pâles, le tissu conjonctif intermédiaire aux faisceaux primitifs manifestement

Il résulte, en somme, du parallèle que nous venons de vous présenter, que les faits cliniques, observés cependant avec le plus grand soin, sont, ou du moins paraissent être, en opposition formelle avec les faits expérimentaux recueillis également par les procédés les plus rigoureux. Nous devons nous efforcer de pénétrer la raison de ce désaccord. Recherchons d'abord si l'on peut la trouver dans la

---

hypertrophié, les faisceaux eux-mêmes diminués de volume, présentant une multiplication évidente des noyaux du sarcolemme, mais ayant conservé la striation transversale. Un bon nombre de ces faisceaux offraient l'aspect granuleux, mais les granulations se dissolvaient dans l'acide acétique. De son côté M. Vulpian a rencontré des altérations identiques, dans les muscles de la langue, chez le chien, cinquante jours après l'avulsion du bout central du nerf hypoglosse (*Archiv. de Physiolog.* t. II, p. 572, 1869). L'absence de dégénération graisseuse des faisceaux primitifs, l'atrophie de ces faisceaux avec persistance de la striation transversale et prolifération des noyaux du sarcolemme, ont été également observés par M. Vulpian (*loc. cit.* p. 559), chez l'homme, sur les muscles de la jambe, dans un cas de résection d'un segment du nerf sciatique datant de cinq mois. Cela étant, on est conduit à admettre que les sections complètes, les excisions, les avulsions de nerfs déterminent quelquefois dans ces nerfs des lésions irritatives; ou bien — si les observations ultérieures devaient présenter comme constant le fait observé par MM. Vulpian et Mantegazza — que les altérations musculaires qui se produisent à la suite des lésions passives des nerfs moteurs ou mixtes, ne se séparent pas essentiellement, au point de vue histologique, de celles qui surviennent consécutivement aux lésions irritatives de ces mêmes nerfs. Si les faits devaient donner raison à la deuxième hypothèse, il y aurait lieu néanmoins, pensons-nous, de différencier encore, malgré tant d'analogies, les altérations musculaires liées à l'inertie fonctionnelle de celles qui succèdent à l'irritation des nerfs. Il paraît démontré, en effet, que ces dernières se produisent beaucoup plus rapidement et sont précédées ou accompagnées de modifications plus ou moins prononcées de la contractilité électrique, lesquelles ne se montrent pas avec les mêmes caractères, dans les premières et ne s'y manifestent qu'au bout d'un temps relativement fort long.

Il serait à désirer qu'une série de recherches fût instituée dans le but spécial d'élucider la question qui vient d'être soulevée. Il existe en effet, déjà, un certain nombre de faits tendant à démontrer que l'*immobilisation* peut, à elle seule, en dehors de toute influence du système nerveux, provoquer dans certains organes, dans certains tissus, des lésions trophiques offrant tous les caractères d'un processus inflammatoire. Je me bornerai à citer un exemple. On connaît les affections articulaires décrites par MM. Tessier et Bonnet et qui surviennent lorsque les membres sont condamnés à l'immobilité que nécessite le traitement de certaines fractures. Tout récemment M. Menzel a entrepris des expériences qui consistent à immobiliser chez des chiens et des lapins, à l'aide d'un bandage plâtré, un certain nom-

différence des conditions d'observation où se placent d'une
part le physiologiste, d'autre part le médecin.

Un premier point qu'il importe de faire ressortir est relatif au mode d'exploration. Le pathologiste se trouve dans
la nécessité de n'explorer le muscle qu'à travers la peau,
tandis que le physiologiste, ainsi que nous l'avons fait remarquer déjà, agit, lui, dans des conditions bien plus favorables puisqu'il lui est loisible de porter les rhéophores
directement sur le nerf ou sur le muscle. Il était permis de
prévoir qu'étant donné un affaiblissement de la contractilité électrique porté à un certain degré, l'application directe serait capable de déterminer encore des contractions
alors que l'exploration faite à travers la peau se montre-
rait peut-être impuissante à en produire, ou ne donnerait
que des contractions très-affaiblies. L'expérience justifie
cette prévision. C'est ainsi que dans un cas de pied bot,
avec dégénération graisseuse des muscles, où l'on fut obligé
de pratiquer l'amputation, Valentin a vu, après l'opération,
des contractions, faibles il est vrai, se manifester sous l'influence de l'excitation directe, dans un des muscles les plus
profondément altérés (1). Dans ce cas, si l'on en juge par
analogie, l'exploration à travers la peau n'eût vraisemblablement donné aucun résultat. Quelques faits empruntés a
la physiologie expérimentale parlent dans le même sens.
Sur un lapin chez lequel le nerf facial du côté droit avait
été coupé un mois environ auparavant, l'électricité appli-

---

bre de jointures. Or, dès le 15ᵉ jour, on trouve en pareil cas, la membrane
synoviale vivement injectée et tuméfiée ; la cavité articulaire renferme des
globules rouges, des leucocytes et des cellules épithéliales ; enfin les cellules
du cartilage diarthrodial sont le siége d'un travail de prolifération très-accusé (*Gazette médicale* de Strasbourg, n° 5, 1871). Ces recherches méritent
d'être poursuivies et appliquées à l'étude des modifications que peuvent subir
les diverses parties d'un membre sous l'influence de l'inertie fonctionnelle
plus ou moins longtemps prolongée.
    (1) Valentin. — *Versuch einer physiologischen Pathologie der Nerven.*
Leipsiz und Heidelberg, 1864, 2ᵉ abth., p. 42.

quée au travers de la peau rasée et humectée d'eau, sur
les muscles faciaux du côté de l'opération, ne produisait
pas d'effet apparent, tandis qu'il y avait des contractions
extrêmement fortes lorsqu'on électrisait les points homologues du côté opposé. Les muscles ayant été mis à nu du
côté où le nerf avait été coupé, on pouvait y provoquer,
par l'électricité, des contractions très-évidentes (1). — Sur
un cheval vigoureux, on avait excisé cinq centimètres environ du nerf poplité externe gauche. Un mois après l'opération, les poils furent rasés sur la face antéro-externe de
chaque jambe et l'on appliqua les rhéophores d'une pile,
d'abord sur le côté sain : il survint des contractions énergiques. On les appliqua ensuite sur les muscles du côté opposé et il ne se produisit aucune contraction. Alors on mit
à nu les muscles paralysés et on appliqua sur eux, directement, les excitateurs, l'instrument étant gradué au minimum : de vives contractions se manifestèrent (2). On pourrait sans doute aisément réunir bon nombre d'exemples du
même genre. Il devient démontré par là que l'exploration à
travers la peau ne peut fournir que des données relatives,
qu'elle ne révèle pas l'état réel de la contractilité électrique ; mais telles qu'elles sont ces données n'en sont pas
moins exactes, en somme, et de la plus haute importance,
car il est impossible de ne pas reconnaître que la perte
apparente ou la diminution très-marquée de la contractilité, accusée par une exploration à travers la peau, correspond à une diminution ou tout au moins à une modification
très-réelle de cette propriété.

Une autre remarque que je veux vous présenter a trait à
la nature de l'agent électrique dont on se sert pour l'exploration. Le galvanisme, ainsi que je vous le disais il y a un
instant, a été à peu près seul employé dans les expériences
relatives aux sections de nerfs chez les animaux, tandis

---

(1) Vulpian. — *Physiologie du système nerveux*, 1866, p. 245.
(2) Expérience de M. Chauveau, dans Magnien. Thèses de Paris, 1866, p. 21.

qu'en clinique, suivant la méthode de M. Duchenne, l'exploration a été jusque dans ces derniers temps pratiquée exclusivement à l'aide de la faradisation. Or il résulte de recherches faites il y a quelques années en Allemagne et reprises en France tout récemment, que le galvanisme a le pouvoir de provoquer fréquemment des contractions musculaires là même où la faradisation semble accuser une perte absolue de la contractilité électrique.

Ce fait, constaté pour la première fois par Baïerlacher, en 1859 (1), dans un cas de paralysie faciale, a été observé depuis dans les mêmes circonstances ou dans divers cas de paralysies consécutives à la lésion traumatique des nerfs mixtes, par Schultz (2), Brenner (3), Ziemssen (4), Rosenthal (5), Meyer (6), par Brückner (7), dans la paralysie pseudo-hypertrophique et par Hammond, enfin, dans la paralysie infantile.

On voit d'après cela que le galvanisme pourrait accuser encore des contractions dans bien des cas de paralysie, soit rhumatismale, soit traumatique, où l'exploration faite exclusivement, à l'aide de la faradisation, annoncerait une profonde altération de la contractilité électrique. Mais, même cela étant, le caractère tiré de l'abolition ou de la diminution hâtives de la contractilité *faradique* n'en subsisterait pas moins dans toute sa valeur ; il permettrait toujours de maintenir le contraste entre les paralysies par lésions des nerfs que nous offre ordinairement la clinique et les paralysies qu'on détermine chez l'animal, par la sec-

---

(1) Baïerlacher. — *Bayz. ärztl. Intelligenzblatt*, 1869.
(2) Schultz. — *Wiener medic: Wochenschr.*, 1860, n° 27.
(3) Grünewaldt. — *Über die Lähmungen des Nerv. facialis. Pet. med. Ztsch.* Bd. III, 1862, p. 321 ff.
(4) Ziemssen. — *Elektricität in der Med.* 2 aufl., 1864.
(5) Rosenthal. — *Elektrotherapie.* 2 aufl., 1869.
(6) Meyer. — *Die Elektricität, etc.* 2 aufl., 1861.
(7) Brückner. — *Deutsch Klinik*, 1865, n° 30.

tion des troncs nerveux, puisque, dans ces dernières, le
caractère en question fait défaut.

Nous devons examiner actuellement si les lésions des
troncs nerveux qui provoquent une prompte modification
de la contractilité électrique, bientôt suivie d'atrophie
musculaire, sont assimilables, sans réserves, ainsi que quelques auteurs semblent le croire, aux sections de nerfs pratiquées chez l'animal. En réalité, Messieurs, il n'en est
rien, et, si je ne me trompe, c'est dans cette circonstance
qu'il faut chercher le nœud de la question en litige. On peut
dire que, d'une manière générale, les sections ou les excisions de nerfs n'éveillent habituellement, dans ceux-ci, aucun travail de réaction. La dégénération des fibres du bout
périphérique, qui suit l'opération à titre de conséquence
nécessaire, peut être considérée, en somme, à la condition
toutefois qu'il ne s'y mêle aucune complication, comme un
processus purement passif. Les muscles desservis par les
nerfs sectionnés sont nécessairement frappés d'inertie fonctionnelle ; mais ils ne paraissent pas subir d'autres altérations que celles qui, à la longue, résultent de l'inaction (1).

Bien différentes sont les affections des nerfs auxquelles se
rattachent, chez l'homme, les accidents qui sont l'objet de
notre étude. A peu près toujours, lorsqu'elles sont d'origine
traumatique, elles naissent, nous l'avons dit, sous l'influence de causes telles que la commotion, la contusion, la
compression, une division incomplète, toutes éminemment
propres à susciter, dans les divers tissus qui entrent dans la
composition du nerf, le développement d'un processus irritatif. De fait, il n'est pas rare, dans les cas de ce genre,
que l'atrophie musculaire à marche rapide, foudroyante en
quelque sorte, annoncée presque dès l'origine par la perte
et la diminution de la contractilité faradique, soit accompagnée, précédée ou suivie, — lorsqu'il s'agit d'un

_____

(1) Voir la note 1, p. 41.

nerf mixte, — de douleurs plus ou moins vives ou de sensations anormales, indices de l'irritation que subissent les fibres sensitives (1). A ces douleurs s'adjoint fré- quemment l'apparition de ces troubles trophiques de la peau (éruptions pemphigoïdes, peau lisse, herpès) que nous avons appris à connaître comme un des effets des lésions irritatives des nerfs cutanés et qui ne s'ob- servent en aucune façon dans les cas de section pure et simple des troncs nerveux (2). Les affections développées spontanément prêtent à des considérations identiques : tan- tôt il s'agit d'une carie du rocher ; le tronc du nerf facial baigne dans le pus où il est enveloppé de toutes parts, ainsi que cela avait lieu dans l'observation du docteur Erb, par une gaîne épaisse de tissu conjonctif nouvellement formé (3). D'autrefois le nerf est comprimé par une tumeur lentement développée, qui a dû, pendant un certain temps, irriter les fibres nerveuses avant d'en déterminer l'aplatissement complet. Il n'est pas jusqu'à la paralysie dite rhumatismale ou à *frigore* du nerf facial qui ne semble devoir être rat- tachée, — bien que, sur ce point, nous ne possédions pas encore d'observations positives, — à l'inflammation de la gaîne conjonctive du tronc nerveux (4).

Je n'ignore pas que les sections complètes des nerfs se rencontrent assez fréquemment dans la pratique chirurgi-

---

(1) Duchenne (de Boulogne), *loc. cit.* obs., IX, X.

(2) Voir entre autres une observation rapportée récemment par le docteur Constantin Paul (*Société de Thérapeutique*, séance du 7 mai 1871, in *Ga- zette médicale*, p. 257, n° 25, 1871). — « L'un des troubles de nutrition les plus remarquables, produits par les lésions de nerfs, est l'émaciation ou l'atrophie des muscles desservis par ces nerfs. Cette atrophie peut exister seule ou se montrer associée à d'autres troubles nutritifs du même genre oc- cupant la peau ou ses annexes. » (Mitchell, Morehouse et Keen. — *Gunshot Wounds*, etc., p. 69.

(3) Voir : P. Brouardel. — *Lésions du rocher, carie, nécrose, et des com- plications qui en sont la conséquence.* Extrait du *Bulletin de la Société ana- tomique*, Paris, 1867.

(4) F. Niemeyer. — *Lehrbuch der Spec. Pathologie und Therapie.* 7° aufl. 2 Bd. p. 365.

cale ; je sais aussi qu'on peut voir survenir, en pareille circonstance, l'atrophie des muscles et la perte de la contractilité électrique. Mais je ne crois pas qu'on puisse présenter beaucoup de faits de cet ordre dans lesquels on ait observé, *dès les premiers jours, la diminution ou la perte de la contractilité faradique et, dès les premières semaines, l'atrophie et la dégénération des muscles.* Bien que j'aie entrepris quelques recherches à ce sujet, je n'ai pas trouvé jusqu'ici d'observations incontestablement douées de ce caractère.

Nous sommes ainsi conduits, Messieurs, à faire intervenir ici, encore, la lumineuse distinction proposée par M. Brown-Séquard : *seule l'irritation des nerfs serait capable d'occasionner l'atrophie rapide et hâtive des muscles précédée elle-même de la diminution ou de la disparition de la contractilité faradique. La division complète des nerfs n'amène l'atrophie et la perte des réactions électriques qu'au bout d'un temps incomparablement beaucoup plus long, à l'instar du repos prolongé.*

Cela étant admis, il nous faut rechercher actuellement, comment étant donnée la lésion irritative des troncs nerveux dont nous venons de reconnaître l'existence, on peut en faire dériver, à titre de conséquence plus ou moins directe, la perte rapide de la contractilité électrique, l'atrophie hâtive des muscles et, en un mot, toute la série des phénomènes que dévoile l'observation clinique dans les cas qui nous occupent.

L'affaiblissement ou la perte de la contractilité est, vous le savez, après la paralysie motrice qui, dans la grande majorité des cas, ouvre la marche, le premier fait qu'on constate en pareille circonstance. Quelques auteurs semblent voir, dans ce phénomène, une conséquence toute simple de la perte de l'excitabilité du nerf, laquelle surviendrait ici, de très-bonne heure (vers le 5e jour), comme dans le cas des sections nerveuses, et se rattacherait elle-même à la dégénération des gaînes médullaires au-dessous

du point lésé. Il paraît certain que les contractions des
muscles déterminées par l'électrisation sont plus prononcées
lorsqu'on peut agir sur eux par l'intermédiaire des nerfs
que lorsque l'excitation, par suite de la destruction des
filets nerveux, ne peut plus porter sur la substance contractile elle-même. Mais, quoi qu'il en soit, si l'opinion à laquelle nous faisons allusion était fondée, l'affaiblissement
très-prononcé ou l'abolition apparente de la contractilité
électrique survenant quelques jours après l'opération, devra
être un fait constant à la suite des sections de nerfs puisqu'en pareil cas le bout périphérique du nerf perd toujours
son excitabilité au bout de cinq ou six jours. Or, nous
savons qu'il n'en est pas ainsi. D'un autre côté, il n'est nullement prouvé que les lésions de nerfs, qui produisent la perte
hâtive de la contractilité électrique, soient toujours assez
profondes pour interrompre complétement la continuité des
fibres nerveuses et amener la destruction du cylindre de
myéline. On pourrait citer, en effet, un certain nombre de
faits tendant à démontrer que la continuité des nerfs persiste au moins à un certain degré à la suite de lésions qui
cependant déterminent rapidement, dans les muscles, l'apparition des troubles trophiques les plus prononcés.

C'est ainsi qu'après une lésion traumatique portant sur
le trajet d'un nerf, on voit parfois les mouvements persister pendant quelque temps et ne s'affaiblir qu'alors que les
lésions trophiques sont survenues dans le muscle (1). Il
importe de remarquer, d'ailleurs, que la sensibilité musculaire et cutanée se maintiennent souvent à un degré voisin
de l'état normal, dans les cas de lésions d'un nerf mixte,
alors même que l'affaiblissement rapide de la contractilité
électrique et l'atrophie musculaire consécutive sont portées
très-loin ; c'est un fait que MM. Duchenne (de Boulogne) (2),

---

(1) Voir l'observation citée par Duchenne (de Boulogne), *loc. cit.*, p. 207.
(2) Dans les paralysies consécutives aux lésions traumatiques des nerfs
mixtes, les· troubles fonctionnels portent moins sur la sensibilité des mus-

Mitchell, Morehouse et Keen (1), n'ont pas manqué de faire ressortir. Est-il vraisemblable que, dans ces cas, les fibres motrices auront subi des altérations profondes, tandis que les fibres sensitives entremêlées avec elles dans toute l'épaisseur du nerf auraient seules été épargnées ? Mais voici un argument en quelque sorte plus direct : à la suite de certaines affections de la moelle épinière, telles que l'hématomyélie, la myélite aiguë centrale, la paralysie infantile, affections dans lesquelles la lésion initiale occupe plus particulièrement la substance grise, il est commun de voir se produire, comme lorsqu'il s'agit de lésions irritatives des nerfs, une diminution ou une abolition totale de la contractilité électrique, dans les muscles des membres frappés de paralysie. Ce symptôme, manifeste déjà quelques jours après le début de la maladie, est suivi bientôt d'une atrophie plus ou moins prononcée des muscles. Les nerfs musculaires ont été plusieurs fois examinés en pareil cas à l'aide du microscope : tantôt ils offraient les caractères de l'état normal ; d'autres fois, ils présentaient à un certain degré les altérations propres à la dégénération granulo-graisseuse ; mais alors ces altérations ne se montraient nullement proportionnées, quant à leur étendue et quant à leur intensité, aux troubles musculaires. Nous reviendrons ultérieurement sur ce fait important.

Vous voyez par ce qui précède que, dans mon opinion, l'abolition rapide de l'excitabilité électrique observée à la suite de la lésion d'un nerf, ne saurait être rattachée tout entière à l'altération granulo-graisseuse de la gaîne médullaire et à la perte d'excitabilité des fibres nerveuses qui

_____

cles que sur leur contractilité ; ainsi une luxation de l'épaule ayant occasionné la lésion des nerfs qui animent le bras, l'avant-bras et la main, j'ai vu le malade accuser une sensation musculaire assez notable, alors même que ses muscles ne se contractaient pas le moins du monde par l'excitation électrique la plus intense. La sensibilité cutanée est encore moins affectée que la sensibilité musculaire, dans ces mêmes lésions nerveuses. (Duchenne (de Boulogne), *loc. cit.*, p. 216).

(1) Mitchell, etc., *loc. cit.*, p. 97.

serait la conséquence de cette altération. S'il en est ainsi, il devient très-vraisemblable que le phénomène dont il s'agit est, au moins en partie, le résultat d'un changement quelconque survenu dans la constitution de la substance contractile, sous l'influence de l'irritation transmise jusqu'au faisceau musculaire primitif, par la voie des dernières ramifications nerveuses. La rapidité avec laquelle se produirait ce trouble trophique n'est pas un argument à invoquer contre notre hypothèse. L'expérience démontre, en effet, que sous l'influence de certaines causes, telles par exemple que l'interruption brusque du cours du sang artériel, la fibre musculaire peut éprouver plus rapidement encore, — après quelques heures seulement, — une modification fort analogue, sans aucun doute, puisqu'elle se traduit également par l'abolition de la contractilité spécifique du muscle (1).

A en juger par l'enchaînement habituel des phénomènes révélés par l'observation clinique, cette altération de la fibre contractile, manifestée par les modifications de la contractilité électrique, serait le précurseur et comme le premier terme d'une série de lésions plus profondes qui amènent graduellement l'atrophie du muscle et entraînent quelquefois l'abolition complète et définitive de ses fonctions. Des observations, auxquelles nous avons fait allusion déjà et sur

---

(1) « J'ai coupé le nerf sciatique d'un côté sur deux lapins et deux cochons d'Inde. Dix jours après je me suis aperçu que le sciatique coupé ne causait plus de mouvements quand je le galvanisais. Les muscles se contractaient vivement quand j'appliquais sur eux les deux pôles de la pile. Cela reconnu, j'ai lié l'aorte derrière l'origine des rénales, et trois heures après j'ai essayé de nouveau l'application de la pile. Il n'y a eu de contractions dans les muscles de la jambe ni quand j'excitais le nerf, ni quand j'excitais directement les muscles. J'ai lâché alors la ligature; au bout de très-peu de temps, les muscles sont redevenus irritables. Le nerf sciatique n'a rien retrouvé de sa propriété perdue. Dans cette expérience, les muscles de la jambe, après avoir complétement perdu leur irritabilité, ne l'ont recouvrée que par la nutrition, puisque ni les centres nerveux ni le nerf sciatique ne pouvaient la leur donner. (Brown-Séquard. — *Journal de Physiologie*, t. II, p. 77, 1859.)

lesquelles nous reviendrons par la suite, semblent montrer
que les lésions dont il s'agit sont, pour une bonne partie,
de nature irritative. On pourrait être tenté, d'après cela,
suivant les errements de la théorie actuellement en vogue,
de considérer ces lésions comme la conséquence plus ou
moins directe d'une paralysie des nerfs vaso-moteurs concomitante de la paralysie des nerfs moteurs musculaires.
Parmi les arguments qu'on peut faire valoir contre cette
manière de voir, nous nous bornerons à faire ressortir que
les signes nécessaires de la paralysie vaso-motrice, — la
réplétion des vaisseaux sanguins et l'élévation de la température locale, — ne s'observent que très-exceptionnellement chez les sujets qui, à la suite de la lésion d'un nerf,
présentent une paralysie avec diminution rapide de la
contractilité électrique.

Des faits assez nombreux montrent, au contraire, qu'en
pareil cas, la peau est, le plus souvent, pâle, anémiée, en
même temps que, dès l'origine, la température locale s'a-
baisse manifestement (1).

II.

Telle était, Messieurs, la solution de la question en
litige que je m'étais donnée, lorsque vinrent à ma connaissance des recherches nouvelles faites en Allemagne; les
résultats de ces recherches où de nombreuses expériences,
instituées chez les animaux, sont mises en parallèle avec
les faits pathologiques, me parurent, au premier abord,
devoir ruiner tout l'édifice. En effet, à en juger d'après les
conclusions formulées par les auteurs, l'opposition entre les
lésions passives et les lésions irritatives des nerfs, au point

---

(1) Duchenne (de Boulogne), *loc. cit.*, p. 234. — Mitchell, *loc. cit.*, p. 134.
— Folet. — *Etude sur la température des parties paralysées*. Paris, 1867, p. 7.

de vue de leurs effets sur la contractilité et sur la nutrition des muscles, ne serait rien moins que fondée. Je commencerai par déclarer que les expériences auxquelles je fais allusion, instituées par M. Erb (1868) et dans le même temps, bien que d'une manière indépendante, par MM. Ziemssen et O. Weiss, paraissent avoir été conduites avec le plus grand soin. Nous aurons à voir si elles ont bien la signification qui leur a été attribuée.

Des lésions de nerfs, variées: — écrasement, ligature, section dans un très-petit nombre de cas — étant produites sur des lapins, il s'agissait d'observer quotidiennement les modifications de la contractilité électrique qui apparaissent du côté des nerfs et du côté des muscles, sous l'influence des courants continus et de la faradisation, interrogés tour à tour. L'électrisation était pratiquée tantôt à travers la peau, comme on le fait en médecine, tantôt directement, ainsi qu'on procède en physiologie. M. Erb s'était, en outre, donné pour tâche de suivre, autant que possible jour par jour, les altérations histologiques qui correspondent aux changements de l'excitabilité électrique.

Examinons en premier lieu les phénomènes observés dans ces expériences sur les *nerfs* lésés. Supposons qu'on ait blessé en l'écrasant à l'aide d'une pince le nerf sciatique d'un lapin. La lésion peut être très-prononcée ou légère. Est-elle très-prononcée, on constate une perte presque immédiate de l'excitation électrique, que l'on ait recours à la faradisation ou au galvanisme. Lors de la régénération du nerf, le retour de l'excitabilité est lent pour le bout central; il est rapide, au contraire, pour le bout périphérique. La lésion est-elle légère, l'excitabilité électrique revient promptement vers le bout central, jamais elle n'a cessé d'exister d'une façon complète sur le bout périphérique.

Vous voyez que ces premiers résultats ne s'éloignent pas sensiblement de ceux obtenus dans les expériences anciennes, puisqu'il était également établi par ces expériences que le nerf coupé perd son excitabilité dès les premiers jours.

Etudions maintenant les phénomènes qui, dans les nouvelles expériences, sont mis en évidence par l'exploration électrique des muscles. Ici, Messieurs, les résultats s'éloignent notablement de ceux fournis par les expériences anciennes et se rapprochent au contraire beaucoup des faits pathologiques.

Ainsi, l'exploration *faradique* fait découvrir, dès les premiers jours, une diminution, et, quelques jours plus tard — cinq à quatorze jours dans les cas intenses — la perte de la contractilité.

Ce n'est pas tout. L'exploration *galvanique* dénote, elle aussi, dans les premiers jours, un affaiblissement des contractions musculaires ; mais, à partir de la fin de la seconde semaine, à cet affaiblissement succède une exaltation qui persiste pendant tout le temps que se maintient la dépression faradique, et qui disparaît à son tour quand la faradisation redevient puissante.

Les lésions musculaires qui correspondent à ces modifications de la contractilité électrique ont été étudiées avec grand soin par M. Erb ; elles méritent à beaucoup d'égards de porter la dénomination de cirrhose des muscles proposée par M. Mantegazza (1). Elles rappellent absolument celles qu'a signalées M. Erb dans le cas de paralysie faciale qu'il a observé chez l'homme.

C'est dans le tissu conjonctif interstitiel que se montrent les premiers changements ; dès la première semaine, il s'y accumule de nombreux éléments cellulaires, arrondis, rappelant le tissu de granulation, lesquels, plus tard, prennent une forme allongée, disparaissent et font place à du tissu conjonctif ondulé. Les faisceaux musculaires ne commencent à présenter d'altérations que vers la deuxième semaine. A cette époque, on peut constater déjà que le diamètre de ces faisceaux s'est amoindri ; cette atrophie va

_____

(1) Voir la note, p. 41.

rapidement en progressant. Cependant la striation transversale persiste et jamais les fibres n'offrent de traces des
altérations de la dégénération granulo-graisseuse. Par
contre, de très-bonne heure, les noyaux du sarcolemme se
multiplient et se groupent sous forme de petits agrégats,
en même temps que la substance contractile offre à divers
degrés les modifications connues sous le nom de dégénération cireuse.

Tels sont les phénomènes, signalés à la suite de lésions
de nerf, qui, suivant nos auteurs, équivaudraient à des
sections complètes. Eh bien, je n'hésite pas à le dire, cette
assimilation est loin d'être à l'abri de la critique. Les résultats obtenus par M. Erb et par M. Ziemssen sont relatifs à
des conditions comparables, sans aucun doute, à celle que
la pathologie nous offre, mais nullement à celles que l'on
déterminait dans les anciennes expériences. Rappelons, en
effet, comment ces observateurs ont procédé dans la grande majorité des cas. Presque toujours ils appliquaient sur
le nerf une ligature plus ou moins serrée, ou encore ils
produisaient, à l'aide d'une pince, un écrasement plus ou
moins prononcé du nerf. Or, ne sont-ce pas là des circonstances suffisantes déjà pour faire présumer que l'irritation
des filets nerveux a pu intervenir ici comme elle intervient,
suivant nous, dans les cas pathologiques?

Mais il ne s'agit pas là d'une simple présomption : l'existence d'une inflammation occupant, non seulement le voisinage des points soumis à l'écrasement, mais bien toute
la longueur de la partie périphérique du nerf lésé, est mise hors de doute par les descriptions même du docteur Erb.
C'est le névrilemme surtout qui porte les caractères du processus inflammatoire; dès la première semaine, des éléments cellulaires arrondis, présentant un seul noyau, s'y
montrent accumulés en grand nombre. A une période plus
avancée, une couche plus ou moins épaisse de tissu fibreux
se trouve interposée aux fibres nerveuses qui ont subi les
diverses phases de la dégénération granulo-graisseuse, et,

en conséquence, le cordon nerveux a acquis une consistance qui lui permet de résister, bien plus qu'à l'état normal, à la dilacération.

Il nous paraît rationnel d'admettre que, dans ces expériences, comme dans les cas relatifs à l'homme, les lésions
irritatives dont les nerfs sont le siége retentissent jusque
sur les muscles. A la vérité, il peut paraître difficile de
concevoir qu'un nerf ayant subi les altérations de la dégénération granulo-graisseuse et privé de motricité, possède
encore un certain degré de vitalité; qu'il soit capable, sous
l'influence d'une lésion irritative, de réagir sur la fibre
musculaire et d'y déterminer des troubles trophiques. Il y
a lieu de faire remarquer à ce propos que l'irritation du
nerf date vraisemblablement du moment même où il a été
soumis à la ligature ou à l'écrasement. Il est certain, d'un
autre côté, que la vitalité est loin d'être définitivement
éteinte dans les nerfs complétement séparés du centre nerveux, puisqu'ils peuvent se régénérer sans qu'il y ait réunion du bout périphérique au bout central (1). D'ailleurs
c'est par hypothèse seulement et sans preuve directe qu'on
admet que les tubes nerveux, dépouillés du cylindre de
myéline et réduits au cylindre d'axe, sont dénués de toute
espèce de propriété vitale.

Nous ne devons pas oublier toutefois que la ligature et
l'écrasement du nerf ne sont pas les seuls moyens qui aient
été mis en œuvre dans les expériences d'Erb et de Ziemms-
sen. Ces auteurs ont aussi pratiqué des sections et des excisions de nerf, à la vérité, dans un nombre de cas relativement très-restreint. Ils admettent que les résultats sont
toujours identiques, qu'il s agisse de la section complète ou
de l'écrasement. Mais si l'on remonte jusqu'aux détails des
observations, il n'est pas difficile de reconnaître que cette
conclusion ne saurait être admise sans réserve. Nous trou-

---

(1) Vulpian. — *Système nerveux, loc. cit.*, p. 269.

vons en particulier dans le travail de Ziemssen un chapitre qui, à cet égard, est tout à fait significatif. Il s'y agit de cas dans lesquels on a pratiqué l'excision du nerf sciatique dans l'étendue de quelques millimètres. Or, les résultats obtenus à la suite d'une telle lésion sont bien différents de ceux que cet auteur et M. Erb ont observés à la suite de la ligature et de l'écrasement du nerf ; ils se rapprochent, à beaucoup d'égards, des faits signalés dans les expériences des physiologistes : ainsi, en premier lieu, la contractilité électrique, à la suite de l'excision, diminue d'une manière progressive, mais très-lentement ; ce n'est qu'au bout de plusieurs mois qu'elle paraît abolie, et non plus du cinquième au quatorzième jour, comme lorsqu'il s'agissait de l'écrasement. En second lieu, on ne rencontre plus ici cette opposition entre les effets de la faradisation et ceux de la galvanisation qu'on remarquait dans le cas d'écrasement et qui existe, vous ne l'avez pas oublié, dans la plupart des faits pathologiques observés chez l'homme. Les deux modes d'exploration produisent au contraire des effets exactement parallèles : la contractilité faradique et la contractilité galvanique s'affaiblissent ensemble et ensemble se reproduisent avec leur intensité première, lors de la restauration du nerf qui, à la vérité, se fait longtemps attendre (1).

Si je ne me trompe, on peut conclure de cet exposé que, quand il s'agit de la section complète ou de l'excision des nerfs, les observations récentes concordent, pour les points essentiels, avec les observations anciennes. D'un autre côté, les résultats obtenus par MM. Erb et Ziemssen, chez les animaux, à la suite de l'écrasement ou de la ligature des troncs nerveux, sont comparables aux accidents qui se produisent chez l'homme, en conséquence des lésions irritatives des nerfs mixtes ou purement moteurs.

―――――――――――

(1) Comparez dans le mémoire de Ziemssen et Weiss (*loc. cit.* p. 589) l'observation n° II, fig. 3, qui est relative à un cas de ligature du nerf tibial

Or, s'il en est ainsi, les dissidences que nous signalions au début de cette étude, se trouvent aplanies, et par suite, il y a lieu de reconnaître, à propos des affections des muscles, la *distinction fondamentale entre les effets de l'absence d'action et ceux de l'action morbide du système nerveux*, que nous avons fait valoir déjà, à propos des affections cutanées et articulaires (1).

---

antérieur chez le lapin, avec l'observation n° II (p. 593) où il s'agit de l'excision du nerf sciatique également chez un lapin. Dans le premier cas la contractilité faradique paraît éteinte, dès le 12e jour après l'opération ; par contre la contractilité galvanique s'est exaltée dès le second jour, et elle se maintient à un niveau très-élevé jusqu'au moment où le taux de la contractilité faradique se rapproche de l'état normal (44e jour). Dans le second cas, au contraire, la contractilité faradique et la contractilité galvanique s'affaiblissent parallèlement d'une manière progressive, mais très-lentement. Elles cessent d'être manifestes à peu près simultanément, seulement vers le milieu du 3e mois, et reparaissent ensemble quatre mois et demi environ, après leur disparition. Voici d'ailleurs dans quels termes s'expriment MM. Ziemssen et O. Weiss à propos des effets de l'excision du nerf sciatique : « Chez les animaux » « auxquels cette opération avait été pratiquée » « l'excitabilité galvanique s'affaiblissait progressivement, et cet affaiblissement n'était pas précédé par un stade d'accroissement. Il marchait lentement, du même pas que l'affaiblissement de l'excitabilité farado-musculaire. L'excitabilité galvanique disparaissait dans la seconde moitié du 3e mois pour reparaître vers le 7e ou le 8e mois. » (*Loc. cit.*, p. 592 et 593.)

(1) Des expériences récentes de M. Vulpian (*Archives de physiologie*, t. IV, 1871-1872, p. 757, 758), confirmatives sur presque tous les points de celles de MM. Erb et Ziemssen, établissent que les effets de la section des nerfs périphériques sur les propriétés physiologiques et la structure des muscles, ne diffèrent pas essentiellement de ceux que détermine l'application des divers moyens d'irritation — écrasement local, ligature, cautérisation — sur ces mêmes nerfs. D'un autre côté, les observations histologiques de MM. Neumann (*Arch. f. Heilkunde*, Leipsig, 1868), Ranvier (*Comptes-rendus de l'Académie des sciences*, 30 décembre 1872), Eichorst (*Virchow's Archiv.*, 1874, 12 décembre), ont mis hors de doute que, dans l'extrémité périphérique du nerf sectionné, il se produit constamment des altérations (multiplication des cellules du segment inter-annulaire) qui révèlent un processus irritatif. L'opposition entre les effets de la section et ceux de l'irritation des nerfs ne saurait plus être, d'après cela, maintenue dans les termes rigoureux où elle a été présentée dans cette leçon (Note de la 2e édition).

TROUBLES TROPHIQUES CONSÉCUTIFS AUX LÉSIONS
DE LA MOELLE ÉPINIÈRE.

Les lésions irritatives des centres nerveux, comme celles des nerfs, ont le pouvoir de produire à distance des troubles trophiques dans diverses parties du corps. Dans l'exposé de ces altérations consécutives que nous allons vous présenter, nous retrouverons, à quelques nuances près, toute la série des affections que nous avons vues se manifester à la suite des lésions des nerfs et dont l'histoire, déjà connue, facilitera singulièrement la tâche qu'il nous reste à accomplir.

D'une façon générale, Messieurs, on peut dire que la *peau*, les *muscles*, les *articulations*, les *os*, les *viscères*, enfin, peuvent devenir le siége de troubles trophiques variés, consécutivement aux lésions de la moelle épinière et du cerveau.

Nous traiterons en premier lieu des *affections musculaires*, puisque l'étude que nous venons de terminer nous a mis sur la voie. Les considérations que nous allons développer relativement à ces affections, concernent seulement les lésions de la moelle et du bulbe, car il est au moins fort douteux que les lésions du cerveau proprement dit, aient jamais pour conséquence de produire directement l'altération du tissu musculaire. C'est même là, nous le reconnaîtrons en temps et lieu, un fait de la plus haute importance.

Lésions musculaires consécutives aux affections de la moelle épinière. — Parmi les lésions spinales de nature irritative, il en est qui déterminent très-rapidement tous les modes d'altération musculaire, fonctionnels ou organiques, que nous avons appris à connaître, comme consé-

quence des lésions des nerfs; il en est d'autres, au contraire, dans lesquelles la contractilité électrique et l'état
trophique des muscles, se conservent en parfaite intégrité
pendant un laps de temps relativement considérable, des
mois, par exemple, ou même parfois des années. Le muscle, dans ce dernier cas, ne s'altère qu'à la longue, sous
l'influence de l'inertie fonctionnelle à laquelle les membres,
paralysés du mouvement, se trouvent condamnés. A ce
point de vue, il y a lieu d'établir, parmi les maladies spinales irritatives, deux groupes bien distincts, que nous
passerons successivement en revue.

A. Dans le *premier groupe*, nous rangeons celles des
lésions irritatives de la moelle qui, dans la règle, ne modi-
fient pas directement la nutrition des muscles. Elles ont un
caractère commun : toutes tendent à se limiter aux faisceaux de substance blanche, et si, parfois, l'axe gris est
envahi, elles respectent la région des cornes antérieures,
ou épargnent tout au moins les grandes cellules nerveuses
multipolaires qui siègent dans cette région. Telles sont les
diverses formes de la *sclérose fasciculée :* que celle-ci soit
protopathique ou au contraire consécutive à une lésion *en
foyer* du cerveau ou de la moelle épinière ; qu'elle occupe
exclusivement soit les faisceaux postérieurs, soit les faisceaux latéraux, ou, simultanément, ces deux ordres de
faisceaux, tant que la condition expresse qui vient d'être
signalée, — à savoir l'intégrité des grandes cellules nerveuses, — se trouve remplie, les lésions dont il s'agit peuvent atteindre leur plus haut degré de développement,
envahir, par exemple, les faisceaux blancs, dans toute leur
épaisseur et dans toute leur étendue en hauteur, sans que
les muscles, animés par les nerfs issus des points lésés de la
moelle, souffrent directement dans leur nutrition (1).

---

(1) Charcot et Joffroy. — *Deux cas d'atrophie musculaire progressive avec
lésion de la substance grise et des faisceaux antéro-latéraux de la moelle épinière*, in *Archives de Physiologie*, t. II, p. 635.

Le tableau changerait nécessairement si, dépassant les limites qui lui sont habituellement assignées, le processus irritatif venait à s'étendre des faisceaux blancs aux cornes antérieures de la substance grise; alors on pourrait voir survenir, en conséquence de la participation des cellules motrices, une atrophie plus ou moins rapide et plus ou moins prononcée des muscles. C'est, ainsi que je l'ai fait voir (1), d'après ce mécanisme, que les symptômes de la paralysie générale spinale ou de l'amyotrophie progressive se surajoutent quelquefois aux symptômes classiques de la sclérose postérieure, de la sclérose des cordons latéraux, etc. Tout récemment encore nous avons observé plusieurs faits de ce genre, où il nous a été donné de reconnaître nécroscopiquement, de la manière la plus nette, l'altération des cellules nerveuses à laquelle doit être rattachée, suivant moi, la lésion trophique des muscles (2).

---

(1) Charcot et Joffroy, *loc. cit.*, p. 354.
(2) Voir, entre autres, le fait récemment publié par un de mes élèves, M. Pierret. — *Sur les altérations de la substance grise de la moelle épinière*

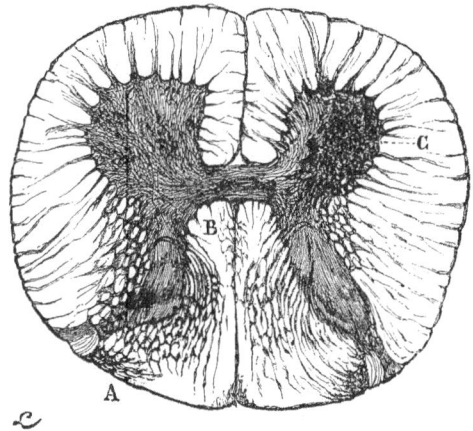

Fig. 1. — Cette figure est relative au cas publié par M. Pierret et résumé ci-après elle représente une coupe transversale de la moelle épinière faite dans le renflement lombaire. A, Racines postérieures. B, faisceaux radiculaires internes traversant l'aire des cordons postérieurs. On voit la sclérose limitée dans les cordons posté-

La *sclérose en plaques disséminées* (1), les *scléroses diffuses*, reconnaissent la même règle. On peut en dire autant des *myélites partielles* primitives ou de celles que détermine la compression exercée par une tumeur, par le mal vertébral de Pott, etc. Ces diverses affections n'ont

---

rieurs au parcours de ces faisceaux. A droite, le processus phlegmasique s'est étendu en suivant le trajet des faisceaux radiculaires jusqu'à la corne antérieure droite C. Cette corne a subi, dans tous ses diamètres une réduction très-manifeste ; de plus, le groupe externe des cellules motrices a complétement disparu et l'on voit à sa place un tissu dense, opaque, d'apparence fibroïde et parsemé de nombreux myélocytes.

dans l'ataxie locomotrice considérées dans leurs rapports avec l'atrophie musculaire qui complique quelquefois cette affection. In *Archives de Physiologie, etc.*, t, III., p. 599. Dans ce cas, le travail phlegmasique s'était étendu des cordons postérieurs à la corne antérieure de substance grise du côté droit en suivant la voie des faisceaux radiculaires internes du côté correspondant. L'atrophie musculaire consécutive était exactement limitée aux membres droits. (Voir la *fig.* 1.) — Voici maintenant l'exposé sommaire d'un cas qui montre bien par quel mécanisme la sclérose fasciculée consécutive unilatérale peut, en s'étendant à la substance grise, déterminer l'atrophie musculaire.

Une femme, âgée d'environ 70 ans, avait été frappée d'hémiplégie gauche consécutivement à la formation d'un foyer sanguin dans l'hémisphère cérébral droit. Les membres du côté paralysé, qui de très-bonne heure avaient été pris de contracture, commencèrent à diminuer de volume, deux mois à peine après l'attaque. L'atrophie musculaire était uniformément répandue sur toutes les parties des membres paralysés ; elle s'accompagnait d'une diminution très-notable de la contractilité électrique et progressa rapidement. Dans le temps même où l'atrophie se prononçait, la peau des membres du côté gauche présenta, sur tous les points soumis à la plus légère pression, des bulles qui bientôt firent place à des eschares. A l'autopsie nous reconnûmes, sur des coupes durcies de la moelle, que la sclérose fasciculée descendante du cordon latéral gauche, s'était propagée à la corne antérieure de la substance grise du côté correspondant et y avait déterminé l'atrophie d'un certain nombre de cellules motrices.

(1) Chez une femme atteinte de sclérose multiloculaire cérébro-spinale, que nous avons observée il y a quelques années, l'une des plaques scléreuses avait envahi, vers le milieu de la région cervicale, la presque totalité de la substance grise de la moelle, dans une certaine étendue en hauteur, et plus particulièrement, les cornes antérieures. Les cellules nerveuses présentaient à ce niveau, pour la plupart, des lésions atrophiques profondes ; bon nombre d'entre elles avaient même disparu sans laisser de traces. Chez cette femme les mains avaient offert la déformation connue sous le nom de *griffe* ; les muscles des éminences thénar et hypothénar, les interosseux étaient atrophiés : les avant-bras présentaient également une atrophie très-marquée, limitée à certains groupes de muscles.

pas d'influence directe sur la nutrition des muscles tant qu'elles n'intéressent pas le système des cellules nerveuses motrices. On ne conçoit guère d'exception que pour le cas, d'ailleurs assez rare, où la lésion, bien que circonscrite aux cordons blancs, occuperait la partie de ces cordons que traversent les faisceaux de tubes nerveux d'où émanent les racines antérieures. Pour peu que ces faisceaux prissent part à l'altération, il se produirait là, nécessairement, l'équivalent d'une lésion affectant les nerfs périphériques (1).

B. Le *second groupe* comprendra les affections de la moelle épinière qui ont pour conséquence, à peu près inévitable, de déterminer des troubles plus ou moins profonds dans la nutrition des muscles. Ce groupe comporte deux sous-divisions :

1° La première est relative aux lésions *en foyer* ou *diffuses*, à marche aiguë ou subaiguë, qui intéressent, dans une grande étendue en hauteur, à la fois la substance blanche et la substance grise, mais prédominant cepen-

---

(1) A propos des myélites partielles, soit protopathiques, soit déterminées par le voisinage d'une tumeur, il y a lieu de présenter la remarque suivante : Elles siégent le plus communément sur un point de la région dorsale de la moelle épinière qu'elles occupent dans une très-petite étendue en hauteur. Il résulte de cette disposition que si, d'une façon primitive ou par suite de l'extension concentrique du processus morbide, les cornes antérieures de la substance grise se trouvent intéressées, les lésions musculaires qui sont la conséquence de cette participation de l'axe gris, resteront limitées à certaines régions très-circonscrites du thorax ou de l'abdomen même et pourront ne se révéler pendant la vie, par aucun symptôme appréciable. Toujours la nutrition des muscles des membres est, à moins de complication, parfaitement indemne lorsque la myélite partielle affecte le siége qui vient d'être indiqué. Il en serait tout autrement dans le cas où un foyer de myélite, même très-circonscrit, occuperait certaines parties du renflement cervical ou du renflement lombaire. Les lésions musculaires qui pourraient survenir consécutivement à l'envahissement des cornes antérieures de la substance grise, siégeraient alors dans les membres et se traduiraient par des troubles fonctionnels et par des modifications dans la forme des parties qui ne resteraient pas longtemps inaperçus.

dant, en général, dans celle-ci. Elles sont habituellement
suivies de modifications profondes de la contractilité électrique, et d'une atrophie à développement rapide de la
fibre musculaire. — Je citerai en premier lieu, la *myélite
aiguë centrale*. Lorsqu'elle est quelque peu généralisée et
qu'elle occupe, par exemple, une bonne partie du renflement dorso-lombaire, la diminution hâtive de la contractilité électrique des muscles des membres inférieurs est un
symptôme qui ne lui fait peut-être jamais complétement
défaut. M. Mannkopf a vu, dans un cas de ce genre, la
contractilité électrique, déjà notablement modifiée, sept
jours après le début des premiers accidents (1). Quand les
malades ne sont pas enlevés trop rapidement, on peut
suivre le développement des phénomènes corrélatifs : l'a-
trophie des masses musculaires s'accuse bientôt; les lésions histologiques des faisceaux primitifs deviennent
promptement appréciables. D'après MM. Mannkopf (2) et
Engelken (3), ces lésions sont remarquables, surtout par la
prolifération des noyaux du sarcolemme. En somme, elles
portent la marque d'un processus irritatif. La dégénération
graisseuse des faisceaux primitifs est là, encore, un fait
exceptionnel. Quant aux nerfs qui se rendent aux muscles affectés, examinés plusieurs fois par M. Mannkopf,
tantôt ils ont été trouvés sains, tantôt ils ne présentaient
que des altérations relativement légères et nullement en
rapport d'intensité avec les lésions des muscles (4).

L'*apoplexie spinale* (*hématomyélie*) doit être mentionnée en second lieu. Il s'agit là d'une affection qui, au point
de vue de la pathogénie et de l'anatomie pathologique,
diffère essentiellement de l'hémorrhagie intra-encéphalique
vulgaire; car, d'ordinaire, dans l'hématomyélie, l'épanche-

---

(1) Mannkopf. — *Amtlicher Bericht über die Versammlung Deutscher Na-
turforscher und Aerzte zu Hannover*, p. 251. Hannover, 1866.
(2) *Loc. cit.*
(3) H. Engelken. — *Beitrag zur Patholog. der acuten Myelitis*. Zurich, 1867.
(4) Voir à ce sujet ce qui a été dit dans la présente leçon, p. 41.

ment s'opère au sein de tissus déjà préalablement modifiés par un travail inflammatoire. Le sang se répand surtout dans l'axe gris, qu'il envahit assez souvent dans la plus grande partie de sa longueur. Lorsqu'il en est ainsi, la diminution ou même l'abolition de la contractilité électrique, survenant hâtivement dans les muscles des membres frappés de paralysie, est un symptôme qui paraît constant. Il a été constaté quatorze jours après le développement des premiers accidents dans un cas de Levier (1); le jour même de l'attaque dans un cas de Colin (?); dès le neuvième jour dans un fait rapporté par Duriau (2). L'apoplexie spinale est une affection en général rapidement mortelle; elle n'a pas encore fourni l'occasion de constater la lésion histologique des faisceaux primitifs· et l'atrophie des masses musculaires qui ne manqueraient sans doute pas de se produire, si la vie se prolongeait.

C'est vraisemblablement, Messieurs, en produisant une irritation de la moelle épinière, qui, partielle d'abord, tend bientôt à se généraliser, que les *fractures et les luxations de la colonne vertébrale* peuvent avoir pour effet de déterminer, ainsi que l'a observé M. Duchenne (de Boulogne), une prompte diminution de la contractilité électrique dans les muscles des membres paralysés (3).

2° Les affections qui composent la seconde catégorie relèvent de lésions plus délicates; ces lésions, en effet, sont limitées d'une façon pour ainsi dire systématique à la substance grise des cornes antérieures dont elles envahissent

---

(1) Levier. — *Beitrag zur Pathologie der Rückenmarksapoplexie. Inauguraldissertation.* Bern, 1864.

(2) Duriau. — *Union médicale*, t. I, 1859. p. 308.

(3) Voir Duchenne (de Boulogne). — Obs., p. 246, *loc. cit.*, fracture de la colonne vertébrale vers le milieu de la région dorsale. — Moelle épinière ramollie dans l'étendue de plusieurs pouces, au niveau de la région dorsolombaire. — Affaiblissement de la contractilité électrique dès le sixième jour après l'accident.

rarement toute l'étendue ; on les voit se localiser, souvent
assez exactement, dans l'espace ovalaire très-circonscrit
qu'occupe un groupe ou agrégat de cellules motrices (*Fig.*2).

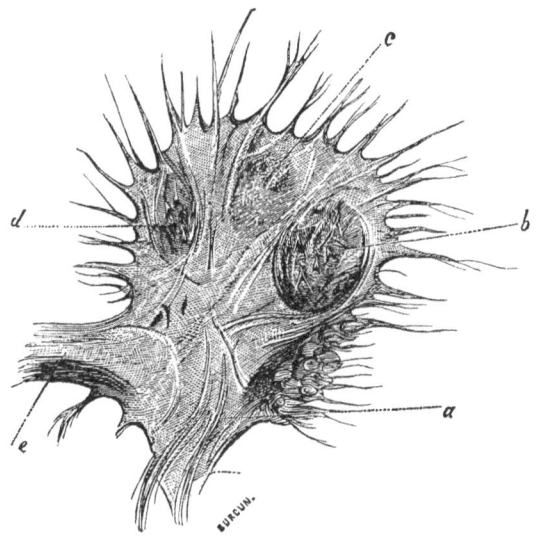

Fig. 2. *Fragment d'une coupe transversale de la moelle épinière faite à la région
lombaire, dans un cas de paralysie infantile spinale, occupant le membre inférieur
droit.* La figure représente la corne antérieure de la substance grise du côté droit.
La lésion porte exclusivement sur le groupe antéro-externe des cellules nerveuses;
a, cervix cornu posterioris; — b, groupe postéro-externe de cellules nerveuses;
c, groupe antéro-externe. Les cellules de ce dernier groupe ont complétement disparu, tandis qu'elles sont parfaitement nettes dans les groupes *b* et *d; — d,* groupe
interne ; — *c,* la commissure.

La névroglie, dans les points altérés, devient d'habitude
plus opaque, plus dense, parsemée de nombreux myélocytes et porte, par conséquent, les marques d'un travail
inflammatoire. En même temps, les cellules nerveuses présentent divers degrés et divers modes de dégénération
atrophique. Mais quels ont été les éléments affectés en premier lieu ? Tout porte à croire que ce sont les cellules nerveuses. On comprendrait difficilement, en effet, que l'altération pût se montrer étroitement localisée dans le voisinage des cellules si elle avait son point de départ dans la

névroglie. Il est des cas d'ailleurs, où l'atrophie d'un certain nombre, voire même d'un groupe tout entier, de cellules
nerveuses est la seule altération que l'examen histologique
permette de constater, la trame conjonctive ayant, dans
ces points-là, conservé la transparence, et, à peu de chose
près, tous les caractères de la structure normale. Il est, de
plus, d'autres cas non moins significatifs où les lésions de
la névroglie se montrent beaucoup plus accusées vers les
parties centrales d'un agrégat de cellules nerveuses, que
dans les parties périphériques, beaucoup plus accentuées
également au voisinage immédiat des cellules que dans les
intervalles qui les séparent, de telle sorte que ces dernières paraissent comme autant de centres où foyers, d'où
le processus inflammatoire aurait rayonné, à une certaine
distance, dans toutes les directions. On ne saurait admettre d'un autre côté que l'irritation se soit originelle-
ment développée sur les parties périphériques et qu'elle
ait remonté jusqu'aux parties centrales par la voie des racines antérieures des nerfs, car ces dernières, en général,
ne présentent, au niveau des points altérés de la moelle
épinière, que des lésions relativement minimes et nullement proportionnées, quant à l'intensité, aux lésions de la
substance grise. Il paraît évident, d'après tout ce qui précède, que les cellules nerveuses motrices sont bien réellement le siége primitif du mal. Le plus souvent, le travail
d'irritation gagne ensuite, secondairement, la névroglie et
s'étend de proche en proche, aux diverses régions des
cornes antérieures ; mais cela n'est nullement nécessaire ;
à plus forte raison, il faut considérer comme un fait consécutif et purement accessoire, l'extension, observée dans
certains cas, du processus morbide aux faisceaux antéro-
latéraux, dans le voisinage immédiat des cornes antérieures de la substance grise (1).

(1) Les vues qui viennent d'être émises relativement au rôle de l'altération
des cellules nerveuses dites motrices, dans la pathogénie de l'atrophie mus-

La *paralysie infantile spinale* est, quant à présent, le
type le plus parfait des affections qui forment cette catégorie. Les nombreuses recherches dont les lésions spinales
auxquelles elles se rattachent ont été l'objet, dans ces derniers temps, en France, concordent toutes à signaler
comme un fait essentiel, l'altération profonde d'un grand
nombre de cellules motrices, dans les régions de la moelle
d'où émanent les nerfs qui se rendent aux muscles paralysés (1). Dans le voisinage des cellules atrophiées, le réseau conjonctif présente, à peu près toujours, les traces
manifestes d'un processus inflammatoire. D'après l'ensemble des phénomènes, on est conduit à admettre, comme
une hypothèse très-vraisemblable, que, dans la paralysie
infantile spinale, un travail d'irritation suraiguë s'empare
tout à coup d'un grand nombre de cellules nerveuses et
leur fait perdre subitement leurs fonctions motrices. Quelques cellules, légèrement atteintes, récupéreront quelque
jour leurs fonctions et cette phase répond à l'amendement
des symptômes qui se produit toujours à une certaine époque de la maladie, mais d'autres ont été plus gravement
compromises et l'irritation dont elles étaient le siége s'est
transmise par la voie des nerfs jusqu'aux muscles paralysés qui, en conséquence, ont subi des lésions trophiques

---

culaire progressive, de la paralysie infantile, de la myélite aiguë centrale,
et en général de toutes les amyotrophies de cause spinale, ont été exposées
dans une leçon que j'ai faite à La Salpétrière, en juin 1868. — Comparez :
Hayem. *Archiv. de Physiologie*, 1869, p. 263. — Charcot et Joffroy, *id.*,
p. 756. — Duchenne (de Boulogne) et Joffroy, *id.*, 1870. — Ces vues ont
été utilisées dans l'ouvrage récent de M. Hammond : *A. Treatise on Diseases
of the nervous System*. Sect. IV. *Diseases of Nerve Cells.* p. 683. New-
York, 1871.
   (1) Sur l'atrophie des cellules nerveuses motrices, dans la paralysie infantile, consultez : Prevost, in *Comptes rendus de la Société de Biologie*,
1866, p. 215. — Charcot et Joffroy. *Cas de paralysie infantile spinale, avec
lésions des cornes antérieures de la substance grise de la moelle épinière*, in
Archiv. de Physiolog. p. 135, 1870, pl. V et VI. — Parrot et Joffroy, *id.*,
p. 309. — Vulpian, *id.*, p. 316. — H. Roger et Damaschino. *Recherches
anatomiques sur la paralysie spinale de l'enfance*. (*Gaz. médicale*, n°s 41, 43
et suiv. 1871. (Voir fig. 2).

plus ou moins profondes (1). Quoi qu'il en soit, on sait que la diminution ou la perte même de la contractilité faradique peut être constatée, sur certains muscles, cinq ou six jours à peine après la brusque invasion des premiers symptômes. L'émaciation des masses musculaires marche d'ailleurs avec rapidité et devient bientôt manifeste. L'atrophie simple des faisceaux primitifs avec conservation de la striation en travers, et, sur quelques faisceaux isolés, les marques d'une prolifération plus ou moins active des noyaux du sarcolemme, telles sont les altérations que l'étude histologique fait reconnaître dans les muscles lésés. La surcharge graisseuse qui s'observe quelquefois, dans les cas très-anciens, paraît être un phénomène purement accidentel (2).

L'*atrophie musculaire progressive* offre à étudier l'atrophie irritative des cellules motrices dans son mode chronique (3). Il ne s'agit plus ici d'un processus d'irritation suraiguë envahissant les cellules nerveuses tout à coup et en grand nombre : celles-ci sont affectées successivement, une à une, d'une façon progressive ; bon nombre d'entre elles sont épargnées, même dans les régions le plus profondément atteintes, jusque vers les périodes ultimes de la maladie. Le développement des lésions musculaires répond à ce mode d'évolution des lésions spinales. Ainsi, il est rare que les troubles trophiques portent simultanément sur tous les faisceaux primitifs d'un muscle ; il en résulte que celui-ci pourra répondre tant bien que mal aux ordres de la volonté et se contracter encore sous l'influence des excitations

---

(1) Voir Charcot et Joffroy, *loc. cit.*

(2) Charcot et Joffroy, *loc. cit.* — Vulpian, *loc. cit.*

(3) Voir sur l'atrophie des cellules motrices dans l'atrophie musculaire progressive : Luys, *Société de Biologie*, 1860. — Duménil (de Rouen), *Atrophie musculaire graisseuse progressive*, histoire, critique. Rouen, 1867. — *Nouveaux faits relatifs à la pathogénie de l'atrophie musculaire progressive*, in *Gazette hebdom.*, Paris, 1867. — L. Clarke, *On a case of muscular Atrophy*, etc. *British and foreign medico-chirurgical Review*, July, 1872. — *A*

électriques, alors que son volume sera déjà très-notablement réduit (1).

Il existe d'ailleurs au moins deux formes bien distinctes
de l'amyotrophie progressive liée à une lésion irritative
des cellules motrices. L'une, *protopathique,* relève exclusivement de la lésion en question et celle-ci, développée
primitivement en conséquence d'une disposition originelle
ou acquise, tend fatalement à se généraliser. Dans l'autre
forme, sur laquelle nous appelions votre attention il n'y a
qu'un seul instant, la cellule nerveuse n'est, au contraire, affectée que secondairement, consécutivement à une lésion
des faisceaux blancs, par exemple, et pour ainsi dire d'une
manière accidentelle. L'amyotrophie à marche progressive
dans ce second cas, peut être dite *symptomatique* ; elle a
moins de tendance à se généraliser et son pronostic est
certainement moins sombre (2).

Relativement à la *paralysie spinale de l'adulte* et à la
paralysie générale spinale (Duchenne, de Boulogne), l'a-
natomie pathologique n'a pas encore prononcé d'une manière définitive. Mais à en juger par les symptômes, il est
au moins fort probable que ces affections se rattachent,
elles aussi, à une lésion des cellules nerveuses motrices.
La paralysie spinale de l'adulte rappelle celle de l'enfance
par l'invasion presque soudaine de la paralysie motrice,
par la tendance à la rétrogression que celle-ci présente à
un moment donné, par la diminution ou l'abolition de la

---

case of muscular Atrophy, etc., in *Beale's Archiv.*, t. IV, 1867. — *On a
case of muscular Atrophy,* in *Medico-chir. Trans.,* t. IV, 1867.— O. Schüp-
pel, *Ueber Hydromyelus,* in *Archiv der Heilkunde.* Leipzig, 1865, p. 289. —
Hayem, in *Archiv. de Physiologie,* 1869, p. 263, pl. 7. — Charcot et Joffroy,
in *Archiv. de Physiologie,* 1869, p 355.

(1) Charcot. — *Leçons faites à la Salpétrière en* 1870. — Voir à ce sujet
Hallopeau, in *Archiv. de médecine,* septembre 1871, pp. 277, 305.

(2) Sur les deux formes de l'amyotrophie progressive de cause spinale,
voir Charcot et Joffroy, in *Archives de Physiologie* 1869, pp. 756, 757 ; —
Duchenne (de Boulogne) et Joffroy, in *Archives de Physiologie,* 1870, p. 499.

contractilité faradique qui se manifeste hâtivement dans un certain nombre de muscles paralysés et, enfin, par l'atrophie rapide que ces mêmes muscles subissent, constamment, à un degré plus ou moins prononcé. Une évolution plus lente s'opérant suivant le mode sub-aigu ou chronique, une tendance à la généralisation, marquée surtout dans les premières périodes, des temps d'arrêt fréquents suivis de l'envahissement des parties non encore affectées, distinguent, au contraire, la paralysie générale spinale et la rapprochent de l'atrophie musculaire progressive avec laquelle elle est quelquefois confondue, bien à tort, dans la clinique. La première se sépare cependant nettement de la seconde par les caractères suivants: les muscles de tout un membre ou d'une partie d'un membre sont frappés *en masse*, presque uniformément, de paralysie ou d'atrophie; ils présentent, déjà à une époque peu éloignée du début de la maladie, des modifications très-prononcées de la contractilité électrique; habituellement, enfin, une période *de retour* survient, pendant laquelle les muscles atrophiés récupèrent, au moins partiellement, leur volume et leurs fonctions (1).

Lésions musculaires consécutives aux affections du bulbe. — C'est là un sujet encore peu exploré. Cependant des faits, aujourd'hui en certain nombre, empruntés à l'histoire de la paralysie labio-glosso-laryngée et de la sclérose en plaques, tendent à établir que, dans le bulbe comme dans la moelle épinière, les lésions irritatives des faisceaux blancs n'ont pas d'influence directe sur la nutrition des muscles ; tandis qu'au contraire celles qui portent soit sur les agrégats de cellules motrices étagés sur le plancher du quatrième ventricule, soit sur les faisceaux de tube nerveux émanant de ces agrégats, peuvent, ainsi que je l'ai démontré, déterminer dans la langue, le pharynx, le la-

_____

(1) Duchenne (de Boulogne). — *De l'électrisation localisée*, 3e édition.

rynx, l'orbiculaire des lèvres, etc., une atrophie plus ou
moins accusée des fibres musculaires (1).

L'exposé sommaire qui vient d'être présenté suffira, je
l'espère, pour mettre en relief le rôle remarquable que,
suivant les recherches les plus récentes, les lésions des
cellules nerveuses antérieures jouent dans la production
des troubles trophiques musculaires consécutifs aux altérations de la moelle épinière. Dans la pathogénie de la paralysie infantile et des diverses formes de l'amyotrophie de
cause spinale, ce rôle ne paraît pas douteux. Son influence
est certainement moins nettement démontrée, mais cependant fort vraisemblable encore, pour ce qui concerne l'hématomyélie, la myélite aiguë centrale et, en un mot, toutes
les affections irritatives de la moelle dans lesquelles l'axe
gris se trouve intéressé. D'un autre côté, l'absence de toute
participation des faisceaux blancs et des cornes postérieures
de la substance grise, dans le développement des affections
musculaires dont il s'agit, est un fait qui s'appuie désormais
sur des preuves suffisamment nombreuses.

Cela étant reconnu, il y a lieu de rechercher, Messieurs,
pourquoi la lésion des cellules nerveuses motrices entraîne
avec elle celle des fibres musculaires, tandis que les altérations irritatives, même les plus profondes, des faisceaux
blancs, n'ont aucune influence directe sur la nutrition des
muscles.

Relativement au premier point, on ne pourrait qu'imagi-
ner des hypothèses plus ou moins plausibles, mais évidemment prématurées. Il n'y a pas à invoquer ici les enseignements de la physiologie expérimentale ; ses procédés, infé-

---

(1) Comparez : Charcot. — *Note sur un cas de paralysie glosso-laryngée
uivi d'autopsie*, in *Archives de Physiologie*, 1869, pp. 356, 636, pl. XIII. Obs. de
Catherine Aubel. — Duchenne (de Boulogne) et Joffroy. *De l'atrophie aiguë
et chronique des cellules nerveuses de la moelle et du bulbe rachidien* (*Archives de Physiologie*, 1870, p. 499.)

rieurs sous ce rapport à ceux de la maladie, ne sont pas
assez délicats pour permettre d'atteindre isolément les cellules nerveuses. Il faut donc se borner, pour le moment, à
enregistrer les faits tels que nous les offre la clinique éclai-
rée par l'anatomie pathologique et à constater que — comparables en cela aux nerfs périphériques — les cellules
nerveuses motrices ont le pouvoir, lorsqu'elles sont devenues le siége d'un travail d'irritation, de modifier à distance
la vitalité et la structure des muscles.

Pour ce qui est du second point, si l'on se reporte à ce
que nous avons dit des effets de l'irritation des nerfs, il
pourra sembler contradictoire, au premier abord, que la
nutrition des muscles ne soit pas affectée lorsque les faisceaux blancs de la moelle sont occupés par l'inflammation.
Pour montrer que la contradiction n'est qu'apparente, il
suffira cependant de rappeler que, malgré l'analogie de
composition, les cordons blancs ne sont nullement assimilables aux nerfs : l'expérimentation révèle, en effet, dans
ceux-ci des propriétés qu'on ne retrouve pas dans ceux-là,
et inversement. L'anatomie montre d'ailleurs que les tubes
nerveux qui constituent les nerfs ne sont que, pour une
part très-minime, la continuation directe de ceux qui, par
leur réunion, forment les faisceaux blancs. Ces faisceaux
paraissent presque entièrement composés de fibres qui,
nées soit dans l'encéphale, soit dans la moelle elle-même,
établissent à la manière des commissures, des communica-
tions entre la moelle épinière et le cerveau, ou encore entre
les divers points de l'axe gris spinal. Il était à prévoir,
d'après cela, que, à beaucoup d'égards, les faisceaux blancs
de la moelle, sous l'influence des lésions irritatives, se com-
porteraient autrement que les nerfs périphériques.

Quand je me suis proposé d'exposer devant vous, Messieurs, les principaux faits relatifs aux troubles trophiques
qui se montrent consécutivement aux affections du système
nerveux, j'espérais que ma tâche pourrait être menée à

bonne fin dans l'espace de deux lecons. Mais, à mesure que j'avance dans cette exposition, l'importance et l'étendue de la question se manifestent dans toute leur évidence. Je suis loin d'avoir épuisé le sujet, malgré les développements dans lesquels je suis entré déjà ; j'ose espérer que vous n'aurez pas à regretter le temps que nous devrons encore lui consacrer.

TROISIÈME LEÇON

Troubles trophiques consécutifs aux lésions de la moelle épinière et du cerveau (Suite).

SOMMAIRE. — Affections cutanées dans la sclérose des cordons postérieurs : Eruptions papuleuses ou lichénoïdes, urticaire, zona, éruptions pustuleuses; leurs relations avec les douleurs fulgurantes ; elles paraissent relever de la même cause organique que les douleurs. — Eschares à développement rapide (Decubitus acutus) dans les maladies du cerveau et de la moelle épinière. — Mode d'évolution de cette affection de la peau : Erythème, bulles, mortifications du derme. — Accidents consécutifs à la formation des eschares : a. Infection putride, infection purulente, embolies gangréneuses ; b. Méningite ascendante purulente simple, méningite ascendante ichoreuse. — Décubitus aigu dans l'apoplexie symptomatique des lésions cérébrales en foyer. Il se manifeste sur les membres frappés de paralysie principalement à la région fessière ; son importance au point de vue du pronostic. — Décubitus aigu dans les maladies de la moelle épinière : Il siége en général à la région sacrée. — Arthropathies qui dépendent d'une lésion du cerveau ou de la moelle épinière. — A. Formes aiguës ou subaiguës : elles se montrent dans les cas de lésion traumatique de la moelle épinière, dans la myélite par compression (tumeurs, mal de Pott), dans la myélite primitive, dans l'hémi-plégie récente, liée au ramollissement cérébral. Ces arthropathies occupent les jointures des membres paralysés. — B. Formes chroniques : elles paraissent dépendre, comme les amyotrophies de cause spinale, d'une lésion des cornes antérieures de l'axe gris ; on les observe dans la sclérose postérieure (ataxie locomotrice) et dans certains cas d'atrophie musculaire progressive.

Messieurs,

Lorsque j'ai traité des troubles de la nutrition déterminés par les lésions des nerfs périphériques, je vous ai laissé pressentir que ces affections consécutives se trouvaient représentées, pour la plupart, dans les cas de lésions portant sur l'axe spinal. A la vérité, il ne s'agit

pas toujours ici d'une reproduction servile ; en général
même, les troubles trophiques de cause cérébrale ou spinale, ainsi que nous aurons plusieurs fois l'occasion de le
constater, portent avec elles le cachet de leur origine.
Mais il est des circonstances où la ressemblance entre les
affections de cause centrale et celles qui dépendent d'une
lésion des nerfs périphériques est tellement frappante, que
la distinction peut en être des plus difficiles. Nous citerons
comme exemple de ce genre certaines éruptions cutanées
qui surviennent parfois dans le cours de l'ataxie.

I.

Les *affections cutanées* auxquelles nous venons de
faire allusion peuvent être groupées ainsi qu'il suit : *a.
éruptions papuleuses* ou *lichénoïdes* ; *b. urticaire* ; *c. zona* ; *d. éruptions pustuleuses*, ayant de l'analogie avec
l'ecthyma.

Voici en quelques mots le résultat de mes observations à
ce sujet. Il n'est pas rare de voir la peau des jambes et des
cuisses se couvrir temporairement d'une éruption papu-
leuse ou lichénoïde, plus ou moins confluente à la suite des
accès de douleurs fulgurantes spéciales à l'ataxie locomotrice. Chez une femme actuellement en traitement à la
Salpétrière, d'énormes plaques d'urticaire se produisent
à chaque accès au niveau des points où siégent les douleurs les plus vives. Chez une autre, la peau de la région
fessière droite s'est couverte d'une éruption de zona limitée
au trajet des filets nerveux occupés par les fulgurations
douloureuses. Une troisième malade, enfin, a présenté,
dans des circonstances analogues, des phénomènes encore
plus remarquables. Cette femme, âgée de 61 ans, admise,
il y a huit ans, à l'hospice comme aveugle (atrophie scléreuse des nerfs optiques, est actuellement atteinte d'ataxie
locomotrice bien caractérisée. Chez elle, la maladie a évo-

lué d'une manière très-rapide, car les premiers accès de douleurs fulgurantes datent du mois de mars 1865, et déjà, en juillet 1866, l'incoordination était assez prononcée pour rendre la marche difficile. Un de ces accès, qui eut lieu en juin 1867, présenta une intensité exceptionnelle. Les douleurs, qui étaient vraiment atroces, parurent fixées pendant plusieurs jours sur le trajet des rameaux cutanés des nerfs petit sciatique et releveur de l'anus du côté droit. Pendant ce temps, les parties correspondantes de la peau se couvrirent de très-nombreuses pustules, analogues à l'ecthyma, dont quelques-unes devinrent le point de départ d'ulcérations profondes. De plus, une eschare arrondie, ayant environ 5 centimètres de diamètre, et qui intéressait le derme dans la presque totalité de son épaisseur, se produisit sur la région sacrée du côté droit, à quelques centimètres de la ligne médiane, immédiatement au-dessous de l'extrémité du coccyx. La cicatrisation de la plaie, qui persista après l'élimination des parties sphacélées, ne fut complète qu'au bout de deux mois. Dans un autre accès, les douleurs fulgurantes suivirent la direction de la branche verticale du nerf saphène interne gauche, et une éruption pustuleuse se produisit bientôt sur la peau des régions où se distribue ce nerf.

Un caractère commun à toutes ces éruptions,— et ce caractère est bien propre à faire voir qu'il ne s'agit pas, en pareil cas, d'éruptions banales,— c'est qu'elles se montrent de concert avec certaines exacerbations, exceptionnellement intenses et tenaces des douleurs spéciales, en quelque sorte pathognomoniques de la sclérose fasciculée des cordons postérieurs, et que l'on a coutume de désigner sous le nom de douleurs fulgurantes.

Je relèverai cet autre caractère que les éruptions en question siégent habituellement sur le trajet même des nerfs envahis par la fulguration douloureuse.

Vous voyez par ce qui précède que l'existence de ces éruptions cutanées, paraît intimement liée à celle des dou-

leurs fulgurantes, et il devient ainsi au moins très-vraisemblable qu'une même cause organique préside au développement
de celles-ci et de celles-là.

Quelle est donc la raison de la présence des douleurs
fulgurantes parmi les symptômes de la sclérose des cordons
postérieurs? Je ne veux pas entrer aujourd'hui dans de longs
développements à propos de cette question que nous retrouverons par la suite ; il me suffira, pour le moment, de
vous dire, que suivant toutes les probabilités, ces douleurs
dépendent de l'irritation que subissent, dans leur trajet
intra-spinal, ceux des tubes nerveux émanant des racines
postérieures, qui, sous le nom de faisceaux radiculaires internes (*masses fibreuses internes des racines postérieures*) dans la nomenclature de Kölliker (1), traversent dans
une certaine étendue l'aire des cordons postérieurs, avant de
pénétrer dans les cornes postérieures de la substance grise.

Il ne paraît guère possible de rattacher la production
des douleurs fulgurantes à l'une quelconque des lésions suivantes : 1º atrophie des racines postérieures avant leur
entrée dans la moelle épinière ; 2º méningite spinale postérieure ; 3º sclérose des cornes postérieures de la substance
grise ; 4º lésions irritatives des ganglions spinaux ou des
nerfs périphériques ; car ces douleurs ont été rencontrées
dans un certain nombre de cas d'ataxie où l'on a pu s'assurer, après la mort, de l'absence de toute lésion du genre
de celles qui viennent d'être énumérées.

A l'appui de cette proposition, permettez-moi, Messieurs,
de vous rappeler les résultats de l'autopsie que nous avons
faite, M. Bouchard et moi, d'une femme morte, dans cet
hospice, pendant le cours de la première période de l'ataxie
locomotrice progressive (2). Chez cette femme, les douleurs

---

(1) Kölliker. — *Histologie humaine*, première partie, p. 345, 346.
(2) *Douleurs fulgurantes de l'ataxie, sans incoordination des mouvements,
sclérose commençante des cordons postérieurs de la moelle épinière.* In *Comptes
rendus des séances et mémoires de la Société de biologie*, année 1866.

paroxystiques spéciales avaient existé, à un haut degré,
pendant près de quinze ans, à l'époque de la terminaison
fatale causée par une maladie accidentelle. Jamais il ne
s'était présenté aucun signe d'incoordination motrice. La
malade marchait sans embarras, sans mouvement de pro-
jection des jambes, sans frapper le sol du talon, sans que
l'occlusion des paupières modifiât son assurance. A l'autopsie, on constata que les racines postérieures avaient
conservé les caractères de l'état normal, et à part quelques traces assez équivoques de méningite, les seules lésions appréciables qui furent rencontrées occupaient les
cordons postérieurs et consistaient en une multiplication
des noyaux de la névroglie avec épaississement des mailles
du réticulum, mais sans altération concomitante des tubes
nerveux. Pour compléter la démonstration, je pourrais citer plusieurs faits du même genre dans lesquels les douleurs fulgurantes avaient été également très-intenses, et
où, lors de l'autopsie, je n'ai pu reconnaître l'existence
d'altérations quelconques, soit dans les cornes grises postérieures, soit des nerfs périphériques, soit enfin sur les
méninges spinales.

D'après cela, ce serait dans l'altération irritative des
faisceaux postérieurs de la moelle épinière qu'il faudrait
chercher le point de départ des douleurs fulgurantes des
ataxiques. Mais il est peu vraisemblable que toutes les
parties de ces faisceaux puissent à cet égard être mises en
cause indistinctement; tout porte à croire, au contraire,
que les fibres sensitives, issues des racines postérieures,
qui composent pour une part les *faisceaux radiculaires
internes*, doivent être seules incriminées. Ces fibres
participeraient, de temps à autre, d'une façon périodi-
que, à l'irritation dont les cordons eux-mêmes sont le
siége permanent; et ainsi se produiraient ces crises d'élancements douloureux qui, suivant une loi physiologique
bien connue, sont rapportées à la périphérie, bien qu'ils
reconnaissent, en réalité, une cause centrale.

Comment comprendre, d'un autre côté, l'apparition des éruptions cutanées qui s'observent quelquefois, chez les ataxiques, dans le temps même où se manifestent les accès fulgurants d'une intensité anormale ? Il est certain que les fibres nerveuses qui constituent les faisceaux *radiculaires internes* ne sont pas toutes sensitives ; il en est, entre autres, parmi elles, au moins un certain nombre, qui servent à l'accomplissement des actes réflexes ; il en est d'autres, aussi, sans doute, c'est du moins ce que tend à démontrer l'apparition même des éruptions cutanées en question — qui appartiennent au système des nerfs centrifuges et qui ont, sur l'exercice des fonctions nutritives de la peau, une influence plus ou moins directe. L'irritation de ce dernier ordre de fibres — irritation plus difficile à mettre en jeu que ne l'est celle des fibres sensitives — devrait être invoquée pour expliquer, dans les cas auxquels je faisais allusion plus haut, tantôt la production des affections papuleuses, tantôt celle des affections vésiculeuses, pustuleuses ou enfin gangréneuses.

Les faisceaux postérieurs sont-ils les seuls départements de la moelle épinière, dont l'irritation soit capable de déterminer la production de semblables affections? Cette question pour le moment doit rester sans réponse. Tout ce qu'on peut dire, c'est que ces éruptions n'ont pas été signalées encore, à moins qu'il n'y eut quelque complication, dans les cas de lésions irritatives limitées soit aux cordons antéro-latéraux, soit aux cornes antérieures de la substance grise ; et quant au rôle que pourraient jouer à cet égard les cornes grises postérieures, nous sommes, sur ce sujet, dans l'ignorance la plus complète.

Par contre, quelques faits ont été recueillis, qui tendraient à établir que le zona se développe quelquefois sous l'influence directe des lésions partielles de l'encéphale. Ainsi, chez une vieille femme atteinte d'hémiplégie, et dont l'histoire a été rapportée par le docteur Duncan, une éruption de zona apparut sur la cuisse du côté paralysé ; la paralysie motrice était survenue à peu près en même temps que l'éruption et se dissipa en même temps qu'elle (1). Chez un enfant observé par le docteur Payne, le zona, qui répondait au trajet des branches superficielles du nerf crural antérieur, se manifesta trois jours après le développement d'une hémiplégie occupant le même côté du corps que l'éruption (2). Ces faits, qu'on pourrait multiplier, sont, sans aucun doute, fort dignes d'intérêt; malheureusement, ils n'ont été relatés que d'une façon très-sommaire, et il faut se garder, je crois, d'en tirer des déductions qui seraient peut-être prématurées. Je puis citer, en effet, un cas à beaucoup d'égards analogue aux précédents, que j'ai observé récemment à la Salpétrière, et dans lequel le zona reconnaissait très-vraisemblablement pour cause l'irritation d'un nerf périphérique. L'éruption vésiculeuse siégeait, cette fois encore, au membre inférieur du côté paralysé, où elle suivait la distribution des rameaux superficiels de la branche cutanée péronière. Elle s'était déclarée d'ailleurs en même temps que l'hémiplégie, et celle-ci, dont le début avait été brusque, se rattachait à la formation, dans l'un des hémisphères cérébraux, d'un foyer de ramollissement, déterminé lui-même par l'oblitération embolique d'une artère cérébrale postérieure. Quant au zona, voici, je pense, suivant quel mécanisme il s'était produit : un rameau artériel spinal (3), issu, sans doute, d'une des artères sacrées latérales, fut trouvé, à l'autopsie, obstrué par un caillot sanguin, et formant un cordon relativement volumineux, accolé à l'une des racines spinales postérieures de la queue de cheval. Il est probable qu'à son passage à travers le trou sacré, cette artériole, distendue à l'excès par le thrombus,

---

(1) *Journal of cut. Med.*, etc., 69, Erasmus Wilson, 1868, octobre.
(2) *British med. Journal*, August., 1871.
(3) Un des *rami medullæ spinales*. Voir N. Rudinger.— *Arterienverzweigung, in dem Wirbelkanal*, etc., in *Verbreitung des sympathicus*, p. 2. München, 1863.

avait comprimé soit le ganglion spinal, soit une branche d'origine du nerf sciatique, de manière à en déterminer l'irritation. — Une ulcération végétante, qui siégeait sur l'une des valvules sigmoïdes de l'aorte, paraît avoir été le point de départ de tous les accidents que nous venons de signaler (1).

---

(1) Voici d'ailleurs les principaux détails de cette observation, qui offre un bel exemple d'*endocardite ulcéreuse*, avec embolies multiples et état typhoïde. — Le nommé Lacq.... âgé de 22 ans, soldat, fut admis le 28 décembre 1870, à l'ambulance de la Salpétrière (service des fiévreux). — Il était en proie, paraît-il, à une fièvre intense depuis deux ou trois jours. — Le jour de l'admission, on nota ce qui suit : céphalalgie vive, douleurs de reins, diarrhée. Le malade ne peut ingérer la moindre quantité de liquide sans être pris de nausées et de vomissements. Peau chaude, pouls très-fréquent. On crut qu'il s'agissait là d'une fièvre typhoïde. — Pendant la nuit délire bruyant. — Le lendemain 29, on constata l'existence d'une hémiplégie à peu près complète du côté gauche. Il n'y a pas de rigidité dans les membres paralysés ; paralysie faciale incomplète, également du côté gauche. — Les yeux sont constamment dirigés vers la droite, et il y a du nystagmus. Pouls 120, temp. rect. 40°,5. — Sur la poitrine, les avant-bras, les cuisses, la peau présente un grand nombre de petites ecchymoses assez semblables à des piqûres de puces ; — respiration fréquente, râles sibilants dans la poitrine. Ventre ballonné. — Sur la face antéro-externe de la jambe gauche, paralysée, il existe une éruption de zona qui répond exactement à la distribution des rameaux superficiels de la branche cutanée péronière et du nerf musculo-cutané. Un premier groupe de vésicules se voit au-dessus et au-dessous de la rotule ; un autre groupe plus nombreux est disposé suivant une ligne verticale qui descend jusqu'au niveau du tiers moyen de la jambe. Un troisième groupe siége au cou-de-pied, en avant et en dedans de la malléole externe. — L'éruption est assez développée. On note qu'il en existait déjà quelques légères traces la veille, c'est-à-dire dès avant le début de l'hémiplégie. — Le 30, l'éruption est en pleine efflorescence. — Le malade succombe à quatre heures de l'après-midi.
Autopsie. Une des valvules sigmoïdes de l'aorte est ulcérée et couverte de végétations d'apparence fibrineuse, molles, rougeâtres. Les ganglions du mésentère sont un peu rouges et tuméfiés, mais il n'existe pas trace d'ulcérations ou d'éruptions dothiénentériques dans l'intestin grêle non plus que dans le gros intestin. — Ecchymoses nombreuses sur les plèvres viscérales et pariétales, le péricarde, le péritoine. La rate et les reins offrent des *infarctus* à divers degrés de développement. — Hémisphère cérébral du côté droit : sur plusieurs points du lobe occipital, la pie-mère, vivement injectée, présente de larges suffusions sanguines. Le lobe lui-même est ramolli à peu près dans toute son étendue ; la substance cérébrale présente là une teinte grisâtre et en un point on rencontre au milieu des parties ramollies un épanchement sanguin du volume d'une amande. — L'artère cérébrale postérieure

On voit que, dans ce cas, la coexistence de l'hémiplégie et de l'éruption vésiculeuse résultait, jusqu'à un certain point, d'une coïncidence fortuite. Quoi qu'il en soit, à défaut du zona, il est d'autres troubles trophiques de la peau, dont l'existence peut être rattachée quelquefois à l'influence d'une lésion encéphalique. C'est un fait qui, je l'espère du moins, sera bientôt mis hors de doute.

II.

Eschares à développement rapide : Décubitus acutus. J'abandonne rapidement les éruptions de l'ataxie locomotrice, qui n'offrent, en somme, qu'un intérêt de second ordre, pour attirer votre attention d'une façon toute spéciale sur une autre affection de la peau à laquelle revient un rôle très-important dans l'histoire clinique d'un bon nombre des maladies du cerveau et de la moelle épinière.

L'affection cutanée dont je vais vous entretenir se montre, à l'origine, sous la forme d'une plaque érythémateuse, sur laquelle se développent rapidement des vésicules ou des bulles ; elle aboutit fréquemment très-vite à la mortification du derme et des parties sous-jacentes.

Elle occupe le siége, le plus habituellement ; mais elle peut se développer aussi à peu près indifféremment sur toutes les parties du tronc ou des membres soumis dans le décubitus à une pression quelque peu durable. Une pression des plus légères et de très-courte durée suffit même

---

du même côté est complétement oblitérée par un thrombus. — La moelle épinière durcie par l'acide chromique et examinée à l'aide de coupes minces, dans ses diverses régions, ne présente aucune altération appréciable. — A la queue de cheval, du côté gauche, on trouve accolée à l'une des racines spinales postérieures qui donnent origine au plexus sacré, une artériole (rameau spinal, branche de l'artère sacrée latérale), distendue par un caillot sanguin. L'artère oblitérée, dont le volume égale celui d'une plume de

pour la faire apparaître dans certains cas. Enfin, il est d'autres cas encore,à la vérité très-exceptionnels, où elle paraît se produire sans l'intervention de la moindre pression ou de tout autre cause occasionnelle du même genre (1).

C'est là une affection bien différente de toutes les éruptions, d'ailleurs très-variées, que l'on observe si communément au siége, chez les sujets qui, par le fait des maladies les plus diverses, sont condamnés à séjourner au lit pendant un temps très-long. Ces éruptions, tantôt érythémateuses, lichénoïdes, tantôt pustuleuses, ulcéreuses, tantôt papuleuses, ressemblant à s'y méprendre à des plaques muqueuses, sont en général occasionnées par le contact répété et prolongé de substances irritantes telles que les urines ou les matières fécales. Elles peuvent, de même que le *décubitus* aigu, devenir le point de départ de véritables eschares; mais ce dernier se sépare nettement des premières par des caractères importants, qui sont : en premier lieu, l'apparition, peu de temps après le début de la maladie primitive ou à la suite d'une brusque exacerbation, et, en second lieu, une évolution très-rapide.

En raison de l'intérêt tout particulier qui s'y rattache, l'affection, dont il s'agit, mérite certainement d'être désignée par une dénomination propre. L'un des rares auteurs qui en aient fait une étude spéciale, M. Samuel, a proposé pour la caractériser, le nom de *décubitus acutus*, ou autrement dit, *eschare à formation rapide* (2). Il veut la distinguer ainsi du *décubitus chronicus*, c'est-à-dire de la nécrose

---

corbeau, peut être suivie depuis le point où la racine a été coupée, non loin du trou sacré correspondant, jusqu'à la moelle ; sur celle-ci, elle peut être suivie encore dans toute l'étendue du renflement lombaire, où elle remonte le long du sillon médian postérieur, contrairement à la disposition que présente habituellement le plexus artériel spinal postérieur.

(1) Brown-Séquard. — *Lectures on the central nervous System.* Philadelp., 1868, p. 248, — Couyha. — *Des troubles trophiques, etc.* Thèse de Paris, 1871, p. 43.

(2) *Décubitus....* Eschare [All. *Wundliegen*], qui se forme au sacrum et ailleurs, etc.... Littré et Robin, *Dictionnaire*, Paris, 1865.

dermique se produisant longtemps après l'invasion de la maladie qui en a été l'occasion. Nous vous proposons d'accepter cette appellation en vous faisant remarquer, toutefois, que la mortification de la peau n'est pas tout dans le *décubitus acutus*. Elle répond, en somme, aux phases les plus avancées du processus morbide. Il peut arriver, en effet, que les vésicules ou les bulles se flétrissent et se dessèchent sans que la partie du derme sur laquelle elles reposent ait présenté la moindre trace du nécrose ; cela se voit principalement lorsqu'elles se produisent sur des points où la pression n'a pu être que de courte durée, peu intense, et pour ainsi dire accidentelle, comme aux chevilles, à la face interne des genoux, des jambes ou des cuisses. Or, il importe de savoir reconnaître la signification de ces vésicules et de ces bulles, dès leur entrée en scène, car, même à cette époque, elles permettent dans de certaines circonstances de formuler presque à coup sûr le pronostic.

Il m'a été donné, maintes fois, de suivre pour ainsi dire jour par jour, heure par heure, l'évolution du *décubitus acutus*, dans les cas d'apoplexie consécutive à l'hémorrhagie ou au ramollissement du cerveau que nous rencontrons si fréquemment dans cet hospice (1). Je puis m'appuyer sur les observations que j'ai faites à cet égard, dans la description générale qui va suivre, car j'ai pu constater, d'un autre côté, que le décubitus aigu lié aux maladies du cerveau, ne diffère pas essentiellement de celui qui se développe sous l'influence des lésions spinales.

Quelques jours et parfois même quelques heures seulement après le début de l'affection cérébrale ou spinale, ou encore à la suite d'une brusque exacerbation de ces affections, il se manifeste sur certains points de la peau, une ou plusieurs plaques érythémateuses, d'étendue variable et à

---

(1) Charcot. — *Note sur la formation rapide d'une eschare à la fesse du côté paralysé dans l'hémiplégie récente de cause cérébrale*. In *Archiv. de physiolog. normale et patholog.*, t. Iᵉʳ, 1868, p. 308.

contours plus ou moins irréguliers (1). La peau offre là
tantôt une teinte rosée, tantôt une coloration d'un rouge
sombre, violacée même, mais qui cède toujours, momentanément, sous la pression du doigt. Dans des circonstances
assez rares et que, jusqu'ici, j'ai rencontrées à peu près
uniquement dans les cas de lésions de la moelle épinière,
il se produit en outre, aux dépens du derme et des parties
sous-jacentes , une *tuméfaction d'apparence phlegma-
neuse*, qui peut s'accompagner parfois de douleurs vives,
si la région n'était pas au préalable frappée d'anesthésie.

Dès le lendemain ou le surlendemain les vésicules ou les
bulles se développent vers la partie centrale de la plaque
érythémateuse ; elles renferment un liquide tantôt incolore
et d'une transparence parfaite, tantôt plus ou moins opaque,
rougeâtre ou de couleur brune.

Les choses peuvent en rester là, ainsi que nous vous
l'avons dit, et alors les bulles ne tardent pas à se flétrir et
à se dessécher. Mais, d'autres fois, l'épiderme soulevé se
déchire, se détache par lambeaux, et met à nu une surface
d'un rouge vif parsemée de points ou de plaques bleuâtres,
violacées, répondant à une infiltration sanguine du derme.
Déjà, en pareil cas, le tissu cellulaire sous-cutané, et parfois même les muscles sous-jacents, sont, eux aussi, envahis par l'infiltration sanguine ; c'est un fait dont je me
suis assuré plusieurs fois par l'autopsie.

Les plaques violacées s'étendent rapidement en largeur,
et elles ne tardent pas à se confondre par leurs bords. Peu
de temps après, il se produit, dans les points qu'elles occupent, une mortification du derme, d'abord superficielle,
mais qui bientôt gagne en profondeur. L'eschare est dès
lors constituée.

Plus tard se développe un travail de réaction, d'élimination, suivi, dans les cas heureux, d'une période de répara-

---

(1) J'ai constaté anatomiquement qu'en pareil cas, le derme est infiltré
de leucocytes, ainsi que cela a lieu dans l'érysipèle.

tion trop souvent entravée dans son développement. Je n'ai pas besoin, je pense, de m'appesantir sur ce point.

Je viens de vous entretenir de détails minutieux, mais j'espère vous amener à reconnaître qu'ils ont bien leur intérêt. R. Bright les croyait assez dignes d'attention et assez peu connus pour qu'il ait cru devoir y insister dans ses *Reports of medical Cases* et jugé utile de faire représenter, par des modèles en cire qui figurent sans doute encore aujourd'hui au musée de Guy's Hospital, les bulles du *décubitus acutus* observées dans un cas de paraplégie de cause traumatique (1). Depuis lors, ce sujet n'a guère,

---

(1) Il ne nous paraît pas hors de propos de rappeler ici les remarques dont R. Bright fait suivre les observations d'affection de la moelle épinière avec formation rapide de bulles et d'eschares, qu'il a consignées dans ses *Reports of medical cases* (t. II, *Diseases of the Brain and nervous System*, London, 1831.) — Le premier fait concerne un ramollissement de la moelle, survenu sans cause extérieure appréciable, chez une femme de 21 ans, et occupant le renflement lombaire, immédiatement au-dessus de la queue de cheval. Voici les réflexions que le cas en question suggère à l'auteur : « Une circonstance curieuse, liée à la paralysie des extrémités inférieures, est bien mise en relief dans cette observation ; je veux parler de la tendance à la formation de vésicules ou de bulles, qui se montre dans les affections de ce genre. Ces vésicules, ces bulles apparaissent souvent dans l'espace d'une nuit, sur les parties les plus diverses des membres inférieurs, aux genoux, aux chevilles, au cou-de-pied, partout où il s'est produit une pression accidentelle ou une irritation. Elles contiennent un liquide d'abord transparent, lequel devient opaque au bout de quelques jours. J'ai souvent pensé que cette connexité entre l'interruption de l'action nerveuse et la formation des bulles, pouvait quelque jour éclairer la pathogénie de cette affection singulière qu'on désigne sous le nom d'Herpes Zoster et qui paraît être liée à quelque condition particulière, peut-être la *distension* des nerfs sensitifs (*loc. cit.* p. 383). » — Trois autres cas relatifs cette fois à des lésions traumatiques de la moelle (chute d'un lieu élevé, écrasement par une charrette, etc.) ont donné lieu aux remarques suivantes : « Deux de nos malades sont morts des suites d'une inflammation de la vessie ; chez l'un d'eux les parois de l'organe étaient le siége d'ulcérations et il s'était formé des abcès dans le tissu cellulaire circonvoisin. Deux jours après l'accident, des bulles apparurent aux pieds et à la partie interne des genoux, là où existe une pression réciproque. Deux points méritent surtout d'être notés dans ces observations. D'abord la lésion de la vessie. Celle-ci résulte de ce que l'organe a perdu en partie le pouvoir de résister aux causes d'excitation et aussi des modifications que subit l'urine longtemps retenue dans les parties les plus déclives de son réservoir. C'est là une des causes les plus fréquentes

88   AFFECTIONS CONSÉCUTIVES. AU DÉCUBITUS AIGU.

que je sache, à quelques rares exceptions près (1), arrêté les observateurs. Il serait injuste, toutefois, de ne pas reconnaître que, dans la fièvre typhoïde et le typhus, une affection cutanée qui a la plus grande analogie avec celle qui nous occupe et qui peut-être dépend en partie de conditions analogues, a été, en France, minutieusement décrite par Piorry (2) et en Allemagne par Pfeüfer (3).

Mais revenons, Messieurs, au *décubitus* provoqué par les maladies des centres nerveux. Vous connaissez trop bien les accidents que les eschares, quelle qu'en soit d'ailleurs la cause, sont capables d'engendrer pour que je me laisse entraîner à vous en présenter ici une description complète. Permettez-moi, cependant, de vous retracer en quelques mots les principaux d'entre eux, car vous devez vous attendre à les voir figurer souvent dans la période ultime d'un grand nombre d'affections du cerveau, et surtout de la moelle épinière.

Les eschares, pour peu qu'elles aient acquis une certaine étendue, constituent, vous le savez, de redoutables foyers d'infection ; et, de fait, l'*intoxication putride*, marquée par une fièvre rémittente plus ou moins accentuée, est une des complications qu'elles provoquent le plus communément.

Vient ensuite l'*infection purulente*, avec production

---

de la terminaison fatale chez les paraplégiques. Il faut noter en second lieu l'apparition des bulles sur les membres paralysés, circonstance à laquelle il a été fait allusion déjà dans les remarques précédentes. L'inaptitude à résister aux agents de destruction est aussi mise en lumière, dans tous ces cas, par la formation d'eschares profondes sur tous les points des parties paralysées, soumis à la pression. » (*Loc. cit.*, pp. 421, 422).

(1) Après R. Bright, il faut citer surtout B. Brodie. (*Injuries of the spinal chord.*, in *Med. chir. Transactions*, t. XX, 1837), et Brown-Séquard (*loc. cit.*).

(2) A Touzé. — *Des dermopathies et des dermonécrosies sacro-coccygiennes.* Thèse de Paris, 1853.

(3) *Kerchensteiner's* Bericht, in *Henle und Pfeüfer's Zeitschrift für rationnelle Medicin*, Bd. V. — Voir aussi Wunderlich, *Pathologie*, t. II, p. 285.

d'abcès métastatiques dans les viscères; ce second cas
paraît assez rare (1).

Nous signalerons aussi, les *embolies gangréneuses*.
Dans cette dernière variété, des thrombus imprégnés de
l'ichor gangréneux sont transportés à distance et donnent
lieu à des métastases gangréneuses qui s'observent principalement dans les poumons. C'est un point sur lequel
nous avons insisté M. Ball et moi, dans un travail publié
en 1857 (2). Mais bien avant nous et bien avant même que
la théorie de l'embolie n'eut été germanisée, M. Foville (3)
avait émis l'opinion qu'un nombre assez considérable de
gangrènes pulmonaires, observées chez les aliénés et dans
diverses affections des centres nerveux, sont causées par
le « transport dans le poumon, d'une partie du fluide qui
baigne les eschares au siége. »

Le travail de mortification tend à gagner de proche en
proche et à envahir les tissus profonds. Le délabrement
qui en résulte est quelquefois porté au plus haut point :
ainsi les bourses séreuses trochantériennes peuvent être
ouvertes, le trochanter dépouillé de son périoste, les muscles, les troncs nerveux, les branches artérielles d'un certain calibre mises à nu. Mais les accidents les plus redoutables sont ceux surtout que déterminent la dénudation,
les pertes de substance du sacrum et du coccyx, la destruction du ligament sacro-coccygien et l'ouverture consécutive du canal sacré ou de la cavité arachnoïdienne. En
conséquence de ces désordres, le pus et l'ichor gangréneux peuvent venir infiltrer le tissu cellulo-graisseux qui

---

(1) Billroth und Wæckerling, in *Landgenbeck's Archiv. f. klin Chir.*, Bd
I, 1861, § 470. Fracture de la sixième vertèbre dorsale, formation rapide d'une
eschare au sacrum. Symptômes manifestes de pyémie ; six ou huit abcès à
la surface des reins. — Midderdorf. *Knochenbrüch,* § 62. Fracture de la huitième vertèbre dorsale. Formation rapide d'eschare; pyémie ; abcès métastatiques dans les poumons.

(2) *De la coïncidence des gangrènes viscérales et des affections gangréneuses
extérieures,* in *Union médicale,* 26 et 28 janvier 1860.

(3) *Dictionnaire de méd. et de chir. prat.,* t. Ier, p. 556.

enveloppe la dure-mère, ou même si cette dernière membrane est détruite en un point, pénétrer jusque dans la cavité de l'arachnoïde (1).

De graves complications cérébro-spinales surviennent habituellement, dans cet état de choses : elles peuvent être ramenées à deux chefs principaux. C'est tantôt une *méningite ascendante purulente simple* qu'on observe, tantôt une sorte de *méningite ascendante ichoreuse* dont Lisfranc et Baillarger ont rapporté plusieurs exemples remarquables. En pareil cas un liquide puriforme, grisâtre, âcre et fétide imbibe les méninges et la moelle elle-même, tantôt dans la partie la plus inférieure seulement, tantôt dans toute sa hauteur. Ce liquide se retrouve quelquefois à la base de l'encéphale, dans le quatrième ventricule, l'aqueduc de Sylvius et jusque dans les ventricules latéraux. Dans tous ces points la, substance cérébrale est teintée à sa surface et dans une certaine étendue en profondeur, d'une coloration ardoisée, bleuâtre, laquelle, à plusieurs reprises, a été considérée, bien à tort, comme constituant un des caractères de la gangrène du cerveau (2). M. Baillarger a le premier, je crois, reconnu la véritable nature de cette altération. Il s'agit là surtout d'un phénomène d'imbibition, de macération, de *teinture*. Remarquez que toujours, lorsque la méningite cérébrale ichoreuse a pour point de départ une eschare sacrée, la coloration ardoisée se retrouve dans toute l'étendue de la moelle épinière ; elle est là, constamment plus prononcée que dans l'encéphale, et d'autant plus qu'on s'éloigne moins de l'es-

---

(1) B. Brodie, *loc. cit.*, p. 153, — Velpeau. — *Anatom. chirurgicale.* — Ollivier (d'Angers). — *Traité des maladies de la moelle épinière.*, t. Ier, p. 314, 324, 3e édit. 1837. — Moynier. — *De l'eschare au sacrum et des accidents qui peuvent en résulter* (*Moniteur des sciences médicales et pharmaceutiques*, Paris, 1859.) — Lisfranc, *Archives générales de médecine*, 4e année, t. XIV, p. 291.

(2) Dubois (d'Amiens). — *Mémoires de l'Académie de Médecine*, t. XXVII, p. 50, 1865, 1866.

chare. Au contraire, dans le cas où un ulcère sordide de la face, un cancroïde, par exemple, après avoir détruit les os, aurait mis à nu la dure-mère, la coloration ardoisée provoquée par la macération ichoreuse, pourrait, ainsi que je l'ai constaté plusieurs fois, rester limitée aux lobes antérieurs du cerveau, dans les régions correspondant au fond de l'ulcère.

A ces complications que je ne puis qu'indiquer d'une manière très-sommaire, il faut, avec Ollivier (d'Angers), rattacher les symptômes cérébraux ou cérébro-spinaux graves, assez mal définis encore, qui terminent rapidement la vie, dans un grand nombre de cas de maladie de la moelle épinière.

Nous devons, actuellement, entrer dans les détails, et vous faire connaître les principales circonstances dans lesquelles se produit le décubitus aigu, sous l'influence des lésions du cerveau et de la moelle épinière, ainsi que les variétés de siége et d'évolution qu'il présente, suivant la nature ou le siége de la lésion qui en a provoqué l'apparition. Nous aurons à rechercher également si le mode de production de cette lésion trophique de la peau rentre dans la théorie générale à laquelle nous avons dû nous rattacher jusqu'ici. Dans ce but, nous passerons successivement en revue les diverses affections du cerveau et de la moelle, qui peuvent donner lieu au décubitus aigu.

A. *Du décubitus aigu dans l'apoplexie symptomatique de lésions cérébrales en foyer.* C'est surtout dans l'apoplexie consécutive à l'hémorrhagie intra-encéphalique, ou au ramollissement partiel du cerveau, qu'on l'observe. Mais il peut se produire encore dans l'hémorrhagie méningée, la pachyméningite, dans le cas, enfin, où des tumeurs intra-crâniennes donnent lieu à des attaques apoplectiformes. Les derniers évènements m'ont fourni plusieurs fois l'occasion de l'observer chez des sujets atteints d'encéphalite partielle déterminée par des plaies de guerre (1).

L'érythème, dans tous les cas de ce genre, se manifeste habituellement du deuxième au quatrième jour après l'at-

---

(1) L'obligeance de mon collègue, M. Cruveilhier, chirurgien de la Salpétrière, me met à même de rapporter le fait suivant, que je cite à titre d'exemple du dernier genre :

— Le nommé Ernst, Louis, soldat saxon, fut recueilli à Villiers, sur le champ de bataille, le 30 novembre 1870, et apporté à l'ambulance de la Salpétrière, le soir même vers neuf heures. Une balle lui avait traversé le crâne de part en part: un des orifices siégeait en haut du front, un peu à gauche de la ligne médiane ; l'autre à droite vers la partie moyenne du pariétal. La substance cérébrale faisait issue sous forme de champignon à travers ce dernier orifice. La région temporale et la paupière supérieure du côté droit sont ecchymosées et tuméfiées ; coma profond. Le 3 décembre, somnolence ; le malade, quand on l'interroge vivement, profère quelques sons inarticulés ; il tire bien la langue quand on l'y invite ; la déglutition s'opère sans embarras. On constate l'existence d'une hémiplégie à peu près complète, avec flaccidité des membres du côté droit. De temps à autre, sans provocation, il se produit dans le membre supérieur de ce côté une sorte de contraction spasmodique qui porte momentanément le bras dans la pronation. Le diaphragme paraît, lui aussi, être de temps en temps le siége de contractions analogues. La respiration, par moments irrégulière, est calme, sans stertor. Il n'y a pas de déviation de la tête ou des yeux. Les commissures labiales ne sont point déviées ; la sensibilité paraît très-émoussée sur tous les points du corps. Pas de vomissements. Pouls très-fréquent, 140 ? — Le 4 décembre (5e jour), même état que la veille ; seulement la somnolence est plus profonde qu'hier : c'est à peine si l'on obtient quelques contractions des muscles de la face en pinçant fortement divers points de la peau. Selles et urines involontaires. Peau chaude, couverte de sueur ; température axillaire, 41°. *Un commencement d'eschare s'est présenté sur la fesse du côté droit (côté paralysé) ; rien de semblable n'existe à gauche. Sur la cuisse droite, à la face interne, un peu au-dessus du genou, dans un point où le genou gauche fléchi, paraît avoir pendant la nuit exercé une pression un peu prolongée, on observe une bulle du volume d'une amande, remplie de liquide citrin, et entourée d'une aréole érythémateuse peu étendue.* Le genou gauche, dans le point où la pression a dû s'exercer, ne présente, lui, aucune trace d'érythème ou de soulèvement épidermique. — Le malade succomba le 5.

Autopsie. — Les deux hémisphères cérébraux, à leur partie moyenne et supérieure dans les points qui correspondent aux extrémités internes des circonvolutions marginales antérieure et postérieure, sont transformés en une bouillie tantôt rougeâtre, et où l'on trouve çà et là de petits caillots disséminés, tantôt bleuâtres (coloration ardoisée). On reconnaît sur une coupe transversale que le ramollissement pénètre dans le centre ovale de eussens; jusqu'au voisinage des ventricules latéraux, qu'il n'atteint pas

taque, rarement plus tôt, quelquefois plus tard. Il affecte d'ailleurs un siége tout particulier. Ce n'est pas à la région sacrée, ainsi que cela a lieu si communément dans les cas d'affection spinale, qu'il se développe, non plus que sur un point quelconque des parties médianes, mais bien vers le centre de la région fessière, et, le plus souvent, s'il s'agit d'une lésion unilatérale du cerveau, exclusivement du côté correspondant à l'hémiplégie (*Figure 3.*)

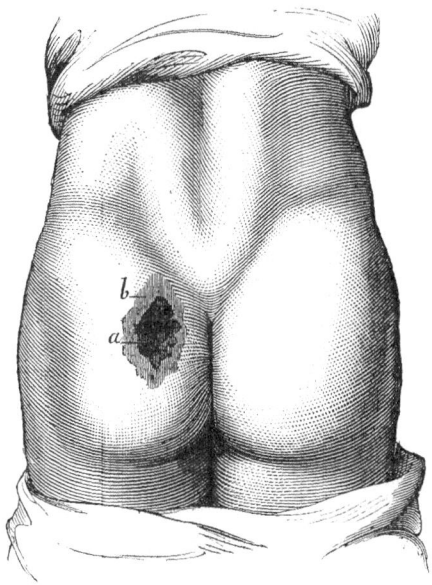

Fig. 3. Eschare de la fesse du côté paralysé, dans un cas d'hémiplégie consécutive à l'hémorrhagie. a. Partie mortifiée ; b. Zone érythémateuse.

Le lendemain ou le surlendemain l'éruption bulleuse,

---

toutefois, même à gauche où le foyer d'encéphalite est de beaucoup plus étendu qu'à droite dans toutes les directions. — Les couches optiques et les corps striés sont parfaitement indemnes. Au voisinage des parties ramollies du cerveau, la dure-mère est recouverte d'une néo-membrane fibrineuse et purulente par places. — Le crâne est fracturé en plusieurs points, au voisinage des orifices qui ont donné passage au projectile.

puis la tache ecchymotique, apparaissent sur la partie centrale de la plaque érythémateuse, c'est-à-dire à 4 ou 5 centimètres environ en dehors du sillon interfessier, et à 3 ou
4 centimètres au-dessous d'une ligne fictive qui partirait de
l'extrémité supérieure de ce sillon en suivant un trajet per-
pendiculaire à sa direction. Enfin, la mortification du derme se produit sur ce même point, et elle s'étend rapidement
en largeur, si les jours du malade se prolongent ; mais il
est assez rare, en somme, que le décubitus aigu des apoplectiques parvienne jusqu'à l'eschare confirmée.

Il est peu commun également de voir, en outre de l'é-
ruption fessière, des bulles ou des vésicules se développer
au talon, à la face interne du genou et, en un mot, sur les
divers points du membre inférieur paralysé qui peuvent
être soumis à une légère pression.

Je ne dois pas omettre de vous faire remarquer, chemin
faisant, que, d'après mes observations, cette affection de
la peau ne se montre que fort exceptionnellement dans les
cas qui doivent se terminer d'une manière favorable ; son
apparition constitue, par conséquent, un signe du plus fâcheux augure ; c'est, on peut le dire, le *décubitus omino-
sus* par excellence. Ce signe, je le répète, ne trompe guère, et comme il est possible d'en constater l'existence dès
les premiers jours, il acquiert par là, on le comprend, une
grande valeur dans les cas douteux. L'abaissement très-
marqué de la température centrale au-dessous du taux
normal, constaté au début de l'attaque, à l'aide de l'exploration thermométrique, est à ma connaissance, le seul signe qui, dans les cas d'hémiplégie à invasion brusque,
puisse, au point de vue du pronostic, rivaliser avec le précédent.

Les circonstances dans lesquelles se développe le décubitus aigu des apoplectiques ne permet évidemment pas
de faire intervenir, comme élément unique, l'influence de
la pression exercée sur les parties où il se manifeste. La
pression, en effet, est égale pour les deux fesses, et l'érup-

tion, nous l'avons vu, se produit exclusivement, ou du moins prédomine toujours sur la fesse du côté paralysé. Maintes fois, j'ai eu soin de faire reposer les malades sur le côté non paralysé, pendant la plus grande partie du jour, et cette précaution n'a d'aucune façon modifié la production de l'eschare. D'ailleurs, quelle peut être, en pareil cas, l'influence d'une pression qui ne s'exerce que depuis deux ou trois jours ? On ne saurait, non plus, invoquer le contact irritant des urines. Dans plusieurs cas, j'ai fait recueillir ce liquide heure par heure, nuit et jour, à l'aide de la sonde, pendant tout le temps de la maladie, de manière à éviter, autant que possible, l'irritation de la peau du siége, et malgré tout, l'eschare s'est produite, suivant les règles indiquées.

Quelle peut être la cause organique de cette singulière lésion trophique ? J'ai cru pendant longtemps que cette lésion devait être considérée comme un des effets de l'hypérémie neuroparalytique, laquelle se révèle toujours, vous le savez, d'une façon plus ou moins accusée, sur les membres frappés d'hémiplégie de cause cérébrale, par une élévation relative de la température. Mais cette hypothèse est, ainsi que nous le verrons, passible d'une foule d'objections. Les faits qui seront exposés plus loin rendent plus vraisemblablement qu'il faut invoquer ici l'irritation de certaines régions de l'encéphale, qui auraient, dans l'état normal, une influence plus ou moins directe, sur la nutrition de divers points du tégument externe.

B. *Du décubitus aigu de cause spinale.* Lorsque le décubitus aigu se produit sous l'influence d'une lésion de la moelle épinière, il se manifeste dans la très-grande majorité des cas, à la région sacrée — par conséquent au-dessus et en dedans du siége de prédilection des eschares de cause cérébrale : là, il occupe la ligne médiane et s'étend aux parties voisines, symétriquement, de chaque côté. (*Fig. 4*). Il peut se faire toutefois qu'un seul côté soit affecté, dans le cas, par exemple, où une moitié latérale de la moelle est seule intéressée, et alors c'est fréquemment sur le côté du corps opposé à la lésion spinale que siége la lésion cutanée.

L'influence des attitudes joue ici un rôle important. Ainsi, il est habituel, lorsque les malades sont, pendant une partie du jour, placés de façon à reposer sur le côté, de voir, en outre de l'eschare sacrée, de vastes ulcérations nécrosiques se développer aux régions trochantériennes. Il est assez commun d'ailleurs — contrairement à ce qui s'observe dans les cas de lésions cérébrales — que les divers points des membres paralysés qui sont exposés à subir

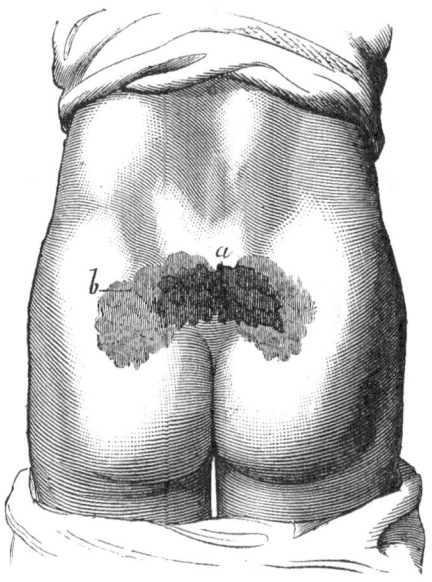

Fig. 4. *Eschare de la région sacrée dans un cas de myélite partielle siégeant à la région dorsale de la moelle épinière* : *a*. Partie mortifiée ; *b*. Zone érythémateuse.

une pression même très-légère et de courte durée, — les malléoles, par exemple, les talons, la face interne des genoux — offrent les lésions qui caractérisent le décubitus

une origine commune. Il importe de remarquer toutefois, que cette règle est loin d'être absolue. En effet, certaines affections spinales ont pour caractère que toujours l'atrophie rapide des muscles se développe sans accompagnement d'eschares ; et il en est d'autres par contre où l'eschare peut se produire, sans que la nutrition des muscles, aigu. Les eschares peuvent se montrer encore, à la vérité très-rarement, au niveau de la pointe des omoplates, ou sur les régions olécrâniennes (1).

D'une manière très-générale, on peut dire que les lésions spinales qui produisent le décubitus aigu sont aussi celles qui donnent naissance à l'atrophie musculaire rapide et aux autres troubles du même ordre. Le développement à peu près simultané de ces diverses affections consécutives rend vraisemblable, déjà, qu'elles reconnaissent toutes une origine commune. Il importe de remarquer, toutefois, que cette règle est loin d'être absolue. En effet, certaines affections spinales ont pour caractère que toujours l'atrophie rapide des muscles se développe sans accompagnement d'eschares, et il en est d'autres, par contre, où l'eschare peut se produire sans que la nutrition des muscles, dans les membres paralysés, se montre affectée. C'est même là un fait fort intéressant au point de vue de la physiologie pathologique et que nous aurons soin de faire ressortir (*Fig* 4).

a). Nous mentionnerons en premier lieu les lésions traumatiques de la moelle épinière, celles en particulier qui résultent de fractures ou de luxations de la colonne vertébrale. De nombreux faits de ce genre rapportés par Bright (2), Brodie (3), Jeffreys (4), Ollivier d'Angers (5),

---

(1) W. Clapp. — *Provinc. med. and Surg. Journ.*, 1851, p. 322 et Gurlt, *loc. cit.*, p. 110, n° 76.

(2) R. Bright. — *Reports of medical Cases*, t. II, pp. 380, 432. London, 1821.

(3) B. Brodie. — *Medic. chir. Transact.*, p. 148, t. II, 1836.

(4) Jeffreys. — *Cases of fractured spine* in *London medic. and surgical Journal*. July, 1826.

(5) Ollivier (d'Angers), *loc. cit.*, t. I.

Laugier (1), Gurlt (2) et quelques autres (3), montrent avec
quelle rapidité les eschares sacrées peuvent se produire en
pareil cas. Afin de bien fixer vos idées à cet égard, je vous
demanderai la permission de rappeler brièvement quelques-uns de ces faits.

Dans un cas rapporté par le docteur Wood, de New-
York (4), il s'agit d'une fracture du corps de la septième
vertèbre cervicale, survenue à la suite d'une chute dans
un escalier : la mort eut lieu quatre jours après l'accident.
Dès le deuxième jour, il existait de la rougeur à la région
sacrée, et une bulle s'était formée au niveau du coccyx.
Il y eut de l'hématurie le troisième jour. — Une chute d'un
lieu élevé détermina une diastase complète des sixième et
septième vertèbres cervicales ; la mort survint soixante
heures après la chute, et déjà, à cette époque, il existait un
décubitus très-prononcé. Le fait appartient au docteur
Büchner, de Darmstadt (5). — Un des cas de Jeffreys est
relatif à une fracture de la quatrième vertèbre dorsale ;
une eschare confirmée occupait la région sacrée, dès le
quatrième jour. — L'eschare survint trois jours après l'accident, chez un individu dont Ollivier (d'Angers) a rapporté l'histoire, d'après Guersant, et qui avait recu une
balle dans le corps de la huitième vertèbre dorsale.

Un second cas de Jeffreys est particulièrement digne
d'intérêt : Le malade était tombé d'une échelle de vingt-
cinq pieds de haut. A l'autopsie, on trouva le corps des septième et huitième dorsales brisé en plusieurs pièces et
ayant éprouvé un grand déplacement. Le jour de la chute,
la peau était froide, le pouls à peine perceptible. Toutes

(1) S. Laugier. — *Des lésions traumatiques de la inoelle épinière.* Thèse
de concours. Paris, 1848.

(2) E. Gurlt. — *Handb. der Lehre von den Knochenbrüchen,* 2 Th. 1.
Liefer. Hamm., 1864.

(3) Voy. sur ce sujet un chapitre intéressant dans l'ouvrage de M. Samuel (*loc. cit.*, p. 239).

(4) Gurlt, *loc. cit.* Tableau n° 97

(5) Gurlt, *id.* n° 86.

les parties au-dessus de la fracture étaient privées de la
sensib'ilité et du mouvement. Le lendemain, érections con-
tinuelles; « il survint des phlyctènes à la région du sacrum,»
et, ce même jour, « le malade recouvra sa sensibilité. »
Je signale ce dernier trait à votre attention, parce que plusieurs auteurs ont voulu — bien à tort, vous le voyez —
faire jouer à l'anesthésie un rôle important dans la pathogénie du décubitus aigu de cause spinale. La persistance
de la sensibilité dans les parties situées au-dessous de la
lésion se trouve, d'ailleurs, signalée encore, d'une façon
plus ou moins explicite, dans un cas de Colliny (1), relatif
à une fracture de la septième vertèbre cervicale et où
l'eschare se manifesta le quatrième jour, ainsi que dans
un fait d'Ollivier, d'Angers (2), où il s'agit d'une fracture
de la douzième dorsale. L'eschare, dans ce dernier cas, fut
constatée le treizième jour.

Il est inutile de multiplier ces exemples, car tous les
chirurgiens s'accordent à reconnaître que la formation
rapide d'eschares est un des phénomènes les plus communs
à la suite des lésions spinales résultant des fractures
avec déplacement des vertèbres. Suivant Gurlt, dont l'opinion à cet égard est fondée sur l'étude d'un très-grand
nombre d'observations (3), c'est du quatrième au cinquième
jour après l'accident que commencent à apparaître le plus
fréquemment les premiers signes du décubitus aigu; mais
ils peuvent, nous venons de le voir, se manifester beaucoup plus tôt, dès le deuxième jour et même plus tôt encore. Il semble — et c'est une remarque déjà faite par Brodie — que la production des eschares soit d'autant plus
hâtive que la lésion traumatique porte sur un point plus
élevé de la moelle. D'un autre côté, il résulterait d'une
statistique de J. Ashhurt, que les troubles de nutrition de-

---

(1) Cité par Ollivier (d'Angers), *loc. cit.*
(2) La sensibilité était également conservée dans le cas du docteur Büchner,
cité plus haut, et où l'eschare se produisit avant la fin du troisième jour.
(3) Voir Gurlt, *loc. cit.*, p. 94, analyse de 270 cas.

viennent plus fréquents à mesure que la blessure descend plus bas. Ainsi, d'après cet auteur, les eschares n'ont été notées que trois fois à la suite des lésions de la région cervicale (1/41 p. 100), 12 fois (9, 23 p. 100) pour la région dorsale, tandis que pour la région lombaire la proportion s'est élevée à 12/100 (7 cas) (1).

Le priapisme, les convulsions cloniques plus ou moins intenses, survenant dans les membres paralysés, soit spontanément, soit en conséquence de provocations, les convulsions toniques se montrant par accès ; tous ces symptômes, qui révèlent habituellement un état d'irritation de la moelle épinière ou des méninges, se trouvent plusieurs fois mentionnés parmi ceux qui, dans les fractures de la colonne vertébrale, précèdent, accompagnent ou suivent de près la formation précoce des eschares.

En pareil cas, ainsi que nous l'avons vu, l'anesthésie des parties paralysées du mouvement n'est pas un fait constant ; et quant à l'élévation remarquable de la température, dont les parties deviennent quelquefois le siége en conséquence de la paralysie vaso-motrice (2), on ne saurait décider, quant à présent, si elle est alors présente, l'attention des observateurs ne s'étant pas portée sur ce point particulier. Nous signalerons, au contraire, comme un symptôme qui se manifeste fréquemment dans le temps même où se produit le décubitus aigu, l'émission d'urines sanguinolentes, alcalines et mêmes purulentes ; c'est un fait sur lequel nous aurons plus tard l'occasion de revenir.

(1) J. Ashhurst. — *Injuries of the Spine with an Analysis of nearly four hundred Cases.* Philadelphie, 1867.

(2) Dans un cas de fracture de la colonne vertébrale, à la région dorsale, observé par J. Hutchinson, dès le second jour après l'accident, la température prise aux deux pieds, au niveau de la malléole interne, s'élevait au-delà de 38° c. A l'état normal, d'après les observations faites à London Hospital, par le docteur Woodman, le thermomètre placé entre les deux premiers orteils donne en moyenne, 27°,5, le maximum étant 34°,5 et le minimum 21°,5. — Voir J. Hutchinson. — *On Fractures of the Spine*, in *London Hospital Reports*, t. III, 1866, p. 363. Voir aussi H. Weber et Gull. In *The Lancet*, jan. 27, 1872, p. 117. Clinical Society of London.

La nécroscopie, jusqu'à ce jour, n'a révélé, en général, relativement aux lésions spinales, rien qui soit particulier aux cas dans lesquels se produisent les eschares à développement rapide ; plusieurs fois cependant, on trouve mentionnées, en pareille circonstance, des altérations de la moelle qui mettent hors de doute l'existence d'un processus inflammatoire : telles sont, par exemple, l'infiltration purulente ou même la formation d'abcès au sein des parties ramollies, signalés dans plusieurs cas.

b). L'étude des faits d'hémiparaplégie, consécutive à des blessures n'intéressant qu'une moitié latérale de la moelle épinière, peut fournir des renseignements utiles concernant la pathogénie du décubitus aigu et de quelques autres troubles trophiques de cause spinale. On sait, par les travaux de M. Brown-Séquard, qu'à la suite des blessures de ce genre, il se produit chez les animaux une paralysie du mouvement dans le membre inférieur du côté où siége la lésion spinale ; ce membre présente en outre un degré plus ou moins prononcé d'exaltation de la sensibilité tactile et il offre de plus une élévation notable de la température liée à la paralysie vaso-motrice. Le membre du côté opposé à la lésion conserve par contre sa température normale et ses mouvements, tandis que la sensibilité tactile s'y montre très-amoindrie ou même complétement éteinte. Toutes ces particularités se reproduisent exactement chez l'homme dans des circonstances analogues. Et chez lui, de même que chez les animaux, on peut voir survenir encore, dans les membres des deux côtés, divers troubles trophiques, lesquels se manifestent presque toujours simultanément et qui relèvent tous, d'ailleurs, manifestement de la lésion spinale. Parmi les lésions de nutrition de ce genre observées chez l'homme, nous signalerons surtout la diminution rapide de la contractilité électrique (faradique) des muscles, bientôt suivie d'atrophie, une forme particulière d'arthropathie sur laquelle j'aurai à revenir dans un instant, et enfin le décubitus aigu. Chose remarquable, tandis que l'arthropathie et l'atrophie musculaire siégent sur le membre du côté où la moelle est lésée, l'eschare semble se montrer de préférence, au contraire, ainsi que nous l'avons fait remarquer déjà, sur le membre du côté opposé où elle occupe la région sacrée et la fesse dans le voisinage immédiat de cette région. Cette disposition particulière de l'eschare par rapport au siége de la lésion spinale serait, d'après ce qui m'a été dit par M. Brown-Séquard, un fait constant chez les animaux; chez l'homme elle a déjà été constatée plusieurs fois. A titre d'exemple du genre, je citerai brièvement les faits suivants :

Un homme, âgé de vingt-huit ans , dont l'histoire a été rapportée par M. Viguès (1), recut en arrière du thorax, entre la neuvième et la dixième vertèbres dorsales, un coup d'épée, qui, à en juger d'après les symptômes, lésa principalement la moitié latérale gauche de la moelle épinière. Il se produisit immédiatement une paralysie du mouvement qui, d'abord étendue aux deux membres inférieurs, se montra dès le lendemain presque restreinte au membre inférieur gauche. Sur ce dernier membre l'hyperesthésie est très-manifeste; celui du côté droit présente, au contraire, une obnubilation très-marquée de la sensibilité, tandis que les mouvements y ont en grande partie reparu. Les symptômes allèrent s'améliorant rapidement jusqu'au douzième jour après l'accident. Ce jour-là on remarque que, sans cause extérieure appréciable, le membre inférieur *gauche*, toujours plus sensible qu'à l'état normal, avait augmenté de volume ; de plus, dans l'articulation du genou il s'était accumulé une quantité de liquide assez considérable pour tenir la rotule éloignée des condyles de plus d'un centimètre. Deux jours après, on aperçut une eschare siégeant sur la partie latérale *droite* du sacrum et sur la fesse du même côté.

---

(1) Brown-Séquard.—*Journal de la physiologie*, etc., t. III, p. 130; 1863.

L'observation recueillie par MM. Joffroy et Salomon, dans
le service de M. Cusco, et communiquée récemment à la
Société de biologie (1), reproduit pour ainsi dire jusque
dans ses moindres détails le fait, cité plus haut, de M. Viguès. Dans celle-là comme dans celui-ci, on voit à la suite
d'une lésion traumatique portant sur une moitié latérale de
la moelle épinière à la région dorsale, la paralysie du mouvement survenir dans le membre inférieur correspondant
au côté lésé ; ce membre présente une élévation notable de
la température — fait non mentionné dans l'observation de
Viguès, bien qu'il y existât vraisemblablement — et de
plus une hyperesthésie manifeste, tandis que celui du côté
opposé, indemne quant au mouvement, est le siége d'une
diminution notable de tous les modes de sensibilité et a
conservé la température normale. De plus — et c'est là le
point que nous voulons faire ressortir surtout — peu de
temps après l'accident, sans cause appréciable, une arthropathie se développe dans le genou du membre paralysé,
tandis que, au voisinage de la région sacrée, la fesse du
membre privé de sensibilité mais non paralysé du mouvement devient le siége d'une eschare (2).

---

(1) *Gazette médicale de Paris*, nᵒˢ 6, 7, 8, 1872.
(2) En raison de l'intérêt qui s'y rattache, nous rappellerons les principaux détails de cette observation.
Le nommé Martin, âgé de 40 ans environ, a été frappé d'un coup de poi-
gnard, dans la nuit du 15 au 16 février 1871. L'arme a pénétré au niveau de
la 3ᵉ vertèbre dorsale. Le trajet de la plaie est dirigé de haut en bas,
d'arrière en avant et de gauche à droite. Le malade ayant été apporté immédiatement après l'accident, on put constater qu'à ce moment déjà le membre inférieur gauche était complétement paralysé du mouvement, tandis que
le membre correspondant de l'autre côté ne présentait rien de semblable. —
Le 16 février au matin, on note ce qui suit : *membre inférieur gauche*, paralysie complète du mouvement. Le membre est dans la flaccidité complète,
il n'y a pas trace de contracture, de rigidité ; il n'est pas le siége de mouvements spasmodiques, de soubresauts. — Au contraire, la sensibilité paraît sur ce même membre, exagérée dans la plupart de ses modes, le moindre contact de la peau, surtout au voisinage du pied, provoque de la douleur : il en est de même de la pression. Un pincement léger, le chatouillement, sont suivis de sensations douloureuses très-pénibles. Enfin le contact
d'un corps froid produit aussi des sensations douloureuses que le malade

J'emprunte le fait qui va suivre à un intéressant travail de M. W. Müller (1); dans ce cas l'arthropathie n'est pas signalée, mais on y trouve notée par contre une atrophie rapide des muscles du membre paralysé, précédée, de plusieurs jours, par une diminution très-marquée de la contractilité faradique. Sous tous les autres rapports, l'observation de Müller est en conformité avec celles de M. Viguès et de M. Joffroy. Il s'agit d'une femme de vingt-un ans qui recut dans le dos, au niveau de la quatrième dorsale un coup de couteau ; l'instrument, ainsi que le démontra plus tard l'autopsie, avait divisé complétement la moitié latérale

---

compare à celles qu'occasionnerait une série de piqûres. — *Membre inférieur droit.* Tous les mouvements volontaires sont parfaitement normaux ; mais, par contre, la sensibilité est à peu près complétement éteinte. Analgésie complète ; sensibilité au contact presque nulle. Le contact d'un corps froid s'accuse par une sensation obscure de picotement. L'insensibilité n'est pas bornée, à droite, au membre inférieur, elle remonte jusqu'au niveau du mamelon. — Les urines et les matières fécales sont rendues involontairement.

Le 24 février (8ᵉ jour) on note les mêmes phénomènes que ci-dessus ; mais de plus, on constate que la jambe gauche (paralysée du mouvement) est plus chaude que la droite. Le malade accuse une sensation de constriction ou plutôt de compression à la base du thorax.

5 mars (17ᵉ jour). Le malade accuse quelques troubles de la vision ; la pupille gauche est plus contractée que la droite ; de plus, les vaisseaux de l'œil gauche sont plus volumineux, plus nombreux que ceux de l'œil droit. Les évacuations sont redevenues volontaires depuis deux jours. L'état des membres inférieurs n'est en rien modifié.

13 mars (25ᵉ jour) La fesse droite est devenue depuis hier le siége d'une rougeur vive, et déjà, en un point de la plaque érythémateuse, l'épiderme s'est détaché.

14 mars. Le derme est dénudé sur la fesse droite au voisinage du sacrum dans l'étendue d'une pièce de cinq francs ; il est en outre ecchymosé (*decubitus acutus*). — Déjà, le 24 février, on avait remarqué que les mouvements imprimés au genou gauche (côté de la paralysie motrice) étaient un peu douloureux ; aujourd'hui, on note que cette articulation est tuméfiée, rouge, que de plus elle est le siége de douleurs spontanées s'exagérant par les mouvements (*arthropathie spinale*).

24 mars. Une ulcération aujourd'hui recouverte de bourgeons charnus s'est produite sur la fesse droite au niveau de la plaque ecchymosée. — Le gonflement, la rougeur et la douleur ont à peu près complétement disparu au genou gauche.

(1) W. Müller. — *Beiträge zur pathologisch Anatomie und Physiologie des menschlichen Rückenmarkes* Leipzig, 1871. Obs. I.

gauche de la moelle épinière à 2 millimètres au-dessus de
la troisième paire dorsale. Le jour même de l'accident, on
constate une paralysie complète et une hyperesthésie du
membre inférieur gauche ; le membre du côté opposé était
anesthésié mais non paralysé. Le second jour, on note que
les muscles du membre paralysé et ceux de la partie inférieure de l'abdomen du côté correspondant ne réagissent
pas sous l'action des excitations faradiques, tandis que sur
les parties homologues du côté opposé, la contractilité électrique est restée normale. Le onzième jour, il s'est produit
une eschare qui occupe la région sacrée et s'étend sur la
fesse du côté droit. Ce jour même, on remarque que le membre paralysé est notablement atrophié et mesure, en cir-
conférence, de 4 à 5 centimètres de moins qne le membre
anesthésié. La mort survint le treizième jour. A l'autopsie
les bords de la plaie spinale parurent tuméfiés, d'une coloration rouge-brun ; elle était recouverte d'une mince couche purulente. Au-dessous de la plaie, le cordon latéral
gauche, dans toute sa hauteur, offrait les caractères anatomiques de la myélite descendante.

, L'apparition simultanée des divers troubles trophiques
signalés dans ces observations et dans quelques autres du
même genre, semble accuser une cause commune. Cette
cause, suivant toute apparence, n'est autre que l'extension,
à certaines régions du segment inférieur de la moelle, du
travail phlegmasique originairement développé au voisinage immédiat de la plaie (1).

Cela étant admis, il paraîtra légitime, en se fondant sur
les faits exposés dans la leçon précédente, de rapporter

---

(1) Dans un travail publié récemment, j'ai cherché à établir que, à la
suite des blessures de la moelle épinière. des lésions irritatives, telles que :
hypertrophie des cylindres axiles, prolifération des myélocytes, etc.,
peuvent être reconnues à une certaine distance de la plaie spinale, au-dessus et au-dessous d'elle, 24 heures à peine après l'accident. (Charcot. *Sur
la tuméfaction des cellules nerveuses motrices et des cylindres d'axe des tubes
nerveux dans certains cas de myélite.* — In *Archiv. de physiologie,* n° 1, 1872,
p. 95, Obs. I.

l'atrophie rapide et générale des muscles paralysés, notés
dans le cas de M. Müller à l'envahissement de la corne antérieure de la substance grise du côté correspondant à la
blessure, dans toute l'étendue de la moelle d'où émanent les
nerfs se rendant aux muscles paralysés; l'envahissement
en question ayant pu se faire, d'ailleurs, soit de proche en
proche, par propagation descendante, soit par la voie indirecte des cordons latéraux. Cette lésion de la corne antérieure, nous l'invoquerons encore, dans un instant, pour
expliquer le développement de l'arthropathie décrite dans
les observations de Viguès et de Joffroy. Pour ce qui concerne, maintenant, les eschares, leur apparition du côté
opposé à la lésion spinale tend à établir que les fibres nerveuses dont l'altération provoque, en pareil cas, la mortification du tégument externe, ne suivent pas le même trajet
que celles qui influencent la nutrition des muscles et des
jointures, et qu'elles s'entrecroisent, au contraire, dans la
moelle, de la même manière que les fibres préposées à la
transmission des impressions tactiles.

Un autre enseignement nous est fourni par les observations d'hémiparaplégie consécutive à une lésion unilatérale
de la moelle épinière : c'est que le décubitus aigu peut se
montrer indépendant de toute hypérémie neuroparalytique,
puisque nous le voyons se former là, sur le côté du corps
où les nerfs vaso-moteurs ne sont point affectés.

c). Je mentionnerai actuellement le cas où la myélite résulte, non pas, comme dans les faits qui précèdent, de la
blessure ou de l'attrition de la moelle épinière, mais bien
d'une influence traumatique indirecte, telle par exemple
qu'un effort dans l'action de soulever un poids; le décubitus
aigu peut, dans les cas de ce genre, se produire aussi rapidement que s'il s'agissait d'une fracture de la colonne vertébrale,
c'est ce dont témoigne le fait suivant rapporté par M. Gull.

Un homme de 25 ans employé dans les docks de Londres ressentit dans le dos, au moment où il soulevait un

fardeau, une douleur subite. Il put se rendre à pied à son domicile distant d'un mille. Le surlendemain matin, au réveil, les membres inférieurs étaient complétement paralysés ; deux jours plus tard, c'est-à-dire quatre jours après l'accident, une eschare avait commencé à se former à la région sacrée, et l'urine qui s'écoulait de la vessie était ammoniacale. Le malade succomba dix jours après le début de la paralysie. A l'autopsie, on reconnut après un examen attentif que les os et les ligaments de la colonne vertébrale ne présentaient aucune lésion; au voisinage des 5ᵉ et 6ᵉ vertèbres dorsales, la moelle épinière était transformée dans toute son épaisseur en un liquide épais, d'apparence muco-purulente et de couleur a la fois brune et verdâtre[1].

A l'exemple des myélites traumatiques, la myélite aiguë spontanée détermine elle aussi, très-fréquemment, la formation précoce d'eschares sacrées, principalement lorsque le début s'accuse brusquement et que l'évolution est rapide. Pour ne pas entrer à ce propos dans de trop longs développements je me bornerai à indiquer quelques exemples relatifs à cet ordre de faits. L'eschare a été signalée dès le 5ᵉ jour après le début de la paralysie dans un cas rapporté par M. Duckworth [2], le 6ᵉ jour dans un cas observé dans le service de M. Woillez, qui m'a été communiqué par M. Joffroy ; le 9ᵉ jour dans une observation de M. Engelken; le 12ᵉ jour dans un autre fait du même auteur [3]; enfin dans un cas de méningo-myélite cervico-dorsale, publié par MM. Voisin et Cornil, l'eschare était constituée dès le 6ᵉ jour [4]. On pourrait aisément multiplier ces exemples. Le décubitus aigu accompagne fréquemment aussi l'hématomyélie qui, d'ailleurs dans un certain nom-

---

[1] W. Gull. — *Cases of Paraplegia,* in *Guy's Hospital Reports*, 1858, p. 189, case XXII.

[2] *The Lancet,* 6 nov. 1869, p. 638.

[3] *Loc. cit.* — *Pathologie der acuten Myelitis.* Zurich, 1867.

[4] *Gaz. des hôpitaux,* 1865, n° 26.

bre de cas au moins, paraît n'être qu'un accident de la myélite
centrale, témoin le cas cité plus haut, de Duriau où la mortification de la région sacrée était déjà prononcée quatre jours
seulement après l'apparition des premiers symptômes (1).

On peut voir survenir encore la mortification rapide du
derme de la région sacrée, même dans les maladies spinales
à évolution lente, lorsqu'une cause nouvelle d'irritation
vive intervient tout à coup ou lorsqu'un processus d'inflammation aiguë se surajoute brusquement à la lésion initiale.
Ainsi que les exacerbations de la myélite scléreuse partielle,
l'irruption soudaine dans la cavité rachidienne du pus provenant d'un abcès, chez un sujet atteint de mal vertébral,
ont pu, à ma connaissance, déterminer la formation rapide
d'eschares. Le même résultat se produirait également dans
le cas où une tumeur siégeant dans les parties centrales de
la moelle provoquerait par sa présence, le développement
d'une myélite aiguë. Il existe dans la science plusieurs
exemples de ce genre (2).

Si les documents que nous venons de rassembler ne permettent pas de construire encore une théorie pathogénique du décubitus aigu de cause spinale, ils suffisent cependant, si je ne
me trompe, à faire reconnaître tout au moins les principales
conditions du phénomène ; évidemment, il faut rejeter au
second plan l'influence de la pression, celle aussi de la paralysie vaso-motrice, qui peut faire complétement défaut
ainsi qu'on l'a vu à propos de l'hémiparaplégie résultant
de la lésion traumatique d'une moitié latérale de la moelle.
En somme, le fait dominant, toujours présent, c'est l'irritation vive d'une région plus ou moins étendue de la moelle
épinière, se traduisant le plus souvent, anatomiquement,
par les caractères de la myélite aiguë ou suraiguë, et cliniquement par l'ensemble des symptômes qui se rapportent

(1) *Union médicale*, t. I, 1858 ; p. 308,
(2) Voir entre autres, Mac Dowel's. — *Case of Paraplegia* in *Dublin
quarterly Journ.*, 1862.

à ce genre de lésion. Pour expliquer la production des troubles trophiques qui aboutissent à la mortification sacrée, ce n'est donc pas, cette fois encore, l'absence d'action, mais bien l'irritation de la moelle épinière qu'il faut invoquer ; et cette conclusion se trouve en conformité avec les résultats expérimentaux qui montrent que, chez les animaux, le développement d'ulcérations gangréneuses au sacrum ne survient pas à la suite des sections de moelle ordinaires, mais seulement dans le cas où l'inflammation est venue s'établir au voisinage de la lésion spinale.

Il n'est guère vraisemblable que toutes les parties constituantes de la moelle épinière soient aptes, indistinctement, à provoquer sous l'influence des irritations le développement du décubitus aigu. La grande fréquence de cet accident dans les cas d'hématomyélie, de myélite aiguë centrale, ou la lésion occupe surtout les régions centrales de la moelle épinière, semble désigner tout particulièrement la substance grise comme jouant a cet égard un rôle prédominant ; et ce rôle est partagé sans doute par les faisceaux blancs postérieurs, car nous savons que les irritations de certaines parties de ces faisceaux ont pour effet de déterminer la production non-seulement de diverses éruptions cutanees, mais encore, à la vérité dans des cas rares, celle de la nécrose dermique (1).

D'un autre côté, il est parfaitement établi que toutes les parties de la substance grise ne doivent pas être ici incriminées indifféremment ; certaines d'entre elles, en effet, peuvent, nous l'avons fait pressentir déjà, subir les lésions irritatives les plus graves, sans que le décubitus aigu s'en suive jamais. Telles sont les cornes antérieures, dont les lésions, par contre, ont, vous le savez, l'influence la plus décisive sur la nutrition des muscles, et probablement aussi, — nous allons le voir bientôt, — sur celle des join-

_____

(1) Voir p. 77.

tures. C'est ainsi que l'eschare sacrée fait généralement défaut dans la paralysie infantile spinale et dans la paralysie spinale de l'adulte, affections qui sont caractérisées anatomiquement par des lésions inflammatoires aiguës, systématiquement limitées à l'aire des cornes antérieures, tandis que les autres, ceux qui affectent la peau, relèveraient de lésions irritatives occupant, soit les parties centrales et postérieures de la substance grise, soit encore les faisceaux blancs postérieurs. A ce point de vue particulier, il y a lieu de reconnaître dans la moelle deux régions douées de propriétés très-distinctes. Or, comme ces régions peuvent être affectées soit séparément, soit simultanement, il en résulte que, dans la clinique, le décubitus aigu et l'atrophie musculaire aiguë, tantôt se montreront isolés, tantôt au contraire coexisteront chez un même individu.

Par tout ce qui précède, l'influence des lésions irritatives de la moelle épinière sur le développement du décubitus aigu nous paraît mise hors de doute. M. Samuel cependant a avancé une opinion contraire : il pense que la moelle épinière ne joue ici aucun rôle et que les ganglions spinaux ou les nerfs périphériques sont seuls en cause (1). Nous ferons connaître ailleurs les arguments sur lesquels se fonde cette manière de voir; mais, dès à présent, nous pouvons faire remarquer qu'elle est en contradiction formelle avec les faits nombreux de myélite traumatique occupant un point élevé de la moelle, — la région cervicale. par exemple, ou la partie supérieure de la région dorsale, — faits dans lesquels le décubitus aigu survient à la région sacrée, et assurément sans participation directe des ganglions spinaux ou des nerfs périphériques. Les cas d'hématomyélie ou de myélite spontanée centrale, suivis d'es-

---

(1) *Loc. cit.*, p. 252.

chares précoces, sont également contraires aux vues de
M. Samuel.

Ce n'est pas à dire cependant que les lésions irritatives
des nerfs périphériques, et peut-être aussi celles des ganglions spinaux, ne puissent avoir quelquefois pour effet de
déterminer la formation rapide d'eschares. Sans doute, les
exemples publiés de nécrose dermique développée en conséquence de la piqûre, de la section incomplète, ou encore
de la compression d'un nerf, sont assez rares ; mais plusieurs
d'entre eux sont tout à faits convaincants (1). A ce propos
je mentionnerai le cas d'une femme que j'ai observée récemment à la Salpétrière. Elle portait dans le flanc gauche une
énorme tumeur fibreuse qui comprimait, dans le bassin,
les origines des nerfs sciatique et crural du membre
inférieur correspondant. Il en était résulté un état parétique de ce membre, accompagné de douleurs vives suivant le trajet des principaux troncs nerveux. On s'aper-
cut un matin, peu de temps après l'apparition des symptômes de compression, qu'une eschare s'était développée
rapidement sur la partie gauche, au voisinage de la région
sacrée ; de plus, la face interne du genou gauche, dans un
point que le genou droit avait comprimé pendant longtemps
en raison de l'attitude que la malade avait gardée durant
la nuit, présentait plusieurs bulles pemphigoïdes, remplies
d'un liquide brunâtre, qui bientôt firent place à une eschare.
Il ne s'était produit absolument rien de semblable au genou
droit. C'est peut-être ici le lieu de rappeler que le zona
spontané, qui, dans certains cas au moins, se rattache très-
vraisemblablement à l'inflammation d'un nerf, peut, suivant
une remarque de Rayer (2), aboutir quelquefois à la mortification plus ou moins profonde du derme. J'ai été souvent témoin du fait chez les vieillards de cet hospice, et

---

(1) Voir, parmi les faits récemment publiés, un cas du docteur W. A. Lan-
son (*The Lancet*, 30 déc. 1871, page 913), et deux cas du docteur Vitrac
(*Union médicale de la Gironde*, t. II, p. 127 et *Revue phot. des hôp.*, 1871).

(2) Rayer. — *Maladies de la peau*, t. I, p. 335.

j'ai pu me convaincre plusieurs fois que la pression exercée sur les parties qu'occupe l'éruption ne joue pas là un
rôle essentiel. Pour ce qui est relatif au décubitus aigu du
siége, je suis très-porté à croire que, dans un certain nombre de cas, il doit être rattaché à une lésion irritative des
nerfs de la queue de cheval. Un fait publié récemment par
M. Couyba, dans sa dissertation inaugurale, pourrait être
cité, entre autres, comme un exemple de ce genre (1).

III.

Des arthropathies de cause cérébrale et spinale.
Les troubles de la nutrition consécutifs aux lésions des
centres nerveux ont assez fréquemment pour siége les jointures. Les variétés que présentent ces affections articulaires
suivant la nature des lésions cérébrales ou spinales qui leur
donnent naissance, m'ont conduit à établir deux catégories
principales.

A. La première comprend les arthropathies à forme aiguë
ou subaiguë, accompagnées de tuméfaction, de rougeur et
parfois de douleur plus ou moins vive. Elle a été signalée
pour la première fois, si je ne me trompe, par un médecin

---

(1) Un jeune garde mobile reçut une balle aux avant-postes de Clamart.
Le projectile avait pénétré près de l'extrémité antérieure de la dixième côte
gauche et était sorti sur le côté droit de la colonne vertébrale, à 7 ou 8 centimètres de l'épine, au niveau de la deuxième vertèbre lombaire. Il s'en suivit une parésie avec hyperesthésie vive des membres inférieurs. Une bulle
qui fit bientôt place à une eschare se développa sur la fesse droite, le cinquième jour après l'accident. L'eschare s'étendit ensuite progressivement de
manière à recouvrir enfin toute la région du siége. La mort survint le dix-
neuvième jour. *Autopsie :* Une masse purulente couvre les faces antérieure
et postérieure de la moelle et s'étend depuis la queue de cheval jusqu'à la
région cervicale. La moelle elle-même, examinée d'abord à l'état frais, puis
après durcissement, sur des coupes transversales nombreuses, n'a présenté
aucune altération ; au contraire, un certain nombre de tubes nerveux dans
les filets nerveux qui constituent la queue de cheval offraient les caractères
anatomiques de la dégénération granulo-graisseuse. — *Couyba*. Thèse de
Paris, 1871. Obs. XIII, p. 53.

américain, le professeur Mitchell (1), qui l'a observée dans la paraplégie liée au mal vertébral de Pott, où cependant elle est, je le crois du moins, très-rare (2). Elle se produit plus fréquemment comme conséquence d'une lésion traumatique de la moelle épinière, c'est ce dont témoignent suffisamment les faits mentionnés plus haut de M. Viguès et de M. Joffroy (3). Un cas de commotion de la moelle, relaté par M. Gull, fournit une démonstration analogue (4).

L'inflammation aiguë ou subaiguë des jointures des membres paralysés peut survenir encore dans la *myélite* spontanée ; à titre d'exemple de ce genre, je puis citer un cas recueilli par M. Gull (5) et un autre cas qui a été consigné par M. Moynier dans le *Moniteur des Sciences médicales* pour 1859. Le second fait est relatif à un jeune homme de 48 ans qui, à la suite d'un séjour prolongé dans un endroit humide, suivi de grandes fatigues, avait présenté tous les symptômes de la myélite subaiguë. La paralysie du mouvement avait commencé à se prononcer dans les membres inférieurs, le 25 janvier ; elle y était devenue complète le 9 février. Le 23 du même mois, la peau de la région sacrée présentait une plaque érythémateuse qui, le 5 mars, avait fait place à une eschare. Le 6 mars, une douleur vive s'est manifestée au genou droit qui est tuméfié et donne la sensation de fluctuation. Il y a, en outre, tuméfaction douloureuse de l'articulation tibio-tarsienne du même côté. Le 9 mars, le genou avait déjà diminué de volume ; le même jour des eschares se sont manifestées aux

---

(1) Mitchell. — *American Journal of the medic. Sc.*, t. VIII, p. 55, 1831.
(2) J'ai cependant vu l'un des genoux devenir le siége d'une arthropathie subaiguë chez une femme atteinte de paralysie consécutive au mal de Pott. Ce fait a été consigné dans la thèse de M. Michaud. (*Sur la méningite et la myélite dans le mal vertébral*. Paris, 1871).
(3) P. 91 et 92.
(4) Gull. — *Guy's Hospital Reports*, 3ᵉ série, t. IV, 1858. Obs. XXVII.
(5) Gull. — *Idem*. Obs. XXVII.

talons. La mort survint le 27 mars. L'autopsie a montré un foyer de ramollissement siégeant à 4 centimètres environ au-dessus de la queue de cheval.

Enfin, dans un cas de myélite centrale chez un enfant, ayant pris origine au voisinage d'un tubercule solitaire siégeant à la région cervicale de la moelle, M. Gull signale la formation d'un épanchement intra-articulaire, occupant l'un des genoux, au moment où la paralysie commencait à envahir les membres inférieurs (1).

Il est remarquable de voir ces arthropathies, consécutives aux diverses formes aiguës ou subaiguës de la myélite, se développer souvent, alors que les muscles des membres paralysés commencent à s'atrophier ou encore dans le temps même qu'une eschare se forme rapidement au siége.

L'*arthropathie des hémiplégiques*, décrite pour la première fois, je crois, en 1846, par Scott Alison (2), plus tard

_____

(1) Gull, *loc. cit.*, Cas XXXII.

(2) Scott Alison. — *Arthrites occurring in the course of paralysis*, note lue à la Société Médicale de Londres le 16 janvier 1846. In *The Lancet*, t. I, p. 276, 1847. — C'est bien de l'arthrite des hémiplégiques, telle que nous l'avons décrite (*Arch. de physiologie*, t. I), qu'il s'agit dans la note du docteur Alison ; l'affection a pour caractère de rester limitée aux membres paralysés et de ne pas s'étendre aux articulations des membres restés indemnes; les jointures affectées sont chaudes, tuméfiées et dans quelques cas elles sont douloureuses soit spontanément, soit seulement sous l'influence des mouvements. Le genou, le coude, le poignet, la main, le pied, sont les parties le plus fréquemment affectées. Cette forme d'arthrite paraît se montrer surtout dans les cas où l'hémiplégie est consécutive à l'encéphalite ou au ramollissement du cerveau. — Deux observations, choisies parmi de nombreux cas du même genre et citées à titre d'exemples, méritent d'être rapportées en quelques mots.

Obs. I. Une femme de 49 ans, qui pendant longtemps avait joui d'une santé parfaite, et n'avait jamais souffert d'aucune forme de maladie arthritique, fut atteinte tout à coup d'hémiplégie ; — quelques jours après, tuméfaction et chaleur au niveau du poignet du côté paralysé et un peu plus tard le genou et le pied du même côté se gonflèrent à leur tour et devinrent douloureux. Il n'y avait pas d'œdème. Les membres paralysés étaient un peu rigides. A l'autopsie on trouva un ramollissement partiel du cerveau. Les bassinets étaient remplis de petits calculs d'acide urique.

par Brown-Séquard, et dont j'ai fait connaître les caractères anatomiques et cliniques, appartient, si je ne me
trompe, à cette même catégorie. Dans cette seconde varié-

Obs. II. Un homme âgé de 54 ans, peintre en bâtiments, qui, à plusieurs
reprises, avait éprouvé des accès de goutte, fut frappé d'hémiplégie à début
subit. Peu après le poignet, la main et le pied du côté paralysé devinrent
chauds et tuméfiés. Les membres paralysés étaient rigides. A l'autopsie le
cerveau paraît ramolli et l'on trouve un caillot sanguin volumineux, dans un
des ventricules latéraux.

L'auteur cherche à expliquer, ainsi qu'il suit, le développement de cette
forme d'arthrite chez les hémiplégiques : « les relations qui existent » dit-il,
« à l'état normal entre les parties constituantes du sang et des tissus vivants
sont profondément modifiées ; il y a deux éléments à considérer : en premier
lieu, une diminution de la vitalité des parties paralysées, et, en second
lieu, la présence dans le sang d'agents morbides ; or, l'influence irritante de
ces agents doit se faire sentir plus vivement sur les parties dont l'énergie
vitale est amoindrie. A l'appui de sa théorie, l'auteur fait ressortir que les
deux sujets dont il a raconté l'histoire étaient vraisemblablement sous le coup
de la diathèse urique : chez l'un, des calculs d'acide urique se rencontraient
dans les bassinets ; l'autre avait éprouvé autrefois plusieurs accès de goutte
(*goutte saturnine*). » Nous ferons remarquer à notre tour, que, très-certainement, ces deux cas sont, dans l'espèce, tout à fait exceptionnels, car le plus
souvent, — on peut s'en convaincre par la lecture des observations publiées
dans notre travail (*Arch. de physiol.*, t. I.) — l'arthrite survient chez les
hémiplégiques, comme une conséquence plus ou moins directe de la lésion
cérébrale, en dehors de toute influence de la goutte, du rhumatisme ou de
tout autre état diathésique.

Ainsi, tout en reconnaissant l'exactitude des descriptions cliniques de
M. Alison, je ne saurais souscrire à la théorie pathogénique qu'il a proposée. Je suis loin, toutefois, de vouloir nier que les articulations des membres paralysés dans l'hémiplégie de cause cérébrale ne soient, comme le veut
le Dr Alison, particulièrement disposées à devenir un foyer d'élimination
par d'autres agents préalablement accumulés dans le sang. J'ai moi-même
communiqué dans le temps, à la *Société de biologie*, un fait, où cette disposition particulière est bien mise en évidence. Une femme âgée d'environ qua-
rante ans, avait été frappée tout à coup d'hémiplégie à droite, trois ans avant
son admission dans mon service. Les membres paralysés étaient fortement
contracturés ; de temps à autre les diverses jointures de ces membres, le
genou surtout et le pied, étaient le siége de douleur et de gonflement. La
malade étant aphasique à un haut degré, il avait été impossible de savoir
si autrefois elle avait été atteinte de goutte ou de rhumatisme. A l'autopsie,
on trouva une vaste cicatrice ochreuse, vestige d'un foyer (d'hémorrhagie
cérébrale) situé en dehors du noyau extra-ventriculaire du corps strié. Dans
la plupart des articulations des membres du côté droit, lesquelles avaient
été le siége de l'hémiplégie, les cartilages diarthrodiaux étaient incrustés
vers leur partie centrale de dépôts d'urate de soude tantôt cristallisé, tantôt

té, comme dans la première, les arthropathies sont limitées aux membres paralysés et elles occupent le plus souvent le membre supérieur ; c'est surtout à la suite du ramollissement cérébral en foyer qu'elles surviennent ; plus

---

amorphe. Les jointures des membres du côté non paralysé ne présentaient rien de semblable. Quelques stries blanches que l'examen microscopique et micro-chimique a démontré être constituées par de l'urate de soude, se rencontraient dans les reins.

Il est incontestablement fort remarquable de voir, dans cette observation, que le dépôt goutteux se forme exclusivement dans les jointures des membres paralysés ; mais je ne saurais trop le répéter, les faits de ce genre forment exception et, en tout cas, ils n'ont rien de commun au point de vue pathogénique avec l'arthrite ordinaire des hémiplégiques. (Cas d'Hubert. Voir Bourneville. — *Études cliniques et thermométriques sur les maladies du système nerveux*, p. 58).

— On doit à M. Brown-Séquard d'avoir appelé de nouveau l'attention sur l'arthropathie des hémiplégiques et d'en avoir déterminé, mieux que ne l'avait fait M. Alison, la cause organique. Voici comment s'exprime à ce propos cet auteur dans une leçon publiée dans le journal *The Lancet* (*Lectures on the mode and origine of symptoms of diseases of the brain*. Lect. I, part. II, *The Lancet*, July 13, 1861). Après avoir admis que les sensations pénibles, telles que celles de formication, de picotement qui se produisent dans les membres paralysés, en conséquence d'une lésion cérébrale, résultent généralement d'une irritation directe des fibres nerveuses encéphaliques il ajoute : « Ce sont là des sensations rapportées à la périphérie, analogues à celles qui se développent dans les doigts de la main, lorsque le nerf cubital a été froissé au niveau du coude. Il importe de ne pas les confondre avec les douleurs, quelquefois très-vives, qui peuvent se manifester dans les muscles ou dans les articulations des membres paralysés. Les douleurs du dernier genre ne se révèlent guère que sous l'influence des mouvements ou de la pression exercée sur les membres ; ou si elles se montrent parfois spontanément, elles sont néanmoins toujours exaspérées par la pression ou les mouvements ; elles dépendent d'une inflammation subaiguë des muscles et des articulations qui, bien à tort, est souvent rapportée à une affection rhumatismale. Cette subinflammation qui survient ainsi dans diverses parties des membres paralysés est d'ailleurs, elle-même, la conséquence de l'irritation que subissent dans l'encéphale; les centres vaso-moteurs ou trophiques. »

Avant M. Brown-Séquard et même avant M. Scott Alison, plusieurs médecins avaient remarqué déjà l'arthrite des hémiplégiques, mais sans faire ressortir toutefois l'intérêt qui s'y attache. Consulter : — R. Dann, *The Lancet*, t. II, p. 238, 1841 ; — Durand-Fardel, *Maladies des vieillards*, p. 131. Paris 1854, observation de la nommée Lemoine ; — Valleix, *Guide du médecin praticien*, t. IV, 1853, p. 514 ; — Grisolle, *Pathologie interne*, 2e édition, t. II, p. 257.

rarement en conséquence de l'hémorrhagie intra-encéphalique.

Elles se développent habituellement quinze jours ou un mois après l'attaque apoplectique, c'est-à-dire au moment de l'apparition de la *contracture tardive* qui s'empare des membres paralysés, mais elles peuvent se montrer encore à une époque ultérieure. La tuméfaction, la rougeur, la douleur articulaires sont quelquefois assez prononcées pour rappeler les phénomènes correspondants du rhumatisme articulaire aigu. Les gaînes tendineuses sont d'ailleurs souvent affectées en même temps que les jointures.

J'ai montré qu'il s'agit là d'une véritable synovite avec végétation, multiplication des éléments nucléaires et fibroïdes qui constituent la séreuse articulaire, augmentation du nombre et du volume des vaisseaux capillaires qui s'y répandent. Dans les cas intenses, il se produit en outre une exsudation séro-fibrineuse à laquelle se trouvent mêlés, en proportion variable, des leucocytes, et qui peut devenir assez abondante pour distendre la cavité synoviale. Les cartilages diarthrodiaux, les parties ligamenteuses n'ont paru jusqu'ici présenter aucune lésion concomitante, du moins appréciable à l'œil nu. Par contre, les gaînes synoviales tendineuses, au voisinage des jointures affectées, prennent part au processus inflammatoire et se montrent vivement hypérémiées (1).

_____

(1) Charcot. — *Sur quelques arthropathies qui paraissent dépendre d'une lésion du cerveau ou de la moelle épinière.* (*Archiv. de physiologie*, t. I, p. 396. — Pl. VI, fig. 1, 2, 3, 4, 5, 6. Paris, 1868.) — L'arthropathie dont il s'agit paraît ne devoir pas être confondue avec l'affection articulaire qui a été décrite, dans ces derniers temps, par M. Hitzig, de Berlin (*Ueber eine bei schweren Hemiplegien auftretende Gallenkaffection*, in *Virchow's Archiv.* Bd XLVIII. hft. 3 u, 4. 1869.) Celle-ci se montre surtout lorsque l'hémiplégie est relativement de date ancienne et que les malades marchent déjà depuis quelque temps ; elle occupe de préférence l'épaule et résulterait principalement du déplacement des surfaces articulaires occasionné par la paralysie des muscles qui enveloppent la jointure.

Il est inutile de faire ressortir l'intérêt qui s'attache à ces arthropathies, sous le rapport du diagnostic, le rhumatisme articulaire aigu ou subaigu étant une affection à laquelle se lient souvent certaines formes de ramollissement cérébral et qui d'ailleurs se manisfeste aussi parfois à la suite de causes traumatiques capables de déterminer un ébranlement des centres nerveux. D'un autre côté, beaucoup d'affections de la moelle épinière sont rattachées à tort à la diathèse rhumatismale en raison de la coexistence de ces manifestations articulaires. Les caractères cliniques qui rendraient facilement reconnaissables les arthropathies liées aux lésions des centres nerveux et permettraient de les distinguer des arthrites rhumatismales sont surtout :

1º Leur limitation aux jointures des membres frappés de paralysie ;

2º L'époque en général déterminée à laquelle elles viennent, dans les cas d'hémiplégie à début brusque, figurer sur la scène morbide ;

3º La coexistence d'autres troubles trophiques de même ordre, tels que les eschares à formation rapide et, lorsqu'il s'agit de la moelle épinière, l'atrophie musculaire aiguë des membres paralysés, la cystite, la néphrite, etc.

B. Le type du deuxième groupe se rencontre dans l'ataxie locomotrice progressive. Permettez-moi d'arrêter un instant votre attention sur cette espèce d'affection articulaire à laquelle j'attache un intérêt paternel et d'autant plus vif que la signification que je lui ai donnée a trouvé beaucoup d'incrédules. Un mot d'abord sur les caractères cliniques de l'*arthropathie des ataxiques* (1).

Elle se manifeste, en général, à une époque déterminée de l'ataxie et son apparition coïncide, pour ainsi dire, dans beaucoup de cas, avec le début de l'incoordination motrice.

_____

(1) Charcot. — *Sur quelques arthropathies*, etc., première partie, (*Arch. de physiologie*, t. I, 1868.)

Sans cause extérieure appréciable, on voit du jour au lendemain se développer une tuméfaction générale et souvent énorme du membre, le plus communément en dehors de toute douleur, de toute réaction fébrile. Au bout de quelques jours, la tuméfaction générale disparaît, mais il reste au niveau de la jointure, un gonflement plus ou moins considérable résultant de la formation d'une hydarthrose et quelquefois, en outre, d'une accumulation de liquide dans les bourses séreuses périarticulaires. La ponction a pluseurs fois extrait de la jointure, ainsi tuméfiée, un liquide citrin, transparent.

Une ou deux semaines après l'invasion, quelquefois beaucoup plus tôt, on constate l'existence de craquements plus ou moins accusés, révélant l'altération, déjà profonde à cette époque, des surfaces articulaires (1). L'hydarthrose se résout bientôt, laissant après elle une extrême mobilité de la jointure. Aussi des luxations consécutives se produisent-elles souvent, facilitées considérablement par l'usure qu'ont subie les têtes osseuses. J'ai noté plusieurs fois une atrophie rapide des masses musculaires sur les membres où siége l'affection articulaire.

L'arthropathie des ataxiques occupe le plus fréquemment les genoux, les épaules, les coudes ; elle peut siéger aussi à la hanche. Les renseignements anatomo-pathologiques qui la concernent sont encore très-imparfaits. Cependant un caractère qui paraît constant, c'est l'usure énorme qui frappe, dans un très-court espace de temps, les extrémités articulaires. Au bout de trois mois, la tête humérale que je vous présente et qui provient d'une femme chez laquelle nous avons pu étudier le début de l'arthropathie, était, comme vous le voyez, en grande partie détruite (*Fig. 5*). Je vous ferai remarquer qu'on n'observe pas, sur cette

---

(1) Dans quelques cas, les craquements ont précédé de plusieurs jours l'apparition de la tuméfaction générale du membre ; mais celle-ci est, dans la règle, le premier phénomène qu'on observe.

pièce, au pourtour de la surface articulaire usée, les bourrelets osseux qui ne manqueraient pas d'exister s'il s'agissait là de l'arthrite sèche ordinaire (1).

Je mets maintenant sous vos yeux, afin d'établir le contraste, une articulation du genou, provenant également d'une femme qui avait présenté les symptômes de l'arthro-

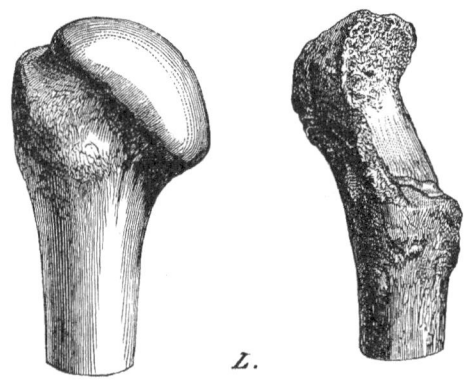

Fig. 5. Extrémité supérieure d'un humérus sain et d'un humérus offrant les lésions de l'arthropathie des ataxiques.

pathie des ataxiques, mais chez laquelle l'affection de la jointure remontait à une époque beaucoup plus éloignée. Outre l'usure des surfaces articulaires, qui, comme dans le cas précédent, est poussée très-loin, vous reconnaissez ici la présence de corps étrangers, de stalactites osseuses, et, en un mot, de tous les accompagnements habituels de l'*arthrite déformante*. Ces dernières altérations, je le répète, faisaient absolument défaut chez la première malade. Je suis porté à croire, d'après cela, qu'elles ne sont nullement nécessaires et qu'elles se produisent d'une façon acci-

_____

(1) Comparez : Charcot. — *Ataxie locomotrice progressive. Arthropathie de l'épaule gauche. Résultats nécroscopiques.* In *Archiv. de physiologie,* t. II, p. 121, 1869.

dentelle vraisemblablement surtout par le fait des mouvements plus ou moins énergiques que les malades continuent
quelquefois à imprimer aux membres affectés.

Je veux me borner quant à présent à cette indication des
traits les plus généraux de l'arthropathie des ataxiques,
car c'est là un sujet que je compte reprendre avec plus de
développement par la suite. Ce qui sera dit suffira, j'espère,
pour montrer que l'affection articulaire dont il s'agit est,
elle aussi, l'expression de troubles trophiques relevant directement de la lésion du centre nerveux spinal. Voici,
d'ailleurs, en quelques mots, les principaux arguments sur
lesquels je fonde ma manière de voir.

Je signalerai, en premier lieu, l'absence de toute cause
traumatique ou diathésique du rhumatisme, de la goutte,
par exemple, pouvant expliquer l'apparition de la maladie
articulaire dans les cas que j'ai observés. M. R. Wolkmann (1) a émis l'opinion que l'arthropathie des ataxiques
est tout simplement le résultat de la distension que subissent les ligaments et les capsules articulaires, en conséquence de la démarche maladroite particulière à ce genre
de malades. Les faits, aujourd'hui nombreux, dans lesquels
notre arthropathie siége aux membres supérieurs et occupe
soit l'épaule, soit le coude, montrent suffisamment que
l'interprétation, proposée par Wolkmann, ne saurait avoir
qu'une portée très-restreinte. L'influence d'une cause toute
mécanique ne peut être invoquée, du moins comme agent principal, même dans les cas où l'arthropathie siége aux membres
inférieurs. J'ai eu soin de faire remarquer, en effet, me fondant sur les observations cliniques, bien des fois répétées, que
l'affection articulaire dont il s'agit se développe en général à
une époque relativement peu avancée de la sclérose des cordons postérieurs, et alors que l'incoordination motrice est
encore nulle ou à peine accusée.

_____

(1) *Canstatt's Jahresbericht*, 1868-1869, 2ᵉ Bd, p. 391.

Les caractères cliniques de notre arthropathie sont, d'un autre côté, véritablement spéciaux. Son début brusque, marqué par la tuméfaction générale du membre; les altérations rapides que subissent les surfaces articulaires; enfin son apparition à une époque pour ainsi dire déterminée de la maladie spinale à laquelle elle se rattache, constituent autant de particularités que l'on en trouve réunies, si je ne me trompe, dans aucune autre affection articulaire.

Mais voici un argument plus direct. Dans l'opinion où nous étions que l'arthropathie en question est une lésion trophique consécutive à l'affection de la moelle épinière, nous ne pouvions cependant songer à la rattacher aux altérations banales de l'ataxie locomotrice progressive : sclérose des cordons postérieurs, méningite spinale postérieure, atrophie des racines postérieures des nerfs rachidiens. Un examen minutieux, fait dans plusieurs cas, nous avait démontré, d'un autre côté, qu'on ne pouvait invoquer une lésion des nerfs périphériques : c'est dans la subtance grise des cornes antérieures de la moelle que nous croyons avoir trouvé le point de départ de cette complication singulière de l'ataxie (1). Il n'est pas très-rare de voir la substance grise spinale affectée dans l'ataxie locomotrice ; mais, le plus souvent, la lésion porte alors sur les cornes postérieures. Or, il en était tout autrement dans deux cas d'ataxie locomotrice compliqués d'arthropathie où l'examen microscopique de la moelle a été faite avec soin ; les cornes antérieures de substance grise étaient dans ces deux cas, remarquablement atrophiées et déformées et un certain nombre des grandes cellules nerveuses, celles du groupe externe surtout, avaient diminué de volume, ou même

---

(1) Voir Charcot et Joffroy. — *Note sur une lésion de la substance grise de la moelle épinière, observée dans un cas d'arthropathie liée à l'ataxie locomotrice progressive.* In *Archiv. de physiologie*, t. III, p. 306, 1870.

avaient disparu sans laisser de traces. L'altération se montrait d'ailleurs exclusivement (*Fig. 6.*) sur la corne antérieure correspondant au côté du corps où siégeait la lésion articulaire. Elle affectait la région cervicale dans le premier cas où l'arthropathie occupait l'épaule ; elle siégeait un peu au-dessus de la région lombaire dans le second cas qui présentait un exemple d'arthropathie du genou. Au-dessus et au-dessous de ces points, la substance grise des cornes antérieures paraissait exempte d'altérations.

On pourrait se demander si cette altération d'une des

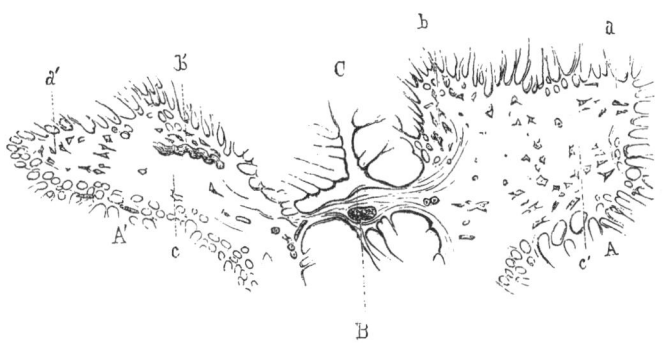

Fig. 6. A, Corne antérieure du côté droit. A', Corne antérieure du côté gauche. B, Commissure grise postérieure et canal central. C, Sillon médian antérieur. *a*, *a'* Groupe de cellules antérieur externe. *b*, *b'*, Groupe de cellules antérieur interne. *c'*, Groupe de cellules postérieur externe du côté droit. Le groupe cellulaire correspondant fait, à gauche (*c*), à peu près défaut.

cornes antérieures de la substance grise spinale, révélée par l'examen microscopique, n'est pas un résultat de l'inertie fonctionnelle à laquelle le membre correspondant aura pu être condamné par le fait de la lésion articulaire. Cette hypothèse devra être rejetée, car d'un côté, dans nos deux cas, les membres où siégeaient les arthropathies avaient conservé, en grande partie, la liberté de leurs mouvements, et d'un autre côté, la lésion de la substance grise différait essentiellement ici de celle qui se produit après l'amputation d'un membre ou la section des nerfs qui s'y rendent.

Par ce qui précède, j'espère avoir rendu au moins très-vraisemblable que, en s'étendant de proche en proche, jusqu'à certaines régions des cornes antérieures de la substance grise, le processus inflammatoire, primitivement développé dans les cordons postérieurs, a pu chez nos deux malades occasionner le développement de l'affection articulaire. Si par la suite les résultats obtenus dans ces deux cas sont confirmés par de nouvelles observations, on sera naturellement conduit à admettre que les arthrites liées à la myélite, et celles qui se montrent en conséquence du ramollissement du cerveau, résultent, elles aussi, de l'envahissement de ces mêmes régions de la substance grise de la moelle épinière. Dans le cas où il s'agit du ramollissement cérébral, la sclérose descendante de l'un des cordons latéraux de la moelle pourrait être considérée comme le point de départ de la diffusion du travail inflammatoire.

MM. Patruban (1), Remak (2), et tout récemment M. Rosenthal (3), ont observé dans l'*atrophie musculaire progressive*, des arthropathies, qui, par leurs caractères cliniques, se rapprochent beaucoup de l'arthropathie des ataxiques. Il n'y a là rien qui doive surprendre, si l'on songe qu'une lésion irritative, primitive ou secondaire, des cellules nerveuses des cornes antérieures de la substance grise spinale, paraît être le point de départ de l'amyotrophie dans la majorité des cas qu'on désigne d'habitude, en clinique, sous le nom d'atrophie musculaire progressive.

Je m'arrête ici, pour aujourd'hui, dans cette étude que je compte terminer, Messieurs, dans la prochaine conférence.

---

(1) Patruban. — *Zeitschrift für prakt. Heilkunde*, 1862, n° 1.
(2) Remak. — *Allgemeine mediziniche central Zeitung*, Mars 1863. 20 st.
(3) Rosenthal. — *Lehrbuch der Nervenkrankheiten*, p. 571. Wien 1870.
— Voir aussi Benedikt. — *Elektrotherapie*, t. II, p. 384.

QUATRIÈME LEÇON

Troubles trophiques consécutifs aux lésions de la moelle épinière et du cerveau (*Suite et fin*). — Affections des viscères. — Partie théorique.

SOMMAIRE. — Hypérémies et ecchymoses viscérales consécutives aux lésions expérimentales de diverses parties de l'encéphale, et à l'hémorrhagie intra-encéphalique. — Expériences de Schiff et de Brown-Séquard ; observations personnelles. — Ces lésions paraissent dépendre de la paralysie vaso-motrice ; elles doivent former une catégorie à part. — Opinion de Schrœder van der Kolk, relative aux rapports qui existeraient entre certaines lésions de l'encéphale et diverses formes de la pneumonie, la tuberculisation pulmonaire. — Hémorrhagies des capsules surrénales dans la myélite. — Néphrite et cystite consécutives aux affections spinales irritatives, à début brusque, traumatique ou spontanée. — Altération rapide des urines dans ces circonstances ; elle se manifeste souvent dans le temps même où les escharres se développent à la région sacrée ; elle se rattache aux lésions des voies urinaires qui, elles-mêmes, relèvent d'une influence directe du système nerveux.
Théorie de la production des troubles trophiques consécutifs aux lésions du système nerveux. — Insuffisance de nos connaissances à cet égard. — Paralysie des nerfs vaso-moteurs ; hypérémie consécutive ; elle ne produit pas de troubles trophiques. — Exceptions à la règle. — Irritation des nerfs vaso-moteurs ; l'ischémie qui en résulte ne paraît pas avoir d'influence marquée sur la nutrition locale. — Nerfs dilatateurs et nerfs sécréteurs ; recherches de Ludwig et de Cl. Bernard ; analogies entre ces deux ordres de nerfs. — Application à la théorie des nerfs trophiques.— Théorie de Samuel : exposé ; critiques. — Conclusions.

Messieurs,

Le retentissement des lésions du système nerveux ne se fait pas sentir seulement sur les parties périphériques : sur la peau, les os, les muscles. Les viscères, eux aussi, peuvent être influencés par ces lésions.

On sait que certaines altérations de l'encéphale, celles
surtout qui portent sur les couches optiques, les corps striés
et en particulier les diverses parties de l'isthme, que ces
altérations soient le fait de l'expérimentation ou qu'elles se
soient produites spontanément, sont parfois suivies de l'apparition de certaines lésions viscérales.

Ainsi dans quelques expériences de M. Schiff (1) et de
Brown-Séquard (2), il est fréquent de voir survenir dans
les poumons, l'estomac et les reins, soit une simple hypérémie, soit de véritables ecchymoses consécutivement à l'irritation traumatique des couches optiques, des corps striés,
de la protubérance, du bulbe, etc. D'un autre côté, ainsi
que je l'ai fait remarquer, rien n'est plus commun que de
rencontrer chez l'homme, dans les cas d'apoplexie symptomatique du ramollissement du cerveau, mais surtout de
l'hémorrhagie intra-encéphalique en foyer, des plaques
congestives, de véritables ecchymoses sur les plèvres, l'endocarde, la membrane muqueuse de l'estomac (3).

Quelle est la raison de ces altérations singulières? M.
Schiff n'hésite pas à les considérer comme les effets très-
simples de la paralysie des nerfs vaso-moteurs.

Je suis, pour mon compte, très-enclin à croire que, en
général, le mode pathogénique est ici plus complexe. Cependant, l'influence pour ainsi dire directe de l'hypérémie
neuro-paralytique, sur le développement des ecchymoses,
chez les apoplectiques, semble bien établie par le fait suivant que j'ai communiqué à la Société de biologie en 1868 :
Une femme de la Salpétrière fut frappée d'apoplexie avec
hémiplégie du côté gauche et succomba quelques jours
après. Les membres paralysés avaient présenté une éléva-

---

(1) M. Schiff.— *Gaz. hebdomadaire*, t. I, p. 428. — *Lezioni di Fisiologia
sperimentale sul systema nervoso encefalico*, pages 287, 297, 373. Firenze,
1866. — *Leçons sur la physiologie de la digestion*, t. II, p. 433. Florence,
1867.

(2) *Société de biologie*, 1870.

(3) *Comptes-rendus de la Société de biologie*, 19 juin 1869. Paris, 1870.

tion relative très-prononcée de la température. A l'autopsie, on trouva dans l'hémisphère droit un foyer hémorrhagique récent, occupant le corps strié. L'aponévrose épicrânienne présentait du côté gauche, c'est-à-dire du côté frappé d'hémiplégie, une teinte rouge vineuse, et, çà et là, de véritables ecchymoses.

La coloration anormale, ainsi que les ecchymoses, s'arrêtaient brusquement à la ligne médiane. La moitié droite de l'épicrâne, au contraire, avait conservé sa pâleur habituelle : on n'y observait pas traces de taches ecchymotiques. Des ecchymoses se voyaient dans l'épaisseur des plèvres, de l'endocarde et de la membrane muqueuse de l'estomac (1).

Quoi qu'il en soit, les lésions viscérales, dont il s'agit, diffèrent par des caractères importants de celles qui font l'objet principal de nos études ; ce sont, nous l'avons dit, des hypérémies, des ecchymoses ; jamais les caractères de l'inflammation ne s'y surajoutent, sans l'intervention d'une cause accessoire, ce qui n'est nullement nécessaire, vous le savez, dans le cas des lésions trophiques ordinaires. Il y a donc lieu, quant à présent, de ranger dans une catégorie à part, du moins provisoirement, ces congestions et ces ecchymoses qui se montrent consécutivement à la lésion de diverses parties de l'encéphale.

D'un autre côté, quelques auteurs, Schrœder van der Kolk entre autres, ont émis l'opinion que les diverses formes de la pneumonie, et même la tuberculisation pulmonaire, qui surviennent fréquemment, comme on sait, dans le cours de certaines affections encéphaliques, dérivent, en pareil cas, d'une influence exercée sur les poumons par les lésions du cerveau ou du bulbe. Mais il faut reconnaître que les faits sur lesquels repose cette prétendue connexité ne sont pas encore suffisamment démonstratifs (2).

_____

(1) *Comptes-rendus de la Société de biologie,* année 1868. Paris, 1869, p. 213.

(2) Schrœder van der Kolk. — *Atrophy of the brain.* Sydenham Society,

Les *lésions spinales*, de même que les lésions de l'encéphale, peuvent être suivies de la production d'ecchymoses viscérales. Il me suffira de rappeler que si, chez un cochon d'Inde, on lèse à l'aide d'un instrument piquant la moelle lombaire, il se produit quelquefois un épanchement de sang dans les capsules surrénales (1). J'ai cru devoir vous remettre en mémoire cette expérience de Brown-Séquard, parce que la pathologie humaine nous fournit des faits analogues. Tout récemment, mon ami le docteur Bouchard m'a fait part d'un cas de myélite aiguë observée dans le service de M. le professeur Béhier, et promptement terminée par la mort. A l'autopsie, outre les lésions de la myélite partielle, on constata, dans l'épaisseur des capsules surrénales, l'existence de foyers hémorrhagiques récents.

Mais, je le répète, les lésions congestives et ecchymotiques paraissent être d'un ordre à part. En revanche, les affections des reins et de la vessie sur lesquelles je veux actuel-

---

1861. — L'auteur fait ressortir que, d'après la statistique publiée dans son *Traité de la moelle épinière*, tous les épileptiques dont la langue était mordue ont succombé par suite de phthisie, de pneumonie, ou dans le marasme. Il ajoute que, suivant Durand-Fardel, les sujets atteints de ramollissement du cerveau meurent presque toujours d'une affection pulmonaire et il cite à ce propos une statistique de Engel (*Prager vierteljahaschr.*, VII, *Jahrg.* Bd. III), laquelle plaide dans le même sens. Il rappelle les expériences déjà anciennes dans lesquelles Schiff aurait vu chez le lapin, des tubercules (?) se développer dans le lobe supérieur du poumon à la suite de la section du ganglion du nerf vague (*Wunderlich's Archiv.*, 6, Jahr. 8, heft, pp. 769 et suiv.) et fait remarquer enfin que, parmi les observations rassemblées par Brown-Séquard dans ses *Recherches sur la physiologie de la protubérance annulaire* (*Journal de la physiologie*, t. I), il en est un certain nombre où la phthisie et la pneumonie ont déterminé la mort. Cruveilhier, Andral, Piorry avaient depuis longtemps signalé le rôle prédominant que jouerait, suivant eux, la pneumonie aiguë dans l'issue des apoplexies déterminées par le ramollissement ou l'hémorrhagie du cerveau. — D'après les observations que j'ai recueillies à la Salpétrière, les inflammations lobulaires ou lobaires du poumon seraient moins fréquentes dans ces circonstances que ces médecins ne semblent le croire.

(1) Brown-Séquard. — *Influence d'une partie de la moelle épinière sur les capsules surrénales.* In *Comptes-rendus de la Société de biologie*, 1851, t. III. p. 146.

lement appeler votre attention, se rattachent par l'ensemble de leurs caractères au groupe des lésions trophiques proprement dites.

Vous n'ignorez pas que la *néphrite* et la *cystite* sont des complications très-communes des affections spinales irritatives, à début brusque, qu'elles soient d'origine traumatique, ou au contraire spontanées.

On a depuis longtemps reconnu qu'à la suite des fractures de la colonne vertébrale, avec lésion consécutive de la moelle épinière, les urines subissent fréquemment une altération rapide. Dupuytren avait fait remarquer, vous le savez, qu'en pareil cas les sondes mises à demeure pour remédier à la rétention d'urine, se recouvrent rapidement d'incrustations calcaires (1). Mais c'est à Brodie surtout qu'on doit d'avoir appelé l'attention sur les caractères que présente l'urine chez les individus atteints de paraplégie traumatique (2). Dès le huitième, le troisième, le deuxième jour, il a vu les urines devenir alcalines, répandre une odeur ammoniacale, fétide, au moment de l'émission. Bientôt après, elles renferment des caillots sanguins, du muco-pus, des dépôts de phosphate ammoniaco-magnésien. On relèverait aisément dans les auteurs un très-grand nombre de faits où les altérations de l'urine signalées par Brodie se sont produites, en effet, dès les premiers jours qui suivent la paraplégie déterminée par une fracture de la colonne vertébrale (3). L'autopsie fait constater dans ces cas les lésions plus ou moins prononcées de la néphro-cystite purulente (4).

---

(1) Ollivier (d'Angers), *loc. cit.*, t. I, p. 372.

(2) Brodie. — *Medic. chir. Trans.*, *loc. cit.*

(3) Voir Stanley. 1er cas : Urines fortement ammoniacales dès le cinquième jour ; 2e cas : urines ammoniacales le quatrième jour (*Lond. Med. chir. Trans.*, t. XVIII, p. 1). — Jeffreys, urines ammoniacales et sanguinolentes, le septième jour (Ollivier, d'Angers, *loc. cit.*, t. I, p. 322).

(4) Molendrinski. — *Bruch des zweiten Lendenwirbels,* in *Langenbeck's Archiv.* XI. Bd. 1869, p. 859.

Mais les lésions traumatiques de ce genre sont, en général, peu propres à mettre en lumière la relation qui existe entre l'inflammation des voies urinaires et les altérations de la moelle épinière. On peut toujours supposer, à la rigueur, qu'une chute, qu'une commotion assez violentes pour produire une fracture de la colonne vertébrale, ont pu, du même coup, déterminer les lésions vésico-rénales.

Il n'en est plus de même lorsqu'il s'agit d'une affection développée spontanément dans la moelle épinière, ou encore d'une blessure déterminée dans cet organe par un coup porté à l'aide d'un instrument aigu. Or, même dans les cas de ce genre, il est fréquent de constater, peu de temps après le début des premiers accidents paralytiques, une modification plus ou moins profonde dans la constitution des urines, liée à des altérations néphro-vésicales souvent très-graves. Je me bornerai à mentionner, à titre d'exemple, les faits suivants :

Dans un cas, cité précédemment, d'hémiparaplégie produite par un coup de couteau, les urines se montrèrent alcalines dès le troisième jour ; peu après, elles devinrent muco-purulentes. La mort survint le treizième jour.

A l'autopsie, on trouva dans les reins, les uretères et la vessie, des lésions phlegmasiques très-accentuées (1). Dans un cas analogue rapporté par M. Brown-Séquard, d'après le docteur Maunder (2), les urines furent trouvées alcalines, également fort peu de temps après l'accident. Les faits de cette espèce sont très-intéressants en ce qu'ils montrent qu'une lésion unilatérale, très-circonscrite, de la moelle épinière, suffit pour déterminer une affection plus ou moins grave et plus ou moins généralisée des voies urinaires.

Egalement dans la myélite aiguë spontanée, à début brusque, et dans l'hématomyélie, l'apparition d'urines ammoniacales, sanguinolentes, muco-purulentes, peu de

---

(1) Cas de W. Muller. Voir 3e leçon, p. 104.
(2) *Journal de physiologie*, t. VI, p. 152, 1863.

temps après l'apparition des symptômes paralytiques, est un fait qui s'observe fréquemment. Ainsi les urines étaient déjà profondément altérées dès le cinquième jour, dans le cas de myélite aiguë que nous avons cité d'après le docteur Duckworth (1); dès le sixième jour dans celui de M. Joffroy (2). Elles étaient ammoniacales le quatrième jour, dans le cas du docteur Gull (3); sanguinolentes le troisième jour, et purulentes le neuvième, dans un cas de M. Mannkopf (4).

Dans le cas d'hématomyélie publié par M. Duriau (5), l'urine était ammoniacale et contenait des caillots sanguins le quatrième jour ; elle présentait le même caractère le sixième jour et devint peu à peu purulente, dans un fait rapporté par Ollivier (d'Angers), d'après Monod (6), et où il s'agit d'une hémiparaplégie consécutive à la présence d'un foyer hémorrhagique occupant une moitié latérale de la moelle épinière. Vous trouverez, dans l'ouvrage de M. Rayer, la description des lésions souvent très-profondes des reins, des bassinets et de la vessie, auxquelles doivent être rattachées ces altérations de l'urine (7).

Plusieurs des observations qui viennent d'être citées, contiennent un renseignement dont l'importance ne saurait

---

(1) 3ᵉ leçon, p. 107.
(2) Idem.
(3) Id., p. 106.
(4) *Berliner Klin. Wochenschrift*, t. I, nᵒ 1, 1864.
(5) 3ᵉ leçon, p. 107.
(6) Ollivier (d'Angers), *loc. cit.*, t. II, p. 177.
(7) Rayer. — *Traité des maladies des reins*, t. I, p. 530 et suiv. « D'après mes observations, » dit Rayer, « dans les maladies de la moelle épinière. lorsque l'urine contenue dans la vessie est alcaline, elle l'est, non par l'effet d'une décomposition difficile à expliquer sans le contact de l'air, *et dans un court laps de temps*, mais bien par un vice de sécrétion des reins, qui doit être attribué, dans la plupart des cas, *à une irritation inflammatoire de ces organes.* — Relativement à la description des altérations des voies urinaires consécutives aux affections aiguës de la moelle, consultez : Engelken, *loc. cit.*, p. 12. — Mannkopf, *Bericht ueber die Versammlung zu Hannover,* p. 259. Et *Berlin. Klin. Woch.*, t. I. Comparez : Rosenstein. — *Nierenkrankheiten,* 2ᵉ édit., p. 287. Berlin, 1870.

vous échapper. Il y est dit que les urines, jusque là restées normales, sont devenues, ainsi que je l'annonçais, ammoniacales, sanguinolentes ou muco-purulentes, dans le temps même où les eschares se développaient à la région sacrée et où la contractilité électrique commençait à s'affaiblir dans les muscles des membres paralysés (1).

Comment comprendre ce développement si rapide de lésions inflammatoires des voies urinaires à la suite des affections aiguës, spontanées ou traumatiques de la moelle épinière ? Evidemment on ne saurait faire intervenir ici, du moins comme élément pathogénique unique, ou même prédominant, la rétention paralytique des urines. Il n'est guère possible non plus d'accorder une grande valeur à l'opinion (2) qui attribuerait, en pareil cas, l'altération des urines à l'introduction de sondes malpropres et portant des vibrions. En effet, l'introduction des vibrions dans la vessie ne saurait être qu'une circonstance aléatoire, tandis que l'apparition d'urines ammoniacales, sanguinolentes et purulentes, dans le cours de la myélite aiguë, est, au même titre que la production des eschares, un fait pour ainsi dire régulier.

L'insuffisance notoire des conditions pathogéniques que nous venons d'énumérer, rend au moins fort vraisemblable une action directe du système nerveux, dans la production de l'affection des voies urinaires qui nous occupe. Celle-ci reconnaîtrait donc pour cause, comme d'ailleurs les autres lésions trophiques qui se manifestent souvent en même temps qu'elle, l'irritation de certaines parties du centre spinal et plus particulièrement, sans doute, de la substance grise.

---

(1) Ollivier (d'Angers) avait déjà noté que, dans la paraplégie traumatique, c'est lorsque les urines s'altèrent de bonne heure qu'on voit les eschares se former rapidement à la région sacrée. (*Loc. cit.*, t. II, p. 37.)

(2) Traube. — *Munk. Berliner Klin. Wochensch.*, p. 19, 1864.

PARTIE THÉORIQUE.

Messieurs, dans la série d'études qui précède, nous avons eu maintes fois l'occasion de reconnaître que le développement des troubles trophiques survenant à la suite des lésions du système nerveux n'est pas au moins en général — contrairement à une opinion très-répandue — la conséquence de l'absence d'action des diverses parties de ce système ; loin de là, ces affections résulteraient, le plus souvent, de l'irritation que subissent, dans certaines conditions, soit les nerfs périphériques, soit les centres nerveux eux-mêmes. Nous sommes ainsi en possession d'une notion dont l'importance est capitale pour le pathologiste, et vous entrevoyez facilement, sans qu'il soit nécessaire d'insister, les déductions pratiques auxquelles elle pourra conduire.

Mais, il faut reconnaître, après cela, que cette notion toute empirique marque seulement le premier pas vers la connaissance scientifique des phénomènes que l'observation nous a permis de constater. Car si nous savons le mode de l'altération initiale ainsi que son siége, il reste à déterminer d'abord par quelle voie celle-ci retentit sur les parties périphériques.

Evidemment ce retentissement se fait par la voie des nerfs, mais c'est là encore, au point de vue de la théorie, une donnée insuffisante. Il faudrait s'efforcer de préciser davantage et de rechercher quel est, dans cet ensemble complexe, physiologiquement au moins, qu'on appelle un nerf, l'élément par lequel s'opère la transmission et aussi quel est le mécanisme de cette transmission.

J'aborde la question que je viens de soulever avec la certitude à peu près absolue de ne pouvoir y répondre par des arguments rigoureux. Peut-être l'eussé-je évitée, désireux de ne point vous faire perdre un temps précieux, si je n'étais convaincu qu'il importe tout au moins de montrer l'inanité d'une théorie qui prétend la résoudre et qui règne aujourd'hui à peu près sans conteste.

Vous n'ignorez pas, Messieurs, le rôle considérable que de nos jours on a fait jouer aux nerfs vaso-moteurs dans l'explication des phénomènes pathologiques Je suis bien loin de vouloir méconnaître que bon nombre de ces phénomènes relèvent, en effet, directement, soit de la dilatation, soit de la contraction des petits vaisseaux, déterminées par une influence nerveuse. Mais en ce qui concerne spécialement les troubles trophiques qui font l'objet de nos études, j'espère qu'il ne sera pas difficile de montrer dans une courte discussion que la théorie *vaso-motrice* est tout à fait insuffisante.

Pour en arriver là, je suis amené à vous remettre en mémoire quelques-uns des faits expérimentaux qui ont dévoilé les fonctions de ces nerfs centrifuges dont les dernières ramifications vont animer la tunique musculeuse des petits vaisseaux. Je rappellerai, en premier lieu, les phénomènes qui s'observent lorsque ces nerfs sont paralysés par le fait d'une section complète, par exemple.

La section des nerfs vaso-moteurs a pour effet immédiat de produire une dilatation paralytique des vaisseaux auxquels ils se rendent. De là résulte un état d'hypérémie dite *neuro-paralytique* qui a été surtout bien étudiée dans le cas de la section du nerf grand sympathique au cou, mais qui se retrouve avec des caractères à peu près identiques, à la suite d'un grand nombre de lésions des centres nerveux ou des nerfs périphériques. Les conséquences de cette hypérémie sont, à notre point de vue, particulièrement dignes d'intérêt. Vous savez que la partie répondant au nerf sectionné présente une élévation relative de la température, qui paraît résulter uniquement de l'afflux d'une

---

(1) Consulter sur la physiologie et la pathologie des nerfs vaso-moteurs les *Leçons sur l'appareil vaso-moteur*, faites par M. le prof. Vulpian. recueillies par C. Carville, Paris 1875. (Note de la 2e édition.)

plus grande quantité de sang. Vous savez qu'en outre dans
toute l'étendue du territoire hypérémié, il semble se produire une exaltation des propriétés vitales de tous les éléments, de tous les tissus. Tout au moins les nerfs tant
sensitifs que moteurs, les muscles eux-mêmes, deviennent-
ils plus excitables (1) et ces derniers, après la mort, conservent plus longtemps que de coutume, la contractilité
qui leur est propre (2). Néanmoins, malgré ces conditions
nouvelles, — et c'est là un point qu'il importe surtout de
mettre en relief — l'accomplissement des actes intimes de
la nutrition ne paraît modifiée en rien d'essentiel. Ainsi,
dans les expériences de M. Ollier (3), conformes à celles
de M. Cl. Bernard, on ne voit point chez les jeunes animaux après la section du grand sympathique au cou, survenir : soit une accélération, soit une exagération dans
l'accroissement des parties de la face soumises, même
pendant plusieurs mois, à l'hypérémie neuro-paralytique. Il
ne paraît pas non plus que cette hypérémie, quelque intense et quelque prolongée qu'elle puisse être, ait jamais
pour effet — à moins de circonstances toutes particulières qui seront mentionnées plus loin — de déterminer par
elle-même le développement d'un travail inflammatoire.
et si l'expérimentateur intervient à l'aide d'agents capables
de provoquer l'inflammation, le processus morbide, déterminé par cette influence, évolue dans les parties hypérémiées, comme dans les conditions normales : il n'offre
pas de caractères spéciaux, si ce n'est, toutefois, que les
parties lésées tendent à se réparer plus promptement.

A la vérité, relativement à ces derniers points, M. Schiff
professe une opinion bien différente. Il affirme, en effet,
que les altérations de nutrition naissent dans les parties

---

(1) Brown-Séquard. — *Lectures on Physiology and Pathology*. Philadelphia.
1860, p. 1451.
(2) Brown-Séquard, *loc. cit.* — Joseph, in *Centralblatt*, 1871, n° 46.
(3) Ollier. — *Journal de la physiologie*, t. VI, p. 108.

hypérémiées par le fait de la paralysie des vaso-moteurs, sous l'influence du plus léger irritant mécanique local (1) et que l'inflammation revêt là facilement le caractère destructif (2). Mais il se trouve à cet égard en contradiction formelle avec la majorité des observateurs, entre autres avec MM. Snellen, Virchow (3) et O. Weber (4).

Tout récemment encore, M. Sinitzin, après l'extirpation du ganglion cervical supérieur d'un côté, aurait vu l'introduction d'un petit fil de verre dans la cornée de ce même côté ne produire qu'une réaction inflammatoire très-légère, parfois même à peine sensible ; tandis que, du côté opposé, chez le même animal, l'introduction du fil déterminait, au contraire, une inflammation des plus vives avec infiltration purulente de la cornée, iritis, panophthalmie, etc. (5). M. Claude Bernard avait d'ailleurs fait remarquer depuis longtemps déjà que l'ablation du ganglion cervical supérieur paraît retarder l'apparition des désordres de nutrition que détermine quelquefois dans l'œil la section de la 5e paire (6) et, dans ses expériences, M. Sinitzin est arrivé aux mêmes résultats. Vous voyez d'après cela que, contrairement à l'opinion de M. Schiff, l'hypérémie neuro-paralytique ne crée pas, dans les parties où elle siége, une disposition particulière à la production des troubles trophiques ; il semble même qu'au contraire, ces parties soient rendues plus résistantes à l'action des causes de désorganisation et que les désordres qui s'y produisent y soient plus vite réparés.

Chez l'homme, à cet égard, les choses semblent ne pas différer de ce qu'elles sont chez les animaux ; du moins, on

---

(1) Schiff. — *Physiologie de la digestion.* p. 235, t. I. — *Lezioni di fisiologia.* Firenze, 1866, p. 35.

(2) Schiff. — *Digestion,* t. II, p. 423.

(3) Virchow. — *Cell. patholog.,* 4e édition, p. 158.

(4) O. Weber. — *Centralblatt,* 1864, p. 148.

(5) Sinitzin. — *Centralblatt,* 1871, p. 161.

(6) Cl. Bernard. — *Système nerveux.* t. II, p. 65, 1865.

a vu plusieurs fois l'hypérémie neuro-paralytique persister pendant longtemps sur une partie du corps, à la face par exemple, sans qu'il s'en soit jamais suivi aucun trouble de la nutrition. M. Perroud a réuni un certain nombre de cas de ce genre dans un mémoire lu, en 1864, à la Société de médecine de Lyon ; il suffit d'ailleurs de parcourir les nombreux travaux qui ont été publiés dans ces dernières années sur les *Angioneuroses*, pour reconnaître que les troubles de nutrition sont un accompagnement plutôt rare de l'hypérémie neuro-paralytique.

Un nouvel argument peut être invoqué en faveur de la thèse que nous soutenons : L'élévation de la température, constatée à l'aide du thermomètre, est, nous l'avons dit, un phénomène indissolublement lié à l'existence des hypérémies partielles de cause neuro-paralytique. Cette hyperthermie locale devrait nécessairement exister dans les parties où se montrent les lésions trophiques que nous avons décrites, si celles-ci relevaient réellement de l'hypérémie neuro-paralytique. Or, cela n'a pas lieu, d'une façon générale au moins. Si une élévation marquée de la température a été plusieurs fois constatée sur les régions du corps où se développait une éruption de zona consécutive à la névralgie ou à la névrite (1), on peut dire cependant que les lésions irritatives des nerfs périphériques, dans les conditions où elles déterminent ordinairement les troubles trophiques, paraissent s'accompagner plutôt d'un abaissement du chiffre thermique. Cet abaissement a pu être observé à toutes les périodes de l'affection du nerf ; on l'a constaté à une époque voisine du début (2), plus souvent dans les

---

(1) Horner, cité par O. Wyss. (*Archiv der Heilkunde*, 1871 ; voir la note p. 563). — Charcot, *Névralgie du nerf cubital. Éruption du Zona sur le trajet du nerf affecté ; examen thermométrique;* dans la thèse de Mougeot, Paris 1867, p. 101.

(2) Folet. — Cas de contusion du plexus brachial, observé par M. Lannelongue. (*Étude sur la température des parties paralysées.* Paris, 1867, p. 7.)

périodes avancées (1). Pour ce qui a trait aux lésions spinales, il est vrai que parfois les membres sur lesquels se développent les troubles trophiques,— atrophie musculaire rapide, éruptions bulleuses, eschares, — accusent une élévation plus ou moins prononcée de la température (2). Mais d'autres fois, le plus souvent peut-être, ce phénomène fait défaut ; il en est ainsi dans la myélite partielle (3), et dans la paralysie infantile (4) ; il en est de même dans les cas à évolution lente, comme l'atrophie musculaire progressive, par exemple (5). Vous voyez, d'après ce qui précède, que les troubles trophiques liés aux lésions irritatives des centres nerveux se trouvent, au moins dans un bon nombre de cas, dégagés de l'élévation de la température qui devrait, je le répète, nécessairement se montrer toujours présente, s'ils reconnaissaient en réalité pour origine l'hypérémie consécutive à la paralysie des nerfs vaso-moteurs.

L'hypérémie neuro-paralytique et la production des troubles trophiques sont donc, dans les conditions communes, des phénomènes indépendants l'un de l'autre. Mais, comme nous le faisions pressentir tout à l'heure, il est telle circonstance où, contrairement à la règle ordinaire, la nutri-

---

(1) Hutchinson, loc. cit.; — Earle, in Med. chir. Transact., vol. VII, 1816, p. 173 ; — Yellowly, id, t. III ; — W. B. Woodmann in Sydenham Soc. Translation of Wunderlich : On Temperature in Diseases, p. 152 ; — W. Mitchell, Injuries of Nerves. Philadelphia, 1872, p. 175. Dans deux cas de plaie de nerf avec glossy skin, la région occupée par la lésion trophique était de 1 à 2 degrés plus chaude que la région correspondante du membre sain. Mais au-dessus de ce point le thermomètre marquait sur le membre malade 1 degré de moins que sur le membre sain. — H. Fischer. Ueber trophische Stœrungen nach Nervenverletzungen an den Extremitäten in Berlin. Klin. Wochensc., 1871, n° 13. La température des membres sur lesquels se produisent les troubles trophiques les plus divers est d'abord plus élevée que sur les membres sains, plus tard elle est relativement abaissée, mais il y a beaucoup d'exceptions à cette règle.

(2) Levier, dans un cas d'Hématomyélie, loc. cit.

(3) Mannkopf, loc. cit.

(4) Duchenne (de Boulogne), loc. cit., 3ᵉ édition, p. 398.

(5) Landois und Mosler, in Berliner Klinisch. Wochensch., 1868, s., 45.

tion locale peut éprouver une atteinte sérieuse, par le seul
fait que la partie se trouve soustraite à l'innervation vaso-
motrice : c'est, l'expérimentation le démontre, lorsque l'organisme tout entier est soumis à l'influence de causes puis-
santes de débilitation. Ainsi, un animal vigoureux a depuis
longtemps subi, d'un côté, la section du grand sympathique au cou ; cependant, jusque-là, la nutrition n'a nullement souffert dans les parties qui répondent à la distribution périphérique du nerf coupé. L'animal tombe malade ou
on le prive de nourriture : alors le tableau change tout à
coup et l'on voit, dit M. Claude Bernard, des phénomènes
inflammatoires se développer sur le côté de la face correspondant à la lésion expérimentale ; de ce côté, même sans
l'intervention d'un agent extérieur quelconque, la conjonctive, la membrane pituitaire, entrent rapidement en sup-
puration (1). Il est permis de supposer que les animaux
chez lesquels M. Schiff a vu des lésions trophiques survenir
consécutivement à l'hypérémie neuro-paralytique, sous
l'influence du plus léger irritant mécanique, se trouvaient
dans les conditions de débilitation signalées par M. Claude
Bernard. Chez l'homme, le même concours de circonstances devait nécessairement déterminer des effets analogues
à ceux observés chez les animaux et l'on peut se demander
si quelques-uns de nos troubles trophiques ne se produisent
pas en réalité de cette façon. Tel est peut-être le cas du
décubitus aigu des apoplectiques ; ici, en effet, l'état général est des plus fâcheux et l'eschare fessière occupe préci-
sément le côté du corps qui, en vertu de la paralysie motrice, présente une élévation relative de la température,
évidemment liée à l'hypérémie vaso-motrice (2). Quoi qu'il
en soit, cette interprétation pathogénique ne saurait avoir
qu'une application très-limitée car le décubitus aigu par lé-

---

(1) Cl. Bernard. — *Physiologie du système nerveux*, t. II, p. 535. Paris
1858. — *Med. Times and Gazette*, p. 79, t. II, 1861.
(2) 3ᵉ Leçon, p. 91.

sion des centres nerveux peut se produire dans maintes circonstances, à la suite des lésions hémilatérales de la moelle épinière, par exemple (1), sur des parties du corps où l'innervation vaso-motrice n'est pas visiblement affectée et en dehors de tout symptôme révélant une dépression profonde de l'organisme.

Il y a lieu de rechercher maintenant, si l'irritation des nerfs vaso-moteurs peut rendre compte des phénomènes que n'explique pas la paralysie de ces mêmes nerfs. Prenons d'abord l'irritation expérimentale. L'ischémie partielle, plus ou moins accentuée, tel est le résultat le plus saillant de cette irritation; elle peut être poussée assez loin pour qu'une piqûre pratiquée à la peau ne donne pas même une goutte de sang (2). Les parties dans lesquelles le spasme vasculaire entrave ainsi la circulation pâlissent et se refroidissent; l'activité vitale s'y amoindrit; l'excitabilité des muscles, celle des nerfs, descendent au-dessous du taux normal (3). On est naturellement porté à croire que des lésions nutritives profondes, accusées dans le sens de la nécrobiose ou du sphacèle, devraient nécessairement résulter de la prolongation d'un tel état. Mais il importe de remarquer qu'il s'agit là, ordinairement, d'un phénomène temporaire, persistant au plus pendant quelques heures. Car, par le fait même de la prolongation de l'irritation, l'activité du nerf semble s'épuiser et l'hypérémie, en général, succède bientôt à l'anémie (4). Toutefois en reproduisant, à de courts intervalles, l'irritation des nerfs vaso-moteurs, on peut réussir à faire prédominer pendant un certain temps l'état d'ischémie. Je ne crois pas cependant que, par ce procédé, on soit parvenu jamais à produire expérimentalement une lésion trophique quelconque. M. O. Weber qui, à l'aide

---

(1) 3e Leçon, p. 106.
(2) Brown-Séquard. — *Course of Lectures*, etc., p. 147, Philadelphia.
(3) Brown-Séquard, *loc. cit.*, p. 142.
(4) Waller. — *Proc. Royal Soc.*, London, vol. II, 1860-72, p. 89 et seq.

d'un appareil ingénieux, dit avoir obtenu, pendant près
d'une semaine, une irritation du grand sympathique cervical, pour ainsi dire permanente et marquée par un abaissement de 2° C, n'a pas vu survenir dans le côté correspondant de la face, la moindre trace d'un trouble de nutrition
(1). Les faits relatifs à la pathologie humaine témoignent
dans le même sens. Ainsi il n'est pas rare de rencontrer
dans certains cas d'*angioneuroses*, chez les hystériques
par exemple, une ischémie partielle très-prononcée et très-
persistante ; les troubles trophiques ne se montrent cependant jamais en pareil cas (2). Quant aux faits de gangrène
spontanée qui ont été rattachés à un spasme vasculaire,
ils n'auraient pas, si j'en juge d'après mes observations, la
signification qui leur a été prêtée, car, dans tous les cas de
ce genre qu'il m'a été donné de rencontrer, j'ai trouvé le
calibre des vaisseaux rétréci par le fait d'une altération des
parois artérielles ou obstrué par un thrombus (3).

D'après tout ce qui précède, ce n'est pas, vous le voyez,
à une affection, soit paralytique, soit irritative des nerfs
vaso-moteurs *proprement dits* qu'il faudrait rapporter
l'apparition des troubles trophiques qui surviennent en
conséquence de lésions du système nerveux.

L'expérimentation physiologique, dans ces dernières
années, a fait connaître l'existence de filets nerveux centrifuges dont l'irritation a pour effet de produire la dilatation des vaisseaux et conséquemment l'hypérémie de la
région dans laquelle ces nerfs se distribuent. Tandis que
l'irritation des nerfs vaso-moteurs ordinaires produit l'ischémie, celle des *nerfs dilatateurs* détermine au contraire
une hypérémie plus ou moins vive.

La corde du tympan peut être considérée, à l'heure qu'il

---

(1) O. Weber. — *Centralblatt*, n° 10, 1864, p. 147.
(2) Liégeois. — *Société de Biologie*, année 1859, p. 274. — Charcot, in
Mouvement médical, n°ˢ 25 et 26, 1ʳᵉ série ; n° 1, nouv. série. 1872.
(3) Voir la thèse de M. Benni. — *Recherches sur quelques points de*
gangrène spontanée. Paris 1867, obs. V, XI, XVII.

est, comme le prototype des nerfs dilatateurs. Mais des nerfs doués de propriétés semblables existent à la face (1), dans le pénis (2), dans l'abdomen (3). Il en existe vraisemblablement encore sur bien d'autres points du corps.

On est loin d'être fixé relativement au mode d'action de ces nerfs. Voici comment, dans l'hypothèse adoptée par M. Cl. Bernard, il faut expliquer l'afflux du sang artériel, si remarqu̇e ble, qui se fait dans la glande sous-maxillaire, sous l'influence de la corde du tympan. Suivant l'éminent physiologiste, l'irritation de ce nerf se transmettrait aux petits amas ganglionnaires qui sont distribués en grand nombre sur les extrémités nerveuses intra-glandulaires. Ceux-ci réagiraient à leur tour par une sorte d'*interférence nerveuse* (4) sur les filets nerveux du grand sympathique, nerf constricteur des vaisseaux, dont ils paralyseraient l'action. Ainsi la corde du tympan, et il faudrait. sans doute, en dire autant de tous les autres nerfs dilatateurs, jouerait à l'égard des nerfs vaso-moteurs à peu près le rôle d'un nerf d'arrêt. Par conséquent, vous le voyez, le résultat de l'action des nerfs dilatateurs, ne serait, en définitive, d'après la théorie, que la paralysie vaso-motrice. Or, s'il est vrai que la paralysie vaso-motrice, alors même qu'elle est poussée très-loin, comme cela a lieu par exemple dans le cas de la section complète des nerfs vasomoteurs, n'est pas la cause des troubles trophiques, il ne saurait évidemment en être autrement de cette même paralysie produite sous l'influence de l'excitation des dilatateurs. Mais ainsi que vous allez le reconnaître plus loin, Messieurs, le mode d'action des nerfs dilatateurs peut être envisagé à un point de vue tout différent.

---

(1) Claude Bernard. — *Revue scientifique*, t. II, 2ᵉ série 1872. — Schiff. — *Digestion*, t. I, p. 252.

(2) Nerfs érecteurs de Eckhard : *Beitrage zur Anat. und Phys.*, t. II. — Löven, *Bericht der sachs. Ges*, 1866.

(3) Cl. Bernard, *loc. cit.*

(4) Cl. Bernard, *loc. cit.*. p. 1204.

Je vous rappellerai les expériences fondamentales de
Ludwig relatives à l'influence de certains nerfs sur la
sécrétion de la glande sous-maxillaire (1) ; malgré les
critiques qui ont été faites des conclusions que ce physiologiste célèbre a tirées de ses expériences, ces conclusions ne paraissent pas avoir été ébranlées. Je vous
demande la permission d'entrer à ce propos dans quelques
détails ; cela est tout à fait nécessaire pour le but que nous
nous proposons.

Lorsque l'on irrite le bout périphérique du nerf qui se
rend à la glande sous-maxillaire, nerf fourni, on le sait
aujourd'hui, par la corde du tympan, on observe les phénomènes suivants : il se produit une sécrétion de salive
très-abondante ; la quantité peut en être si grande que,
dans un court espace de temps, le volume de la salive
rendue dépasse de beaucoup celui de la glande. Ce premier fait démontre qu'il ne s'agit pas ici, tout simplement,
d'un phénomène d'excrétion, d'expulsion de la salive préalablement sécrétée.

D'après les vues de Stilling et de Henle, dominantes à
l'époque où Ludwig a fait connaître ses premières recherches, on pouvait être tenté d'expliquer le phénomène
sur lequel j'appelle votre attention, en admettant que le
nerf glandulaire arrêté agit sur les veines de la glande et
les fait se contracter. L'augmentation de la tension du
sang consécutive à la contraction veineuse, serait, dans
cette hypothèse, la cause de l'accroissement de la sécrétion salivaire. Mais Ludwig a montré que la ligature des
veines, sans irritation concomitante du nerf glandulaire
n'augmente pas la sécrétion de la salive. Cette seconde hypothèse doit donc être éliminée, elle aussi.

---

(1) Ludwig. — *Mitth. der Zurich Naturforsch.* 1851. — *Zeitschr. f. rat.,
med.* n., f., Bd, I, p. 255. — *Wiener med. Wochenschr.* 1860. X. n° 28.
pp. 483. Voir aussi les travaux publiés par Ludwig en collaboration avec
Becher, Rahn, Gianuzzi.

Mais peut-être l'irritation du nerf glandulaire qui a, vous le savez, pour effet d'amener la dilatation des artères, détermine-t-elle la sécrétion, par ce seul fait qu'elle exagère momentanément dans la glande l'afflux du sang artériel Cet argument est invalidé par le résultat d'une expérience de Ludwig, laquelle montre que, pendant l'irritation du nerf, la pression manométrique dans le canal de Wharton est supérieure à la pression du sang dans les conduits artériels. D'ailleurs l'hypersécrétion salivaire par irritation de la corde du tympan se manifeste encore après la ligature des artères qui se rendent à la glande, sur un animal tué d'hémorrhagie ou même sur une tête détachée du corps. Ajoutons enfin ce fait très-remarquable que la salive et le sang veineux qui sortent de la glande sous-maxillaire, dans le temps où le nerf glandulaire est soumis aux excitations, présentent, comme l'ont montré MM. Ludwig et Spiess (1), une température plus élevée que le sang artériel entrant dans la glande (2).

D'après l'ensemble de ces résultats, il paraît évident que l'influence du système nerveux sur la sécrétion sous-maxillaire ne peut être expliquée par de simples phénomènes de dilatation ou de constriction des vaisseaux, et l'on est amené à reconnaître que le nerf glandulaire possède une double propriété puisqu'en outre de son influence sur les vaisseaux dont il détermine la dilatation, il exerce une action immédiate sur les parties de la glande qui accomplissent le phénomène chimique de la sécrétion, ou, autrement dit, sur les cellules sécrétantes. Cette influence du nerf sur la sécrétion semble être d'ailleurs le fait fondamental, car elle se manifeste, en conséquence des excitations, alors même que les effets de la dilatation vasculaire concomi-

---

(1) Ludwig und Spiess. — *Sitzungsber.* d. v. ak. Math. Cl., 1857. B. d. XXV. p. 584.

(2) Voir à ce propos une leçon de M. Vulpian, publiée dans la *Revue des cours scientifiques*. 3ᵉ année 1865-1866, p. 741.

tante se trouvent annihilés. Comme, d'un autre côté, il ne paraît pas qu'on puisse, expérimentalement, supprimer isolément l'action sécrétoire, l'action dilatatrice persistant seule (1), il est permis de supposer que celle-ci dérive de celle-là à titre de conséquence plus ou moins directe.

Il y avait donc lieu de rechercher quel peut être le lien qui rattache à l'excitation des éléments sécréteurs déterminée par l'excitation du nerf, l'hypérémie qui suit cette excitation. Plusieurs physiologistes ont pensé qu'il s'agit ici d'une *attraction* que les éléments sécréteurs de la glande exerceraient sur le sang ; « de sorte qu'à la force connue jusqu'à ce jour comme aidant le retour du sang en circulation vers le cœur et que l'on nomme *vis à tergo*, il faudrait ajouter une nouvelle force rétractive en corrélation avec la nutrition intime des éléments, force que plusieurs auteurs ont appelé *vis à fronte* (2) ». Est-ce là une conception purement théorique, sans appui expérimental, et destinée seulement à masquer notre ignorance ? Il n'en est rien ; car les travaux de H. Weber, Schuler, Lister, etc. (3), renferment de nombreux faits expérimentaux propres à mettre en lumière cette *attraction* que les tissus peuvent exercer, dans de certaines conditions, sur le sang en circulation. Je citerai deux faits de ce genre pris pour exemple, et dans lesquels le phénomène peut être étudié en dehors de toute intervention du système nerveux. Je les emprunte à une

---

(1) Par des expériences toutes récentes, M. Heidenhain serait arrivé cependant à démontrer que, dans la corde du tympan, des fibres nerveuses différentes sont affectées à la sécrétion et à la circulation de la glande sous-maxillaire. Il aurait vu chez des chiens curarisés, après l'injection dans la veine jugulaire, d'une dose d'atropine capable de paralyser complétement le filet cardiaque du nerf vague, que l'excitation de la corde du tympan ne déterminerait plus la moindre sécrétion. Néanmoins, il y avait une accélération du courant veineux sanguin, laquelle ne différait pas notablement de l'accélération déterminée par l'irritation de la corde, avant l'empoisonnement. (*Archives de physiologie*, 4 juillet 1872.)

(2) Vulpian. — *Revue des cours scientifiques*, t. III, p. 744.

(3) Voir O. Weber. — *Handbuch der Chirurgie*, t. I, p. 111.

CHARCOT, T. I. 10

leçon, professée au Muséum par M. Vulpian, sur la théorie des sécrétions (1).

Si l'on coupe tous les nerfs d'un membre sur une grenouille, et si l'on détermine ensuite une excitation en plaçant une gouttelette d'acide azotique sur la peau d'une des lames membraneuses interdigitales, il se produit en ce point, au bout d'un certain temps, une congestion plus ou moins vive. Le second fait est péremptoire : l'œuf, au quatrième jour de l'incubation, présente une vascularisation très-nette de la membrane ombilicale. En ce moment, il ne saurait être question de la moindre influence nerveuse. Si l'on place une gouttelette de nicotine sur un des points de l'aire vasculaire, il se fait autour de ce point une vascularisation tellement abondante que presque tout le sang vient s'y rendre. A la vérité cette hypérémie, cette stase par irritation des tissus se présente, au premier abord, avec je ne sais quels dehors d'une conception métaphysique. Mais il y a longtemps qu'on a cherché à donner du phénomène une interprétation fondée sur les données physico-chimiques. Ainsi, dès 1844, M. Draper (2) avait rappelé que lorsqu'un tube capillaire contient deux liquides de nature différente, si l'un des liquides a plus d'affinité chimique pour la paroi du tube que l'autre liquide, il s'ensuit un mouvement, lequel s'opère de telle façon que le liquide dont l'affinité chimique est le plus intense pousse l'autre devant lui. Le sang artériel ayant plus d'affinité pour les tissus que le sang veineux saturé des produits de désintégration, il doit s'ensuivre que le sang veineux sera repoussé. Il suffirait, dans cette hypothèse, pour accroître l'intensité du mouvement, d'activer le processus chimique de la nutrition, et c'est ici que pourrait intervenir l'action des nerfs. Les phénomènes de stase ont pu être expliqués d'une façon analogue, en faisant appel

(1) Vulpian, *loc. cit.*, p. 743.
(2) Draper. — *A Treatise on the Forces which produce*, etc.. New-York 1844. — Savory. — *British and foreign Review*, t. XVI, 1855, p. 19.

aux lois de l'osmose (stase sanguine par diffusion) (1).

Quoi qu'il en soit, quelle que puisse être l'interprétation du phénomène, l'attraction que les tissus soumis à l'influence de certains agents exercent sur le sang, est, vous le voyez, un fait constaté expérimentalement, en dehors de l'action du système nerveux. Pour appliquer maintenant cette donnée au cas de la glande sous-maxillaire, il suffit de reconnaître que le nerf glandulaire, soumis aux excitations, amène dans les cellules sécrétantes une modification de la nutrition intime : c'est en conséquence de ce changement qu'aurait lieu la dilatation vasculaire.

L'anatomie semble, du reste, jeter un jour nouveau sur la question en montrant que les terminaisons des nerfs glandulaires pénètrent jusque dans les cellules sécrétantes (2). M. Heidenhain a même essayé de démontrer que la glande, dont les nerfs sont soumis à une irritation un peu prolongée, présente une constitution histologique différente, à quelques égards, de celle qu'offre la glande à l'état de repos. Les cellules anciennes, dites muqueuses, paraissent, en effet, après l'irritation, remplacées par des cellules jeunes, de formation récente (3). Si les vues de M. Heidenhain venaient à être confirmées, il faudrait attribuer au nerf une influence pour ainsi dire directe sur le développement des cellules glandulaires (4).

L'hypothèse qui vient d'être formulée à propos des nerfs sécréteurs, peut s'étendre suivant toute vraisemblance aux

---

(1) O. Weber, *loc. cit.*

(2) E. F. W. Pflüger. — *Das nerven Gewebe der Speicheldrüse*, im S. Stricker's *Handbuch*. t. I, p. 313.

(3) Heidenhain. — *Studien der physiologischen Instituts*, 3ᵉ *Breslau*, 1868, et *Stricker s Handbuch*, *loc. cit.*, p. 330.

(4) Suivant M. Ranvier (*Traduction de Frey*, p. 437) et M. Ewald (*Jahresber.*, t. I, 1870-1871, p. 55) les résultats obtenus par M. Heidenhain doivent être interprétés ainsi qu'il suit : Sous l'influence de l'irritation des nerfs glandulaires, les cellules dites muqueuses perdraient tout simplement leur contenu de mucus et reprendraient l'aspect des cellules glandulaires pariétales. Il n'y aurait donc pas ici, comme le veut Heidenhain, formation de cellules nouvelles.

autres nerfs, dans lesquels l'expérimentation physiologique a révélé la propriété de déterminer la dilatation des
vaisseaux sous l'influence des excitations. Ces nerfs agiraient primitivement sur les éléments intervasculaires et
y activeraient le mouvement de composition et de décomposition nutritives. La dilatation vasculaire s'ensuivrait, à
titre de phénomène consécutif. A l'appui de cette vue on
peut invoquer ici encore les enseignements·de l'anatomie
qui, dans ces derniers temps, serait parvenue à suivre, au
moins chez la grenouille, des terminaisons nerveuses jusque
dans les nucléoles des corpuscules de la cornée, et les cellules conjonctives de la membrane clignotante (1).

Il y a longtemps que M. Brown-Séquard a proposé cette
interprétation (2) et M. Schiff semble s'y rattacher lorsqu'il
reconnaît que « la dilatation active paraît être étrangère
aux tuniques propres des vaisseaux et s'effectuer par l'intermédiaire des tissus intervasculaires (3). »

L'excursion que nous venons de faire dans le domaine
physiologique avait pour but de recueillir, chemin faisant,
des documents que nous pouvons maintenant mettre à profit. Il s'agit en effet d'arrêter un instant votre attention sur
la théorie dite des *nerfs trophiques* qui, vous le savez, à
défaut des autres hypothèses reconnues insuffisantes, a été
quelquefois invoquée pour expliquer la production des lésions de nutrition développées par une influence du système nerveux. Or, dans cette théorie, telle du moins que l'a
formulée M. Samuel, les nerfs supposés seraient pour ainsi
dire construits sur le modèle des nerfs sécréteurs en ce

---

(1) Voir Kühne : in *Gaz. hebdom.*, t. IX, n° 15, 1862 ; — Lipmann. —
*Endigung der Nerven im eigentlichen Gewebe und im hinteren Epithel der
Hornhaut des Frosches*, in *Virchow's Archiv.*, 38ᵉ Bd., p. 118, 1869 ; —
Eberth, in *Archiv für Micros. Anat.* Bd. III.
(2) Brown-Séquard. — *Researches on Epilepsy*, p. 70· — *Central Nervous
System.*, pp. 148, 172, 174.
(3) M. Schiff. — *Leçons sur la digestion*, t. I, p. 256.

sens que, à l'exemple de ceux-ci, ils exerceraient, dans les conditions normales, une influence directe sur la nutrition des parties où l'on suppose que leurs terminaisons ultimes vont se rendre. Leur rôle physiologique serait non pas d'opérer directement, mais d'activer, dans la profondeur des tissus, les échanges qui constituent l'assimilation et la désassimilation élémentaires, de même que le rôle des nerfs sécréteurs est de mettre en jeu dans les cellules glandulaires une propriété immanente, tout à fait connexe aux phénomènes de la nutrition intime. On ne méconnaît donc nullement l'autonomie des éléments anatomiques dans l'accomplissement des actes nutritifs ; on propose seulement d'envisager les nerfs trophiques, comme formant par leur ensemble un appareil de perfectionnement propre aux organismes supérieurs.

Voilà pour le côté physiologique. En ce qui concerne maintenant les applications à l'interprétation des phénomènes pathologiques, il est aisé de concevoir qu'un résultat fréquent d'une irritation morbide produite sur des nerfs doués de pareilles propriétés serait de porter le trouble dans la nutrition intime des parties innervées et d'y provoquer, à l'occasion, le développement consécutif d'un processus inflammatoire. La suppression d'action de ces nerfs n'aurait, au contraire, d'autre effet que d'amoindrir l'intensité du mouvement nutritif, et l'*atrophie circonscrite* est citée comme un exemple des troubles trophiques qui peuvent survenir de cette façon.

Ce sont là les traits généraux de la théorie ; pour ce qui est des détails, il était à prévoir qu'une hypothèse créée par le besoin d'expliquer des phénomènes encore peu connus, insuffisamment étudiés à l'époque où elle a été émise, devrait vieillir rapidement. Cela est arrivé en effet; on ne saurait admettre aujourd'hui, par exemple, que les nerfs trophiques ont tous leur origine centrale dans les ganglions spinaux postérieurs ou dans les ganglions analogues des nerfs crâniens ; car les cas sont nombreux, ainsi que vous

l'avez vu, où une lésion siégeant dans les parties centrales
de la moelle épinière, ou même dans l'encéphale, provoque
l'apparition de troubles trophiques dans les parties périphériques. Il faudrait aussi tenir grand compte, à l'avenir, des
faits, inconnus dans le temps où le livre de M. Samuel a
paru, et qui mettent hors de doute l'influence des lésions
des cellules nerveuses antérieures sur le développement des
diverses espèces de myopathies.

Je n'ai jamais partagé le dédain avec lequel la théorie
qui vient d'être brièvement exposée a été presque universellement accueillie. Il m'a toujours paru que, malgré ses
imperfections, elle était digne d'être recommandée à l'attention des médecins parce qu'elle explique mieux, ce me semble, les phénomènes qu'ils sont appelés à observer dans la
pratique, que toutes les autres hypothèses invoquées jusque-là. Je suis bien loin de vouloir méconnaître toutefois
la portée des objections qui lui ont été opposées. En premier lieu, l'existence des nerfs trophiques n'est pas, cela
est certain, démontrée anatomiquement ; il faut reconnaître
de plus, que la plupart des expériences instituées sur les
animaux, par M. Samuel, dans le but de mettre en lumière
l'existence de ces nerfs, n'ont pas été heureuses. Les unes
reprises par d'autres observateurs, n'ont pas reproduit
jusqu'ici les résultats annoncés ; les autres ont dû être aban-
données comme entachees de nombreuses causes d'erreur
(1). Mais tous les arguments dirigés contre la théorie n'ont
pas autant de valeur que les précédents. Si l'on voulait
condamner, par exemple, l'hypothèse des nerfs trophiques
par ce seul fait qu'elle est inutile en physiologie, je ferais
remarquer que l'utilité des nerfs sécréteurs n'a été reconnue
qu'après coup. On serait nécessairement conduit à reconnaître aussi celle des nerfs trophiques, si l'expérimentation
venait quelque jour se prononcer en leur faveur. Il est dif-

---

(1) Voir Tobias (*Virchow's Archiv*, Bd. XXIV, p. 579) et O. Weber, in
Centralblatt, 1864, p. 145.

ficile de croire, d'un autre côté, que le rôle joué par les nerfs sécréteurs soit absolument spécifique et sans autre exemple dans l'organisme. A ces nerfs on pourrait déjà comparer les nerfs dilatateurs, s'il est vrai qu'ils fonctionnent suivant le mécanisme indiqué tout à l'heure. On devrait en rapprocher encore, d'après les observations récentes de M. Goltz, les nerfs d'absorption, qui, suivant ce physiologiste, agiraient sur les cellules endothéliales des vaisseaux sanguins, de la même façon que les nerfs de sécrétion agissent sur l'épithélium glandulaire. Nous ne voyons pas, en somme, qu'il existe aucun argument qui permette de décréter à *priori* que les nerfs trophiques ne viendront pas, un jour, prendre place dans ce groupe (1).

Quoi qu'il en soit, avant de s'attacher à une théorie qui ne peut subsister sans mettre en jeu tout un système de nerfs dont l'existence est encore problématique, il faudrait nécessairement s'être assuré, par tous les moyens, qu'il est réellement impossible d'expliquer les phénomènes dont l'interprétation est proposée, en faisant appel aux propriétés des différents nerfs déjà connus : car il faut se garder toujours d'enfreindre l'axiome de la logique : *Haud multiplicanda entia absque necessitate*. Or, la théorie vaso-motrice étant éliminée, il reste encore, sans doute, beaucoup à faire sous ce rapport.

Il est une vue, entre autres, à laquelle on ne s'est pas arrêté, que je sache, et qui mériterait peut-être d'être prise en considération. Les expériences nombreuses et décisives, faites dans ces derniers temps, sur les réunions bout à bout de nerfs de fonctions différentes, tels par exemple que l'hypoglosse et le lingual (2), ont mis hors de doute que les excitations produites sur un point quelconque d'une fibre nerveuse sensitive ou motrice, se propagent aussitôt et

---

(1) Goltz in *Pflüger's Archiv.*, t. I. V. p. 53 et *Journal of Anatomy and Physiology*, 2e série, n° du mai 1872, p. 480.
(2) Vulpian. — *Physiologie du système nerveux*, p. 290.

simultanément dans le sens centripète et dans le sens centrifuge. D'après cela, il est permis de supposer que les irritations pathologiques développées sur un nerf sensitif, soit à son origine centrale, soit sur un point de son trajet, retentissant dans la direction centrifuge jusqu'à l'extrémité terminale des filets nerveux, c'est-à-dire dans les papilles du derme, ou encore dans l'épaisseur du réseau muqueux (1), pourront, dans certains cas, provoquer là un travail phlegmasique. On comprendrait ainsi, par exemple, le développement assez fréquent d'éruptions bulleuses ou pemphigoïdes, du zona, en conséquence de lésions portant sur les faisceaux postérieurs de la moelle ou sur les racines spinales sensitives. Pour ce qui est des nerfs moteurs, je ne vois pas d'argument sérieux qui empêche d'admettre que les irritations pathologiques, portant sur les cellules nerveuses des cornes antérieures, seront transmises quelquefois jusqu'aux faisceaux musculaires, par la voie des filets nerveux qui transmettent à l'état physiologique les excitations volontaires. Un certain nombre au moins des troubles trophiques consécutifs aux lésions du système nerveux trouveront peut-être dans cette hypothèse leur explication, sans qu'il soit nécessaire d'avoir recours à la théorie des nerfs trophiques.

Nous sommes parvenus, Messieurs, au terme de cette discussion pathogénique et, ainsi que je le laissais pressentir dès le commencement, la question en litige attend encore une solution. Je ne regretterais pas, néanmoins, les développements dans lesquels nous sommes entrés, si j'avais réussi, en mettant sous vos yeux les pièces du procès, à vous inspirer le désir de pénétrer plus avant dans une étude qui intéresse à un si haut degré la pathologie du système nerveux toute entière.

---

(1) Voir Langerhans. — *Virchow's Archiv.* Bd. 44, et A. Biesadecki. — *tricker's Handbuch*, p. 595.

DEUXIÈME PARTIE

**Paralysie agitante et Sclérose en plaques
disséminées.**

CINQUIÈME LEÇON

De la paralysie agitante.

Messieurs,

Ceux d'entre vous qui, ce matin, ont parcouru nos salles, se sont étonnés peut-être d'y trouver réunies, en aussi grand nombre, des femmes chez lesquelles le tremblement paraît constituer le symptôme prédominant ou tout au moins le plus saillant de la maladie dont elles sont atteintes. Cette réunion de malades d'un genre à part, je l'ai provoquée à dessein. Par là, j'ai voulu vous mettre à même de reconnaître, à l'aide d'une étude comparative, certaines nuances, ou même des différences tranchées que l'observation des cas isolés ne permet pas de saisir aussi facilement.

Au premier abord, vous avez pu penser qu'un spectacle monotone s'offrait à vos regards. En effet, si l'on se contente d'un coup d'œil superficiel, le phénomène *tremblement* chez toutes ces femmes paraît identique ou peu s'en faut ; une seule chose frappe, c'est l'intensité et le siége variables que présentent les oscillations rhythmiques des membres. Mais une observation plus recueillie vous a bientôt permis de démêler, sous cette uniformité apparente, des traits distinctifs qui, d'abord, vous avaient complétement échappé.

Ainsi, pour ne parler que du fait le plus évident, vous avez pu remarquer que, parmi nos malades, les unes ne tremblent que dans le temps même où elles exécutent un mouvement d'ensemble à l'aide de leurs membres, comme dans l'acte de porter un verre à la bouche pour boire, ou encore lorsqu'elles veulent se lever de leur siége pour marcher. Dans ce dernier cas, toutes les parties du corps peuvent être ébranlées par des secousses énergiques rendant difficiles et parfois impossibles la station verticale et la marche. En revanche, quand elles sont au repos et qu'aucune émotion ne vient les affecter, ces mêmes femmes, qu'elles soient assises ou couchées, offrent l'attitude la plus naturelle ; les différentes parties de leur corps ne sont aucunement agitées, et si vous les observiez seulement dans de telles conditions, vous ne soupçonneriez certes pas le mal dont elles sont atteintes.

Au contraire, dans une seconde série de cas, le tremblement est continu, permanent ; il agite les membres sans cesse, sans trêve, et si les mouvements intentionnels l'exa-gèrent par moment, le repos ne le fait pas disparaître. En réalité, pendant la veille, lorsque l'affection est intense, il n'y a pas de relâche pour ces malades : quelle que soit la position qu'elles prennent, assises ou couchées, toujours elles tremblent. Le sommeil seul met momentanément un terme à l'agitation spasmodique de leurs membres ; mais à peine le réveil a-t-il lieu que le tremblement reparaît et reprend bientôt toute son intensité.

A ne tenir compte que de cette première distinction, établie d'après l'influence du repos ou des mouvements volontaires, sur la production du tremblement, il est permis déjà, vous le voyez, de ramener à deux chefs prin-cipaux le cas qui nous occupe.

Un premier groupe comprendra ceux où le tremble-ment ne se manifeste qu'à l'occasion d'un mouvement intentionnel, tandis que les malades chez lesquels le trem-blement est un symptôme constant, ou qui, tout au moins, ne s'efface guère que durant le sommeil, constitueront le second groupe. Il faut remarquer d'ailleurs que chacun de ces groupes, loin de former un ensemble homogène, em-brasse des espèces morbides assez nombreuses et de nature très-diverse, malgré l'analogie que leur impose la commu-nauté du symptôme.

La distinction que je m'efforce de faire ressortir auprès de vous est à mon avis de la plus haute importance dans l'histoire des maladies chroniques du système nerveux qui s'accompagnent de tremblement. De nos jours, elle a été à peu près universellement méconnue, et, si je ne me trompe, c'est en vain que vous en chercheriez la trace dans nos au-teurs classiques. Cependant, et M. Guéneau de Mussy l'a fait remarquer avec justesse dans une leçon clinique pu-bliée récemment par la *Gazette des Hôpitaux* (1), les mé-

---

(1) *Gazette des hôpitaux*, 1868.

decins du siècle dernier l'avaient prise en considération, et en avaient parfaitement compris la valeur.

Van Swieten, entre autres, a expressément reconnu les deux espèces de tremblement; bien plus, il s'était efforcé de rattacher chacune d'elles à une condition physiologique particulière. Permettez-moi, à ce propos, de vous signaler le commentaire sur l'aphorisme 625, vous y trouverez une interprétation physiologique du symptôme tremblement, interprétation qui est loin d'être dénuée d'intérêt, même pour le lecteur moderne.

Ainsi, d'après Van Swieten, le tremblement qui persiste pendant le repos au lit résulte d'une irritation qui s'exerce d'une manière intermittente, rhythmique, sur les centres nerveux. Ce serait donc là un phénomène convulsif, — *tremor coactus*.

Par contre, le tremblement qui se manifeste exclusivement pendant l'exercice des mouvements volontaires dépendrait d'un défaut de stimulus, résultat de l'insuffisance du fluide nerveux, dont la fonction est de faire contracter les muscles sous l'influence de la volonté. Ce serait là, par conséquent, un tremblement paralytique, — *tremor à debilitate*.

Une interprétation des phénomènes, qui ne s'éloigne pas radicalement de la précédente, a été donnée, il y a quelques années, par l'un des rares auteurs modernes qui ont su maintenir la distinction des deux espèces de tremblement. M. Gubler reconnaît que, dans certains cas, le tremblement consiste, non pas en une succession de mouvements contraires, soustraits à la volonté, mais bien en contractions et relâchements alternatifs des muscles qui sont en jeu, soit pour exécuter le déplacement d'un membre ou la translation du corps entier, soit pour conserver aux parties leur attitude naturelle. Ici, les contractions musculaires, au lieu de se développer comme dans les con-

---

(1) *Archives générales de médecine*, 5ᵉ série, t. XV, 1860, p. 702.

ditions normales, graduellement, sans secousses et d'une manière insensible, se font, au contraire, par saccades, et comme par un courant interrompu, avec des intervalles de repos. Cet état pathologique, qui, suivant M. Gubler, pourrait être désigné sous le nom d'*astasie musculaire*, se sépare nettement de l'état dans lequel ce ne sont pas seulement les contractions commandées par l'attitude du corps ou par la volonté qui, se faisant par saccades, déterminent le tremblement. Dans ce dernier cas, il existe réellement des contractions involontaires et sans but, excitées incessamment par un stimulus interne.

Il faut d'ailleurs que cette catégorisation soit bien naturelle, car elle est fort antérieure à Van Swieten; Galien l'avait établie. Lui aussi distinguait en effet deux espèces de tremblement : l'un qu'il désigne sous le nom de τρεμοσ (tremor), — c'est le tremblement paralytique; l'autre qu'il appelle παλμός (palpitation), — c'est le tremblement clonique, spasmodique, convulsif (1).

Mais le point de vue physiologique ne doit pas nous arrêter plus longuement, car nous ne saurions entrer, quant à présent, dans une discussion qui serait prématurée. Qu'il nous suffise d'avoir mis en relief des caractères que l'observation la plus simple, indépendamment de toute préoccupation théorique, permet de reconnaître. C'est pour ne les avoir pas pris en considération que les deux affections qui doivent faire l'objet de nos premières études cliniques, la *paralysie agitante* et la *sclérose en plaques disséminées*, sont restées jusqu'à ce jour confondues sous une même rubrique, bien qu'elles soient, à tous égards, parfaitement indépendantes l'une de l'autre. Toutes deux, à la vérité, comptent le tremblement parmi leurs symptômes les plus importants ; mais, dans la première, les oscillations rhythmiques des membres sont à peu près permanentes, tandis que dans la seconde elles ne surviennent qu'à

---

(1) G. V. Swieten. — *Commentaria*, t. II, p. 167. Paris, 1771.

l'occasion des mouvements voulus. Nous venons de signaler
un trait distinctif qui permettrait déjà de poser entre
les deux affections une ligne de démarcation tranchée.
Toutefois ce n'est pas le seul, tant s'en faut, que nous
aurons à faire valoir, ainsi que vous le reconnaîtrez par la
suite.

La *paralysie agitante*, qui nous occupera tout d'abord
et dont je vous ai présenté plusieurs exemples bien caractérisés, a été la première inscrite dans les cadres nosologiques. Son histoire, néanmoins, ne remonte pas très-loin.
La première description régulière qui en ait été donnée date
seulement de 1817 ; elle est due à un auteur anglais, Parkinson, qui l'a présentée dans un petit ouvrage intitulé :
Essay on the shaking Palsy. Depuis cette époque, la paralysie agitante a été maintes fois mentionnée en Angleterre
et en Allemagne ; mais, en France, elle était restée à peu
près ignorée jusque dans ces dernières années, car, si je
ne me trompe, elle se trouve signalée chez nous pour la
première fois d'une manière explicite par M. G. Sée,
dans son mémoire sur la chorée, où elle figure parmi les
maladies qui peuvent être confondues avec la danse de
Saint-Guy.

En 1859, M. Trousseau, dans ses *Leçons sur la chorée*,
réunit dans un tableau succinct les principaux traits de la
paralysie agitante. Trois ans plus tard, M. Vulpian et moi
nous avons publié un travail sur ce sujet, dans la *Gazette
hebdomadaire* (1). Nous venions d'arriver à la Salpétrière.
Voulant nous éclairer sur la nature et les caractères de
cette maladie, que nous étions appelés à observer sur une
grande échelle, nous fûmes frappés de l'insuffisance des
détails contenus dans les auteurs. Ceci nous conduisit à
réunir les faits que nous avions sous les yeux, et, les joi-
gnant à des observations empruntées aux recueils étran-

---

(1) *Gazette hebdomadaire*, 1861, p. 765, 816 et 1862, p. 54.

gers, nous avons tracé une histoire assez complète, pour l'époque, de la paralysie agitante.

A partir de là, cette maladie acquiert droit de domicile dans les ouvrages classiques. Dans la seconde édition de ses *Leçons*, Trousseau y consacre d'assez longs développements. Elle figure dans la dernière édition du livre de M. Grisolle, dans l'*Encyclopédie* de Reynolds (1); mais, dans toutes ces descriptions, et la nôtre n'échappe nullement à ce reproche, il existe une confusion absolue entre la paralysie agitante et la sclérose en plaques. La ligne de démarcation entre ces deux maladies a été indiquée par moi, si je ne me trompe, pour la première fois, dans la thèse de M. Ordenstein (2). Il importe donc d'établir un parallèle entre ces deux affections, en les comparant l'une à l'autre sous le triple rapport des symptômes, des causes et des lésions. Pour cela, nous ferons appel aux documents précités et aux observations nombreuses que nous avons rassemblés dans cet hospice. Il vous sera facile de retrouver sur les malades que j'ai réunies dans les salles les caractères sur lesquels je vais insister.

CARACTÈRES FONDAMENTAUX DE LA PARALYSIE AGITANTE.

La paralysie agitante, dégagée, Messieurs, des éléments étrangers est, quant à présent, une *névrose* en ce sens qu'elle ne reconnaît aucune lésion qui lui soit propre. Dans les diverses relations qui ont été publiées, on voit mention-

---

(1) J. Reynolds. — *A system of Medicine*, t. II, p. 184. Art. *Paralysis agitans*, par W. R. Sanders.

(2) *Sur la paralysie agitante et la sclérose en plaques généralisées*. Thèse de Paris, 1868. Cohn, cependant, avait remarqué que, dans deux cas d'induration multiple du cerveau et de la moelle, le tremblement ne se manifestait qu'à la suite de mouvements que le malade voulait exécuter, mais jamais à l'état de repos, ni durant le sommeil. (*Ein Beitrag zur Lehre der Paralysis agitans*. In *Wiener med. Wochensch.*, mai 1860.)

nées des lésions disparates. Quelques-unes appartiennent
à la sclérose en plaques disséminées; les autres, par leur
multiplicité, par leur variabilité même, viennent encore
appuyer notre opinion, à savoir que, jusqu'ici, la paralysie agitante ne reconnaît aucune lésion matérielle déterminée.

Elle frappe des sujets déjà avancés en *âge*, surtout ceux
qui ont plus de 40 ou 50 ans. Cette limite, toutefois, n'est
pas absolue, car M. Duchenne (de Boulogne) nous a
communiqué un fait relatif à un jeune homme âgé de 16
ans. Quoi qu'il en soit, elle trouve sa place naturelle dans
les maladies de la seconde période de la vie. Mais ce serait
aller trop loin que de la considérer comme une maladie
sénile.

Souvent les *causes* restent inconnues. Cependant, des
données étiologiques, deux méritent d'être signalées : 1º le
froid humide, tel que celui qu'entraîne l'habitation prolongée dans une chambre mal aérée, dans un rez-de-chaussée
bas et obscur, etc. ; 2º les *émotions morales vives*. Cette
dernière cause paraît assez commune. L'une des malades
que vous avez vues fut atteinte dans les circonstances
suivantes. Son mari, garde municipal, faisait partie des
troupes qui combattaient les insurgés en juin 1832. Ayant
vu le cheval de son mari revenir seul à la caserne, elle
fut vivement impressionnée, craignant un malheur. Le
jour même elle se mit à trembler, et le tremblement, qui
était primitivement localisé à la main droite, s'est étendu
et a gagné successivement les autres membres. J'aurai
l'occasion de vous citer d'assez nombreux exemples du
même genre.

Les *symptômes* de la paralysie agitante n'ont pas tous
une égale valeur. Le plus saillant consiste dans un tremblement existant même au repos, d'abord limité à un membre, puis se généralisant peu à peu, tout en respectant ce-

pendant la tête. A ce phénomène s'ajoute tôt ou tard une
diminution apparente de la force musculaire. Les mouvements sont lents et paraissent faibles, bien que l'expérience
dynamométrique démontre que cette diminution n'est pas
réelle. Cette impuissance motrice paraît tenir en partie,
nous le verrons, à la rigidité dont les muscles sont le
siége.

Un symptôme curieux qui vient compliquer la situation,
quelquefois d'assez bonne heure, d'habitude à une époque
de la maladie assez éloignée du début, c'est la perte de la
faculté de garder l'équilibre pendant la progression. On
remarque, en outre, chez quelques malades, une tendance
à la propulsion ou à la rétropulsion : sans éprouver de
vertige, le malade est, dans le premier cas, poussé en
avant; on dirait qu'il est forcé de prendre une allure rapide, et ce n'est qu'à grand peine qu'il lui est possible ·de
s'arrêter, obligé qu'il est de courir après un centre de gravité qui lui échappe.

Une attitude particulière du corps et des membres, la
fixité du regard, l'immobilité des traits du visage, doivent
encore être signalés parmi les symptômes les plus importants de la maladie.

La *marche* de la paralysie agitante est lente, progressive. Sa *durée* est longue (parfois elle compte une trentaine
d'années). Le terme fatal survient ou par les progrès de
l'âge ou par le fait d'affections intercurrentes soit acci-
dentelles, soit occasionnées par le marasme, le confine-
ment au lit, etc. Dans le premier cas il s'agit d'une maladie
aiguë, d'une pneumonie, par exemple ; dans le second, la
mort arrive par une sorte d'épuisement nerveux ; la nutrition s'altère, le malade perd le sommeil, il se forme des
eschares qui terminent la scène morbide.

Tels sont, Messieurs, les caractères les plus généraux de
la paralysie agitante. Mais afin de mieux vous faire saisir
leur signification, il convient d'entrer plus avant dans l'é-

tude des symptômes, de faire voir comment ils naissent,
s'accroissent et s'enchaînent aux divers âges de la maladie. A cet effet, et pour mettre plus de clarté dans notre
description, nous établirons plusieurs périodes que nous
caractériserons les unes après les autres. Examinons en
premier lieu la manière dont se fait le début. Les observations nous apprennent que la paralysie agitante se développe tantôt lentement, progressivement, tantôt au
contraire d'une façon presque soudaine.

A. *Début lent*. Dans l'immense majorité des cas, le début est insidieux, la maladie s'annonce comme légère et
bénigne. Le tremblement est circonscrit à un pied, à une
main, au pouce. Ce symptôme, en apparence si peu inquié-
tant, reste isolé pendant longtemps. Il offre, d'ailleurs, des
caractères qu'il importe de connaître et sur lesquels nous
insisterons. Les mains sont-elles prises? on voit ses divers
segments osciller les uns sur les autres, animés d'un mouvement presque pathognomonique. Le malade rapproche
les doigts du pouce comme pour filer de la laine ; simultanément, le poignet se fléchit par secousses rapides sur l'a-
vant-bras, celui-ci sur le bras.

A ce moment de la maladie, le tremblement peut n'être
que passager, transitoire. Il éclate alors qu'on s'y attend
le moins, le malade étant au repos le plus complet d'esprit
et de corps, et fréquemment sans qu'il en ait conscience.
La marche, même s'il s'agit des membres supérieurs, l'action de saisir un poids, de le soulever, de prendre la plume
et d'écrire, un effort quelconque de la volonté, suffisent
souvent à cette époque pour suspendre le tremblement.
Plus tard, il n'en sera plus ainsi. Du reste, en même temps
qu'il gagne en intensité et en persistance, le tremblement
envahit pour ainsi dire de proche en proche — non sans
observer dans sa progression certaines règles — les parties jusque-là demeurées indemnes. Si, par exemple, il a
d'abord affecté la main droite, au bout de quelques mois.

de quelques années, ce sera le tour du pied droit ; la main gauche ensuite, puis le pied gauche, seront pris successivement.

L'envahissement *croisé* est plus rare. J'ai vu cependant, au moins deux fois, le membre supérieur droit, puis le membre inférieur gauche être affectés l'un après l'autre. Il est beaucoup plus commun de voir le tremblement borné durant longtemps aux membres d'un seul côté du corps (*forme hémiplégique*), ou encore aux deux membres inférieurs (*forme paraplégique*). La tête est toujours à peu près respectée à toutes les époques du mal, même dans les cas les plus intenses, et c'est là un caractère que nous devrons, par la suite, mettre en relief, car le contraire se remarque souvent dans la forme cérébro-spinale de la sclérose en plaques.

Je dois appeler toute votre attention sur un mode de *début progressif* qui, pour être exceptionnel, n'en est pas moins digne d'intérêt. Le tremblement n'est pas absolument le premier phénomène constaté. Il est possible qu'il soit précédé tantôt d'un sentiment de fatigue très-remarquable, tantôt de douleurs rhumatoïdes ou névralgiques, parfois des plus vives, et occupant le membre ou les régions du membre, qui bientôt seront pris, mais secondairement, d'agitation convulsive. Je pourrais vous citer plusieurs faits de cette espèce, et il n'est pas rare qu'en pareil cas on puisse invoquer une cause traumatique, une piqûre, comme l'a vu Romberg, ou, ainsi que je l'ai observé, une contusion violente ayant porté son action sur le membre qui, ultérieurement, a été affecté de douleurs et de tremblement. La paralysie agitante qui éclate de cette façon se comporte d'ailleurs, dans son évolution ultérieure, comme à l'ordinaire, et ses progrès se font suivant les mêmes lois.

B. *Début brusque.* Lorsque, à la suite d'une cause morale, d'une terreur profonde, le tremblement est survenu tout à coup, il occupe tantôt un seul membre, tantôt, et dès l'origine, tous les membres à la fois. Après avoir persisté quelques jours, il est possible qu'il s'amende ou même disparaisse. Mais plus tard, consécutivement à une série d'amendements et d'exacerbations alternatifs, il s'établit enfin d'une manière définitive. C'est là, du moins, ce que nous avons observé très-nettement dans plusieurs cas.

La durée de cette phase initiale varie, quel qu'ait été le mode de début, de un à deux ou trois ans environ.

C. *Période d'état*. Lorsque la paralysie agitante a acquis son parfait développement, le tremblement, outre qu'il envahit plusieurs membres, se montre, au moins dans les cas intenses, à peu près incessant. Son intensité, toutefois, n'est pas la même à tous les instants. Diverses circonstances, naguère sans influence sur lui, à présent l'exagèrent. Telles sont les émotions morales, l'exercice des mouvements volontaires. On observe, de plus, des espèces de crises, de paroxysmes, éclatant spontanément, sans cause appréciable. En revanche, le sommeil naturel, le sommeil provoqué par le chloroforme, annihilent toujours momentanément les secousses convulsives.

C'est surtout à cette époque de la maladie que les caractères particuliers du tremblement apparaissent dans tout leur jour; c'est alors aussi que l'on voit parfois les oscillations rhythmiques et involontaires de diverses parties de la main rappeler l'image de certains mouvements coordonnés. Ainsi, chez quelques malades, le pouce se meut sur les autres doigts comme cela a lieu dans l'acte de rouler un crayon, une boulette de papier; chez d'autres, les mouvements des doigts sont plus complexes encore et rappellent l'acte d'émietter du pain (1). Je vous ai

---

(1) Le tremblement impose à l'écriture des caractères qui ont quelque chose de spécial. Quand l'affection est au début, l'écriture, au premier abord, semble normale; mais si on l'examine à la loupe, on y distingue des parties plus accusées, plus larges que d'autres. Plus tard, vers la période d'état,

présenté des exemples de ce genre. Ce sont là, si je ne me trompe, des particularités qui appartiennent en propre au tremblement de la paralysie agitante; je ne crois pas qu'on les rencontre dans aucune autre espèce de tremblement. Elles ont été bien reconnues par M. Gubler (*loc. cit.*), qui, attaché en qualité d'interne à la Salpétrière, avait pu y étudier la maladie sur une grande échelle.

La tête et le cou, nous le répétons, restent indemnes;

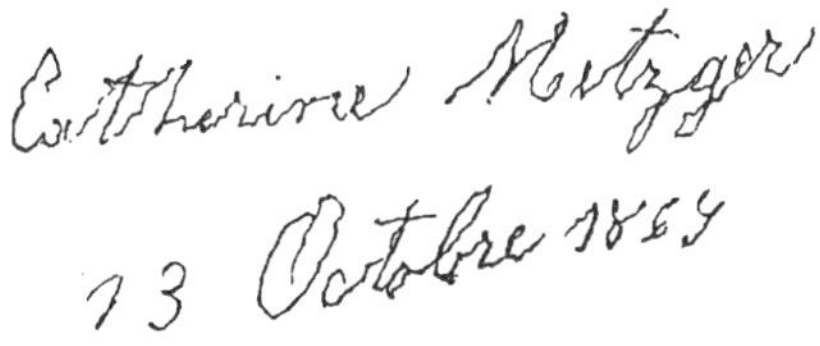

Fig. 5

c'est la règle. Loin d'être agités, les muscles de la face sont immobiles, le regard a même une fixité remarquable, et les traits nous offrent une expression permanente de tristesse, parfois d'hébétude. Le nystagmus, qui figure si souvent dans la symptomatologie de la sclérose en plaques disséminées, n'existe pas dans la paralysie agitante. Les muscles de la mâchoire, eux non plus, ne participent point à l'agitation convulsive. Néanmoins il n'est pas très-rare de voir la langue, même lorsqu'elle reste renfermée dans la cavité buccale, être animée d'un tremblement assez accusé et qui augmente lorsqu'elle est tirée hors de la bouche. Parfois les lèvres sont accolées l'une contre l'autre, comme serrées, de telle sorte que le rebord muqueux n'est plus visible et que la surface cutanée paraît plissée (1). Il

---

par exemple, les altérations de l'écriture sont beaucoup plus prononcées et partant très-évidentes. La figure 5 représente le spécimen de l'écriture d'une malade que nous avons observée à l'hôpital Saint-Louis, en 1869. Les jambages des lettres sont très-irréguliers et très-sinueux, et ces irrégularités, ces sinuosités n'ont qu'une amplitude très-limitée. (B.)

(1) Tous ces caractères se trouvent très-accusés chez Perd... Marie-Anne.

n'y a pas d'embarras réel de la parole, mais le discours est lent, saccadé, la parole brève, et il semble que la prononciation de chaque mot coûte un effort considérable de la volonté. Si l'agitation du corps est excessive, il peut arriver que la parole soit tremblante, entrecoupée, comme elle l'est chez les individus qui, peu habitués à l'équitation, sont montés sur un cheval lancé au trot. Toutefois, on ne saurait voir évidemment, dans ces deux cas, qu'un phénomène de transmission (1). Souvent, enfin, les malades semblent parler entre les dents. La déglutition est facile, peut-

---

qui est encore dans le service de M.Charcot (salle St-Alexandre,nº 9).La tête, fixée en quelque sorte sur la colonne cervicale, est un peu inclinée en avant. Les traits de la face sont pour ainsi dire sans expression ; les plis du front, égaux des deux côtés, sont très-accentués ; les paupières sont moins mobiles que chez les personnes saines, ce qui tient à une sorte de contraction des muscles sourciliers, contraction qui paraît être habituelle et exagère les plis du front. Lorsqu'on demande à la malade de fermer les paupières, elle y parvient sans effort, dit-elle ; mais alors les paupières supérieures sont animées de petits mouvements convulsifs qui sembleraient plutôt faire supposer qu'il faut une certaine force pour les tenir abaissées. En effet, si on veut les faire maintenir dans cette position, à mesure que l'expérience se prolonge, les mouvements convulsifs (sorte de clignotement rapide) augmentent et l'occlusion cesse d'être complète. Les globes oculaires regardent directement en avant ; il n'y a pas de nystagmus. Lorsque, pour étudier la sensibilité de la pupille à la lumière, on essaie tour à tour d'ouvrir et de fermer les paupières, on éprouve, dans l'exécution de ce dernier acte, une résistance due aux mouvements convulsifs des paupières supérieures, mouvements que la malade ne saurait maîtriser. Le regard est en quelque sorte sans expression.

Les lèvres sont rapprochées et un peu saillantes en avant, comme s'il y avait une contraction qui les maintienne l'une contre l'autre ; il s'ensuit que les sillons naso-labiaux sont peu creusés, ainsi que les sillons jugo-mentonniers. La lèvre supérieure est immobile ; la lèvre inférieure est animée d'un tremblement très-fin principalement au niveau des commissures labiales La malade est obligée de faire un effort pour ouvrir la bouche ; elle ne l'ouvre qu'imparfaitement et ne peut pas la maintenir ouverte pendant quelques minutes. Elle paraît se rendre compte de cet accolement ordinaire, permanent pour ainsi dire, des lèvres, quand elle dit : « Elles se collent ensemble mes lèvres ». (B.)

(1) Nous citerons encore, à propos de la *parole*, un fragment de l'observation de Perd... Chez elle, la parole a commencé à devenir difficile, il y a deux ans et, depuis un an, l'embarras de l'élocution s'est accru considérablement. Quand la malade parle, elle a du tremblement des lèvres et l'émission des premières syllabes se fait assez péniblement ; la parole est

être ralentie ; fréquemment dans les cas un peu anciens la salive accumulée dans la bouch e s'écoule involontairement au dehors. Les muscles de l; respiration ne paraissent point partager le désordre convulsif des membres. Disons cependant que quelques malades éprouvent un sentiment d'oppression presque constant.

Nous appuierons actuellement sur un trait qui, croyons-nous, a échappé à Parkinson ainsi qu'à la plupart des auteurs qui l'ont suivi : nous voulons parler de la *rigidité* que subissent, à une certaine époque de la maladie, les muscles des membres, du tronc, et le plus souvent ceux aussi du cou. Quand ce symptôme s'annonce, les malades accusent des crampes suivies de roideur d'abord passagère, puis plus ou moins durable et s'exagérant par exacerbations. En général, les muscles fléchisseurs sont affectés les premiers et toujours au plus haut degré. La roideur musculaire, devenue permanente, impose à ces malades, dans beaucoup de cas, une attitude toute particulière. Ainsi, la tête, en vertu de la rigidité des muscles antérieurs du cou (Parkinson l'avait remarqué déjà), est fortement inclinée en avant, et on la dirait fixée dans cette position, car ce n'est pas sans efforts que les malades parviennent à la porter en haut, à droite ou à gauche. Le tronc lui-même est presque toujours, dans la station debout, un peu penché en avant. (V. Pl. XI).

L'attitude des membres supérieurs mérite d'être relevée. Habituellement les coudes sont tenus faiblement écartés du

---

tremblante, surtout au début, et peu à peu, à mesure que la phrase s'avance, les mots sont moins tremblants et prononcés d'une voix plus forte. La malade semble parler entre ses dents ; les lèvres s'écartent à peine ; les mâchoires sont comme accolées l'une contre l'autre. La langue est animée d'un tremblement uniforme, général, même lorsqu'elle est dans la cavité buccale, et, quand elle est allongée, le tremblement augmente. La malade prétend qu'elle ne peut laisser longtemps la langue au-dehors de la bouche : « Elle rentre, dit-elle, malgré moi. » La bouche est souvent remplie de salive, et Perd... attribue à ce phénomène une partie de sa difficulté à s'exprimer. (B.)

thorax, les avant-bras étant légèrement fléchis sur les bras;
les mains, fléchies sur les avant-bras, reposent sur la ceinture [V. PLANCHE IX (1)]. A la longue, les mains, en raison

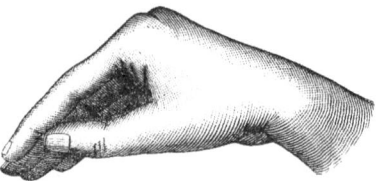

Fig. 6. — Attitude habituelle dans les cas de paralysie agitante un peu prononcée. —
Attitude d'une main qui tient une plume pour écrire.

de la rigidité permanente de certains muscles, offrent des
déformations qu'il est bon de connaître, parce que, dans
maintes circonstances, elles ont rendu le diagnostic diffi-

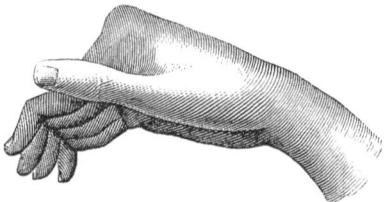

Fig. 7. — Déformations des doigts de la main, simulant celles du rhumatisme articulaire chronique primitif.

cile. La plupart du temps, le pouce et l'index sont allongés
et rapprochés l'un de l'autre, comme pour tenir une plume
à écrire; les doigts, médiocrement inclinés vers la paume de
la main, sont déviés en masse vers le bord cubital (*Fig. 6*).
Ils montrent en outre, dans leurs diverses articulations, une
série de flexions et d'extensions alternatives, de manière
à rappeler, jusqu'à s'y méprendre, certains types de déformation observés dans le rhumatisme chronique progressif

---

(1) Cette planche représente la malade Gav... dont nous rapportons l'observation en appendice. L'inclinaison, déjà très-prononcée quand M. P. Richer a fait son dessin, s'est encore accusée depuis cette époque. De plus,
elle présente aujourd'hui une tendance à s'incliner en même temps sur la
droite. Cette inclinaison latérale existe aussi chez une autre malade du service de M. Charcot, nommée Bau..

(*Fig.* 7 *et 8*). La distinction cependant est d'ordinaire facile, pour peu que l'on soit prévenu. Il n'y a pas, en effet, dans la paralysie agitante, la tuméfaction et la rigidité articu-

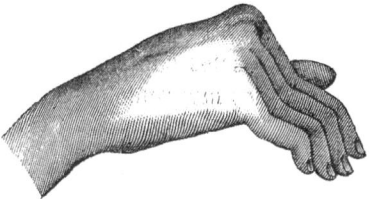

Fig. 8. — Déformations des doigts de la main, simulant celles du rhumatisme articulaire chronique primitif.

laires, non plus que les bourrelets osseux et les craquements que l'on observe dans le rhumatisme noueux.

Aux membres inférieurs, la rigidité est quelquefois assez prononcée pour donner l'idée d'une véritable paraplégie avec contracture. Chez deux femmes que je vous présentais tout à l'heure, ces membres, vous l'avez vu, sont rigides et dans la demi-flexion ; on ne les fléchit ou les étend qu'avec une certaine difficulté. Les genoux sont rapprochés l'un de l'autre par un mouvement d'adduction ; les pieds sont roides, étendus et dirigés en dedans, simulant la malformation désignée sous le nom de *pied bot varus équin ;* les orteils sont relevés et recourbés de façon à figurer une griffe, à cause de l'extension des phalanges et de la flexion concomitante des phalangines. Pourtant ces femmes ont encore la faculté de mouvoir volontairement leurs membres inférieurs, avec peine et lenteur il est vrai ; elles sont même capables, vous l'avez vérifié, de marcher tant bien que mal, sans aide ni appui. Je vous ai fait remarquer, Messieurs, que, en opposition avec ce qui a lieu dans la paraplégie vraie, avec contracture, il n'existe pas, chez nos malades, ces trémulations tétaniques, spontanées ou provoquées par certaines attitudes, trémulations qui caractérisent l'une des variétés de l'épilepsie spinale. Ces derniers phénomènes, au contraire, s'observent, en général, dans la paraplégie qui accompagne fréquemment la sclérose en plaques disséminées, et c'est là un caractère distinctif que nous aurons à faire valoir pour le diagnostic.

Ainsi que l'a noté avec raison M. Benedikt, dans son traité récent d'*Electrothérapie*, la rigidité habituelle d'un certain nombre de muscles contribue certes, pour une bonne part, à rendre les mouvements laborieux ; mais ce n'est pas là, croyons-nous, l'unique cause que l'on doive invoquer ; toujours est-il que c'est elle qui, déterminant l'attitude générale, fait que les malades, comme recoquevillés sur eux-mêmes, paraissent se déplacer tout d'une pièce ; que leurs jointures semblent *soudées*, si je puis me servir de cette expression triviale, mais assez juste du reste, que j'emprunte à un malade ; c'est elle aussi qui tient la tête et le tronc inclinés en avant, et cette dernière circonstance entre assurément pour une part dans la tendance qu'ont les malades à tomber en avant lorsqu'ils marchent.

Messieurs, il est des cas, rares à la vérité, dans lesquels la rigidité musculaire est un symptôme des premiers temps de la maladie, et réellement prédominant. J'ai observé récemment un exemple qui rentre dans cette catégorie. Le malade avait à peine remarqué le tremblement, d'ailleurs peu intense chez lui, et limité à l'une des mains. Il avait cependant, à un haut degré déjà, l'attitude du corps et des membres, la difficulté dans les mouvements, enfin la démarche caractéristique (1). Ces cas sont exceptionnels. Le

---

(1) Le cas suivant, que nous résumons, appartient à cette catégorie des faits exceptionnels. — Guill..., âgée de cinquante-trois ans (salle Saint-Alexandre, n° 10). Après avoir éprouvé pendant quelque temps de la céphalalgie, des douleurs lancinantes erratiques, un sentiment de constriction à l'épigastre, elle s'aperçut, il y a quatre ans, que les diverses jointures du membre supérieur droit devenaient roides. A ce phénomène s'ajoutait de la faiblesse. La roideur et l'affaiblissement gagnèrent successivement le membre inférieur droit, le bras gauche, puis la jambe correspondante. En 1870, apparut la tendance à la propulsion et à la rétropulsion. Ainsi, lorsque la malade montait à son logement, elle était poussée en avant et ne s'arrêtait

plus communément la rigidité musculaire ne se montre ou
ne s'accuse profondément que dans les phases avancées de
la paralysie agitante. Or, lorsqu'elle commence à se mani-

---

qu'en s'appuyant avec les mains sur un corps résistant : « Sans cette précaution, dit—elle, je caracolais. »

Aujourd'hui, son état est le suivant : Tête un peu inclinée en avant ; cou
roide. Les plis du front sont très-accusés, surtout au-dessous des sourcils,
qui sont relevés, ainsi que les paupières supérieures ; de là, une sorte d'hébétude empreinte sur la physionomie. La parole est libre. Dans la marche
qui se fait à petits pas, la malade a les bras accolés au corps, les avant-
bras fléchis et les mains réunies comme pour se soutenir. Pris dans leur
ensemble, les doigts sont légèrement fléchis, ramassés ; la main entière est
inclinée vers le bord cubital. Toutes les jointures sont roides, à des degrés
différents ; la roideur prédomine à droite. Sensibilité conservée. — Pendant
la nuit, sensation de froid qui, partant de l'épaule, descend jusqu'au poignet
et revenant par accès d'une durée de cinq à six minutes. Les membres, principalement le membre supérieur droit, paraissent lourds. Lorsque la malade
veut se lever de sa chaise, et qu'on l'empêche de s'aider des objets voisins,
elle saisit les montants avec les mains pour avancer le bassin ; elle place
ensuite ses mains plus bas sur les côtés de la chaise, et après quelques efforts et une sorte de balancement, elle parvient à se lever.

Le sommeil en général, est court. Durant la nuit, Guill... ne garde sur
elle que le drap et un mince jupon qu'elle met sur ses genoux parce qu'ils
sont froids. Avec une couverture, elle aurait « trop chaud et c'est trop lourd. »
Notons encore un besoin incessant de changer de position. A peine est-elle
assise depuis quatre ou cinq minutes qu'elle demande à être soit plus
avancée sur son siége, soit mise de côté, etc. ; quelques instants après, elle
désire qu'on écarte ses jambes, qui ont de la tendance à l'adduction ; bientôt
elle prie qu'on l'aide à se lever, etc. Tous ces symptômes suffisent pour démontrer qu'on a affaire, ici, à la *paralysie agitante*. Cependant, et bien que
la maladie remonte à quatre années, le tremblement est à peu près nul ; il
n'occupe que la main droite, où il est apparu seulement depuis trois mois.
On voit, par là, qu'il est possible de reconnaître la paralysie agitante en
l'absence même du tremblement. (B.) — Il en fut encore ainsi chez un
malade que M. Charcot a vu il y a quelque temps (1872). Cet homme, âgé
de 50 ans, a été atteint de la *maladie de Parkinson* à la suite d'une émotion
vive occasionnée par les tentatives que firent, pendant la Commune, les
fédérés pour l'incorporer dans leurs bataillons. Chez lui, tous les symptômes, et en particulier l'attitude, étaient présents, mais le tremblement faisait encore défaut. — Enfin, M. Gowers a donné communication à M. Charcot
de l'observation recueillie par lui à l'Hôpital national des épileptiques et des
paralytiques de Londres, d'une femme, Ann Phillips, âgée de 47 ans,
chez laquelle tous les symptômes de la paralysie agitante existaient, moins
le tremblement, qui est à peine apparent dans les mouvements. (B.) (Note
de la 2e édition) .

fester, les malades ont senti depuis longtemps, dans l'exercice des mouvements, une gêne notable qui a une autre cause.

Vous reconnaîtrez aisément, chez quelques-uns des malades que je vous ai présentés, cet embarras dans l'accomplissement des mouvements, qui ne dépend ni du tremblement ni de la rigidité musculaire, et un examen quelque peu attentif vous permettra de constater que, chez eux, fait significatif, il y a plutôt *ralentissement dans l'accomplissement des mouvements qu'affaiblissement réel* des puissances motrices. Le malade est encore capable d'accomplir malgré le tremblement, la plupart des actes moteurs, mais il apporte à les réaliser une lenteur extrême. Nous signalions le fait il y a quelques instants en ce qui concerne la parole ; entre la pensée et l'acte il s'écoule un temps relativement considérable. On croirait que, chez lui, l'influx nerveux ne puisse être mis en jeu qu'après des efforts inouïs, et, en réalité, les moindres mouvements déterminent une fatigue extrême. Cet ensemble de phénomènes a souvent été pris pour l'indice d'un véritable affaiblissement paralytique. Néanmoins, il vous sera maintes fois loisible de vous assurer que, dans les cas où la maladie n'est pas parvenue aux dernières limites, la force musculaire est remarquablement conservée. A diverses reprises le fait a été vérifié à l'aide du dynamomètre ; dans quelques circonstances même, on a vu, phénomène singulier, le membre le plus agité et le plus affaibli en apparence, être celui dans lequel la force dynamométrique était le mieux conservée (1).

---

(1) Nous avons étudié l'état de la force dynamométrique chez six malades du service de M. Charcot. Voici les résultats obtenus. 1° Perdr...; 8 explorations ; moyenne à droite, 60 ; à gauche, 42. — 2° Guil. .; 9 explorations ; moyenne à droite, 67 ; à gauche, 63. — 3° Berr... ; 13 explorations ; moyenne à droite, 59,6 ; à gauche, 41,4. 4° Gav...; 5 explorations ; moyenne à droite, 39,6 ; à gauche, 43,4. — 5° Beau...; 5 explorations ; moyenne à droite, 65,5 ; à gauche, 42,3. — 6° Dan...; 5 explorations ; moyenne à droite, 41,4 ; à gauche, 33,3. Si l'on compare ces chiffres à la moyenne 85, que

Un mot encore sur la *démarche* particulière aux malades
atteintes de paralysie agitante. Vous avez vu quelques-
unes de nos malades se lever avec lenteur et avec peine de
leur siége, hésiter durant quelques secondes à se mettre en
marche, puis, une fois lancées, prendre malgré elles l'allure d'une course rapide. Plusieurs fois, elles ont été
menacées de tomber lourdement en avant. Cette tendance
à courir d'une manière irrésistible tient-elle exclusivement
à ce que le centre de gravité se trouve déplacé par l'inclinaison de la tête et du tronc? Cette explication, admissible
peut-être dans quelques cas, ne l'est pas dans tous. En effet,
par opposition aux malades dont nous venons de parler, il
en est qui, dans la marche, tendent à reculer ou à se ren-
verser en arrière, bien qu'elles aient le corps manifestement
penché en avant D'ailleurs la propulsion, de même que la
rétropulsion, n'est pas absolument liée à l'attitude inclinée
du corps, car on la voit quelquefois à une période peu
avancée de la maladie, alors que l'inclinaison ne s'est pas
encore produite (1). Enfin, ce ne sont pas là des phéno-

---

nous ont fournie cinq personnes du même âge que nos malades, on constate
que, dans la paralysie agitante, loin d'être conservée, la force dynamométrique serait au contraire diminuée. Il est d'autant plus difficile d'expliquer
les divergences qui existent entre l'opinion ancienne et nos faits, que cette
diminution de la force dynamométrique est aussi réelle chez deux de nos
malades, à une période relativement peu avancée de la paralysie agitante,
que chez la plus ancienne. Dans ces trois cas, enfin, l'affaiblissement dyna-
momométrique est plus marqué dans le côté où prédomine le tremblement. (B.)

(1) Ces phénomènes sont très-apparents chez une malade du service de
M. Charcot couchée au n° 22 de la salle St-Alexandre. Cette femme est
parvenue à une période plus avancée de la paralysie agitante que les deux
malades citées dans les notes précédentes, sans toutefois être alitée. On
retrouve chez elle tous les symptômes de la maladie ; mais. nous relèverons,
dans son histoire, simplement ce qui a trait à la propulsion et à la rétropulsion. Supposons la malade assise ; on lui ordonne de se lever et de
marcher. Que voyons-nous ? Elle hésite pendant quelques instants, puis,
incline le tronc en avant et, après s'être comme balancée, tout d'un coup
elle se lève. Mais alors, elle ne part pas ; il semble, qu'auparavant, elle ait
besoin de s'équilibrer : elle est en quelque sorte incertaine, ayant le tronc
incliné en avant ; enfin elle se décide. Lente tout d'abord, la marche progressivement s'accélère et, après un parcours de dix mètres, elle se précipite
de telle sorte que si la malade ne rencontrait, à un moment donné, soit un

mènes constants, nécessaires ; assez souvent même, ils font
défaut et figurent dans le tableau symptomatologique de
maladies autres que la paralysie agitante, dans certaines
lésions du cerveau, par exemple. Il est juste de reconnaître que, dans ce dernier cas, ils sont liés souvent aux vertiges, tandis que dans la paralysie agitante les mouvements
de propulsion ou de rétropulsion ne surviennent pas à l'occasion d'un sentiment vertigineux.

Les symptômes que je viens de passer en revue ne sont
pas, Messieurs, les seuls qui méritent de fixer votre attention. La paralysie agitante n'est pas seulement une maladie
des plus tristes en ce qu'elle prive le malade de l'usage de
ses membres et qu'elle le réduit tôt ou tard à une inertie
à peu près absolue ; c'est encore une affection cruelle par
suite des sensations pénibles qu'éprouve le malade. Ordinairement, et à part les cas de névralgie dont nous vous
avons entretenus, il ne s'agit pas de souffrances vives,
mais de sensations désagréables, d'un ordre spécial. Ce
sont des crampes, ou mieux un sentiment presque permanent de tension, de traction dans la plupart des muscles.
C'est en outre un sentiment de prostration, de fatigue qui
s'accuse surtout après les paroxysmes de tremblement ;
enfin c'est, un malaise indéfinissable qui se traduit par un
besoin incessant de changer de position. Assis, les malades
sont, à chaque instant, obligés de se lever ; debout, après
quelques pas, ils veulent se rasseoir. Ce besoin de déplace-

---

banc, soit un mur, un lit, etc., etc., elle tomberait brusquement : La *propulsion*, ici, est donc aussi nette que possible.

La *rétropulsion* échappe quelquefois parce que, pour qu'elle soit signalée
par les malades, il faut que celles-ci, par une circonstance spéciale, aient été
obligées de marcher à reculons. Eh bien ! il est un moyen très-simple de la
mettre en évidence et que M. Charcot a employé dans ce cas : la malade étant
debout, il suffit de la tirer, même légèrement, à l'improviste par son jupon,
pour que, aussitôt, elle marche en arrière et que le mouvement rétrograde se
précipite très-vite et soit promptement dangereux, si on ne prend des précautions. (B).

ment, de changement se montre principalement au lit, pendant la nuit, chez les infirmes qui sont incapables de se servir elles-mêmes. Les femmes qui sont chargées de surveiller ces pauvres malades vous le diront : il faut les coucher tantôt sur le côté gauche, ou sur le droit, tantôt sur le dos. Une demi-heure, un quart d'heure sont à peine écoulés qu'il faut renouveler la position, et si l'on ne répond pas immédiatement à leur désir, elles poussent des gémissements qui témoignent assez du malaise profond qu'elles ressentent. Malgré ces troubles divers, la transmission des impressions sensitives cutanées n'est nullement altérée dans la paralysie agitante. Le froid, le chaud, le plus léger frôlement, le pincement, etc., sont perçus avec leurs caractères normaux et la rapidité voulue.

Mais une sensation très-pénible encore qu'éprouvent les malades et que je n'ai trouvée mentionnée dans aucune description, c'est une *sensation habituelle de chaleur excessive* qui fait que, au cœur de l'hiver, vous les voyez se découvrir au lit et ne conserver sur eux, pendant le jour, que les vêtements les plus légers. Tous les cas de notre service déposent en faveur de cette assertion. Cette sensation de chaleur, particularité digne d'être notée, bien que la raison n'en puisse pas être donnée, se fait spécialement sentir à la région épigastrique et sur le dos. Toutefois, les membres, la face, peuvent aussi en être le siége. Elle n'a pas à tout moment la même intensité. Elle paraît atteindre son maximum à la suite des paroxysmes de tremblement et s'accompagne souvent, en semblable occurrence, d'une sécrétion abondante de sueur qui oblige parfois à changer le linge ; mais elle peut se montrer aussi, d'une manière très-accusée, chez des malades qui ne suent pas et dont le tremblement est peu accentué.

La connaissance de ce fait m'a, de longue date, conduit à chercher si la température centrale était modifiée chez ces malades. Or, l'expérience m'a prouvé que, quel que fût le degré de cette sensation subjective et aussi celui du tremblement, la température restait au terme physiologique (37°,5 au rectum).

Vous ne serez pas étonnés, Messieurs, de voir des contractions musculaires aussi énergiques et aussi générales que le sont celles qui se montrent dans certains cas de paralysie agitante ne pas donner lieu pourtant à une accumulation de chaleur des parties centrales. Il s'agit là de contractions musculaires *dynamiques*. Or, vous le savez, les contractions musculaires *statiques* seules, ainsi que l'a fait remarquer M. Béclard, occasionnent une élévation de la température appréciable au thermomètre. A ce point de vue, ainsi que nous avons essayé de l'établir, M. Ch. Bouchard et moi, dans un travail communiqué à la *Société de biologie* (1), les convulsions peuvent être rangées sous deux chefs : les unes *statiques*, c'est-à-dire avec prédominance des contractions toniques, font monter la température d'une manière plus ou moins prononcée, telles sont le tétanos, l'attaque épileptique ; les autres, *dynamiques*, ou avec prédominance des mouvements cloniques, n'affectent pas la température d'une façon notable. Des explorations thermométriques, que nous avons plusieurs fois répétées dans la paralysie agitante et dans quelques cas de chorée avec agitation excessive, nous ont paru mettre ce dernier point hors de doute (2).

A ce propos, il serait intéressant de rechercher si, dans la paralysie agitante, de même que cela a lieu, d'après

---

(1) *Sur les variations de la température centrale qui s'observent dans certaines affections convulsives et sur la distinction qui doit être établie à ce point de vue entre les convulsions toniques et les convulsions cloniques*. In *Mémoires de la Société de Biologie*, 1866.

(2) Cinq cas nouveaux, viennent corroborer cette assertion. Cinq explorations faites chez Ber.... ont donné comme température moyenne, 37°,48, et trois explorations pratiquées chez Guil.... 37°,6. Dan..., 3 explorations le matin, 37°,3 ; — 4 explorations le soir, 37°,8. — Grav., 2 explorations le matin, 37° ; 4 explorations le soir, 37°,6. — Bau..., 3 explorations le matin, 37°, 1 ; 4 explorations le soir, 37°,45. Le pouls, chez la première, était à 90, chez la seconde à 86 ; chez la 3e à 84 et chez la 5e à 80. Le nombre des inspirations, dans ces cas, était normal. (B.)

M. Bence-Jones, dans la chorée et le *delirium tremens*, affections dans lesquelles il y a une grande dépense musculaire, les urines presentent, dans leur constitution chimique, quelque modification importante et en particulier une augmentation de la proportion des sulfates. C'est la un *desideratum* que nous nous proposons de combler quelque jour (1).

Messieurs, les symptômes que nous avons décrits persistent tels quels durant un temps plus ou moins long ; puis, tôt ou tard, on voit survenir une période qui précède l'issue fatale, et que l'on pourrait appeler *période terminale*. L'affection poursuivant sa marche, la difficulté des mouvements augmentant, les malades sont obligés de rester toute la journée sur leur chaise ou même de garder tout à fait le lit. Alors, la nutrition souffre, surtout celle du systeme musculaire. Il peut survenir, et je l'ai constaté deux fois, une véritable atrophie graisseuse des muscles. A un moment donné, l'intelligence s'obscurcit, la mémoire se perd. Les forces générales sont prostrées, les malades deviennent gâteux, des eschares apparaissent au sacrum. En pareil cas, les malades succombent par les seuls progrès de leur affection, par une sorte d'épuisement du système nerveux, et il est parfaitement exact, ainsi que l'ont annoncé plusieurs auteurs, qu'à cette période terminale, on

---

(1) Des recherches ont été faites à ce point de vue par M. P. Regnard, dans le laboratoire de la Sorbonne, sur deux malades du service de M. Charcot. Chez toutes deux, l'urine contenait une proportion à peu près normale d'urée, mais une moindre proportion d'acide sulfurique qu'à l'état physiologique : la moyenne de 14 dosages a donné, pour l'*urée*, 19 grammes 50 ; pour l'*acide sulfurique*, 1 gr. 25 au lieu de 2 gr. Il suit de ces analyses que l'excrétion des sulfates serait diminuée dans la paralysie agitante, contrairement à l'opinion avancée par M. Bence-Jones, à propos de la chorée. D'ailleurs, dans cette affection même, Lehmann et Gruner ont toujours trouvé une diminution des sulfates. Vogel est arrivé, de son côté, aux mêmes résultats, et il pense qu'il faut attribuer les conclusions opposées de Bence-Jones à l'insuffisance du procédé d'analyse qu'il a employé (Note de la 2ᵉ édition).

voit souvent diminuer et même cesser le tremblement, quelque intense qu'il fût auparavant (1). A l'autopsie, on ne rencontre d'ordinaire aucune lésion viscérale importante, capable d'expliquer la mort. On n'observe point, entre autres, les lésions de la pneumonie caséeuse ou de la phthisie tuberculeuse qui, nous le verrons, mettent fin si habituellement à l'existence des femmes atteintes de sclérose en plaques ou d'ataxie locomotrice progressive.

Tel n'est pas peut-être, cependant, le genre de mort le plus habituel dans cette maladie. En effet, la terminaison finale arrive fréquemment par le fait d'une maladie intercurrente. Trois fois, Trousseau a vu la mort survenir à la suite d'une pneumonie ; j'ai noté la même chose chez plusieurs sujets atteints de paralysie agitante. Cette complication tient-elle à l'habitude qu'ont ces malades de se découvrir, même par les saisons les plus froides, en raison des sensations de chaleur intérieure qu'ils éprouvent? Nous ne saurions l'affirmer.

N'oublions pas, Messieurs, que, d'une façon générale, la paralysie agitante est une des affections graves du système nerveux dont la durée est la plus longue. Elle peut durer trente ans ; les symptômes de la troisième période seuls, ainsi que j'en ai été témoin, peuvent se prolonger pendant quatre ou cinq années.

Si j'ai insisté avec minutie sur la description symptomatologique de la paralysie agitante, c'est qu'elle constitue, encore aujourd'hui, à peu près toute l'histoire de cette affection.

Les rares autopsies pratiquées jusqu'à présent chez des individus supposés atteints de paralysie agitante, sont susceptibles d'être rangées en trois groupes. Le premier ren-

---

(1) Chez une malade du service (Latouil... Marie-Françoise), dont l'observation est consignée *in extenso* dans la thèse de M. Claveleira, le tremblement a complétement disparu l'avant-veille de la mort. (*De la paralysie agitante*, 1872, p. 35.).

ferme les cas dans lesquels on n'a rencontré aucune lésion appréciable, malgré les explorations les plus attentives. Il existe plusieurs faits de ce genre consignés dans les auteurs. J'ai observé pour mon compte trois cas de paralysie agitante bien caractérisée, dans lesquels les résultats de l'autopsie ont été complétement négatifs. D'autres fois, on trouve mentionnées, dans les nécropsies, des lésions banales, en particulier l'atrophie cérébrale sénile ; or, celle-ci peut exister, comme on le sait, sans qu'il y ait eu jamais le moindre tremblement.

Le second groupe comprend les observations publiées par quelques auteurs, Bamberger, Lebert, Skoda, par exemple, sous le titre de *paralysie agitante* et dans lesquelles ont été rencontrées des lésions qui appartiennent vraisemblablèment à la sclérose en plaques. Tels sont les cas de Bamberger, Lebert, Skoda. S'agissait-il vraiment de la paralysie agitante ou avait-on sous les yeux le tableau clinique de la sclérose en plaques ? Le fait est parfaitement établi, au moins pour l'observation de Skoda. Nous reviendrons d'ailleurs sur ce point.

Enfin, le dernier groupe contient l'observation de Parkinson et celle d'Oppolzer. Dans l'observation de Parkinson, que cet auteur a transcrit du reste de seconde main, il y avait, paraît-il, une *augmentation de volume*, avec induration *du pont de Varole, de la moelle allongée et de la portion cervicale de la moelle* ; en outre, les nerfs de la langue, ceux du bras, étaient comme *tendineux*. Ce dernier détail nécroscopique et d'autres encore qu'il est inutile de relever, nous semblent jeter des doutes légitimes sur la valeur de ce fait au point de vue anatomo-pathologique.

Quant au cas du professeur Oppolzer, il n'est guère plus concluant, à notre avis, en dépit de l'importance qu'on a voulu lui accorder. A l'autopsie, on découvrit aussi une induration du pont de Varole et de la moelle allongée, attribuée, après examen microscopique, à une hyperplasie, une prolifération du tissu conjonctif. Quels sont les carac-

tères de cette hyperplasie? A cet egard, la relation est
muette. Il n'est nullement question, dans le texte alle-
mand, de l'atrophie des éléments nerveux, non plus que
des caractères de la dégénération graisseuse, deux lésions
signalées, on ne sait trop pourquoi, dans la version adoptée, dans sa leçon clinique, par Trousseau.

Les considérations qui précèdent nous montrent, Messieurs, que la lésion de la paralysie agitante est encore à
trouver (1).

La *physiologie pathologique* n'est guère plus avancée
que l'anatomie. Bientôt, je pense, j'aurai l'occasion de vous
faire reconnaître la vérité de cette assertion. Je n'insiste
pas, pour l'instant, sur ce sujet, j'ai hâte de terminer
l'histoire clinique de la paralysie agitante, en vous ex-
posant ce que nous savons relativement à l'étiologie et à la
thérapeutique de cette affection. Ni l'une ni l'autre ne comportent de longs développements, la thérapeutique moins
encore peut-être que l'étiologie ; car, jusqu'à ce jour, il
n'est aucune substance, aucune méthode de médication à
laquelle on puisse faire honneur, je ne dirai pas d'une
guérison, mais même d'un amendement sérieux dans un
cas bien authentique de paralysie agitante.

Étiologie. A. Parmi les *causes extérieures* à l'individu,
deux surtout méritent d'être invoquées légitimement dans
un assez grand nombre de cas. C'est, en premier lieu,

---

(1) Depuis que cette leçon a été faite (1868), M. Charcot a eu l'occasion
de pratiquer trois autopsies nouvelles, les lésions qu'il a rencontrées sont
de deux espèces : les unes, constantes dans ces trois cas (oblitération du
canal central de la moelle par la prolifération des éléments épithéliaux qui
tapissent l'épendyme ; — prolifération des noyaux qui entourent l'épendyme ;
— pigmentation des cellules nerveuses. très-prononcée principalement dans
les cellules de la colonne vésiculeuse de Clarke) ; les autres, particulières
à deux de ces cas (multiplication des corps amyloïdes) ou à l'un d'eux
(plaque scléreuse à la face postérieure du bulbe). Dans le cas le plus net, on
ne constatait aucune lésion de la protubérance ni du bulbe. (Voir pour plus
de détails : Joffroy, *Société de biologie*, 1871.)

l'influence des violents ébranlements du système nerveux : l'effroi, la terreur, une fâcheuse nouvelle apprise tout à coup, etc. Les exemples à l'appui fourmillent dans la science, et les faits que nous avons recueillis nous-même nous obligent à ne pas conserver le moindre scepticisme sous ce rapport.

Des femmes de la Salpétrière, atteintes de paralysie agitante, interrogées par nous, beaucoup ont vu leur maladie prendre naissance au milieu des commotions politiques qui ont agité notre pays. Qu'il nous suffise de citer la femme d'un gendarme, à laquelle nous avons déjà fait allusion plusieurs fois, une femme actuellement couchée au n° 2 de la salle Saint-Alexandre, qui se mit à trembler après une émotion violente, occasionnée par les événements de décembre 1851. En dehors des faits qui nous sont personnels, nous relaterons : 1° un cas de M. Hillairet (rapporté dans notre mémoire) ayant trait à un père qui vit tuer son fils sous ses yeux ; 2° un autre publié par Oppolzer, concernant un bourgeois de Vienne, effrayé par l'éclatement d'une bombe à ses côtés (1); enfin, un troisième, consigné par Van Swiéten dans ses écrits. Il s'agissait, dans ce dernier cas, d'un homme réveillé subitement par un coup de tonnerre épouvantable. Multiplier les exemples serait facile, mais n'ajouterait rien à ce que nous venons de dire. Ce qu'il importe de savoir, c'est que, chez tous ces malades, le tremblement suivit immédiatement ou presque immédiatement

---

(1) Dans un travail publié en 1873 (*Berliner Klin. Wochenschrift*, n° 24. p. 278, etc.), M. O. Kohts relate un certain nombre de cas de maladies nerveuses, observées à Strasbourg, et que les malades eux-mêmes font remonter à la frayeur que leur a causée le bombardement de la ville. L'auteur, qui s'étend avec complaisance sur cet événement désastreux, nous apprend que le nombre des bombes lancées sur Strasbourg, en 31 jours, s'élève à 193,722, soit, d'après son calcul, 6,249 par jour, 269 par heure, ou 4 à 5 par minute. Parmi les faits pathologiques qu'il cite, trois paraissent relatifs à la paralysie agitante (2 femmes âgées, l'une de 51 ans et l'autre de 61 ans et un homme âgé de 56 ans). [Note de la 2° édition. (B.)]

l'influence de la cause. Celle-ci, qu'on le sache encore, n'impose aucun caractère spécial à la maladie.

Notons, en second lieu, l'*action du froid humide long-temps prolongée*, action qui, aux yeux de quelques auteurs, suffit pour faire admettre l'origine rhumatismale. Toutefois, une circonstance importante plaide contre cette explication: c'est que les formes du rhumatisme articulaire aigu ou chronique se montrent rarement soit avant l'éclosion de la maladie, soit pendant son cours. Tout au plus remarque-t-on parfois, dans les cas où l'influence étiologique du froid a pu être invoquée, des douleurs rhumatoïdes ou névralgiques vagues. Nous pourrions citer, à ce propos, une femme que nous vous avons montrée, et dont la démarche rappelle celle des grands pachydermes. Cette femme, qui fabriquait des gaufres, a demeuré pendant plus de dix ans dans un rez-de-chaussée très-humide, et la description qu'elle donne de cette habitation malsaine ne laisse aucun doute à cet égard. De plus, elle se trouvait exposée, en raison de son métier, à des refroidissements fréquents.

Il est des cas où cette cause est loin d'avoir joué, à notre avis, le rôle qu'on lui attribue. Tel est celui de Romberg, concernant un homme qui, en 1813, fut détroussé par les Cosaques par un temps de neige. Faut-il invoquer ici l'influence du froid ou celle de la terreur?

Nous signalerons enfin une troisième cause, passée sous silence par la plupart des médecins qui ont écrit sur la paralysie agitante, à savoir l'*irritation de certains nerfs périphériques*, en conséquence d'une blessure ou d'une contusion. Un fait de Door, relevé par Haas en 1852 et cité par M. Sanders, appartient peut-être à ce groupe étiologique. Il a trait à une fille de 19 ans qui s'enfonça une épine sous l'ongle du pied droit. Elle ressentit sur-le-champ une vive douleur, et bientôt elle eut un tremblement qui, d'abord circonscrit au pied blessé, se généralisa progressivement. Le tremblement, par la suite, disparut, dit-on,

d'une façon complète. C'est là une terminaison bien exceptionnelle qui nous autorise à douter qu'il se soit agi, dans
ce cas, de la paralysie agitante.

La femme d'un de nos confrères de la province, que j'ai
observée, se contusionna violemment la cuisse gauche en
tombant d'une voiture. Au bout de quelque temps, il survint dans le membre blessé une douleur vive occupant le
trajet du nerf sciatique, et, peu après, un tremblement se
déclara dans toute l'étendue de ce membre. D'abord passager, ce tremblement devint plus tard permanent, et s'étendit enfin aux autres membres.

Il est permis de rapprocher du fait précédent celui d'une
sage-femme atteinte aussi de paralysie agitante. Cette malade, que j'ai observée à la Salpétrière, éprouva, pendant
plusieurs années, une douleur violente localisée sur le parcours des nerfs de la jambe et du pied. Ces parties furent
prises les premières de tremblement. Cette douleur, qui
s'était développée spontanément, et qui, parfois, était in-
tolérable, résista aux moyens les plus énergiques. Elle persista jusqu'à la mort de la malade, dont l'autopsie, malheu-
sement, n'a pu être pratiquée.

B. Nous venons d'indiquer les cas dans lesquels l'influence d'un élément étiologique peut être invoquée ; mais
il en est d'autres qui, malgré les recherches les plus attentives, ne conduisent à aucun résultat. On en est réduit
alors à l'examen des *influences prédisposantes,* qu'il nous
reste maintenant à passer en revue.

Relativement à l'*âge*, nous devons faire remarquer que
la paralysie agitante n'est pas, ainsi qu'on l'a avancé, une
maladie de la vieillesse. Elle débute, à la vérité, après
40 ans, plus tard, par conséquent, que la sclérose en plaques disséminées. Toutefois, cette règle n'est pas absolue :
on pourrait citer quelques cas où la maladie s'est montrée
de bonne heure, à 20 ans, par exemple, comme dans un
fait qui nous a été communiqué par M. Duchenne (de Bou-

logne) (1). — Le *sexe* ne paraît exercer aucune action pathogénique : la paralysie agitante est aussi commune chez l'homme que chez la femme.

Nous ne possédons pas de renseignements précis sur l'*hérédité*. La paralysie agitante n'est point, à l'instar de l'ataxie locomotrice dans certaines circonstances, et de l'atrophie musculaire progressive, une maladie de famille. Les observations qui ont pu faire croire le contraire se rapportent à des tremblements partiels n'ayant nulle tendance à se généraliser, et rentrant plutôt dans la classe des tics convulsifs.

Il y a quelques raisons de penser que la race anglosaxonne (Angleterre, Amérique du Nord) est préférablement affectée de cette maladie. Les récits que j'ai entendu faire aux médecins de ces pays, mon expérience personnelle, et surtout les renseignements qui m'ont été fournis par mon ami, M. Brown-Séquard, viendraient à l'appui de cette opinion.

Mais, même dans ces pays, la paralysie agitante n'est pas *très-commune*. M. Sanders, dans une statistique comprenant l'Angleterre et le pays de Galles, et s'étendant de 1855 à 1863, a relevé 205 cas de mort par paralysie agitante, c'est-à-dire en moyenne 22 par an (14 hommes, 8 femmes). Disons enfin que cette maladie figure au cinquième rang, à côté de l'ataxie locomotrice, sur le tableau étiologique des infirmités traitées à la Salpétrière.

---

(1) M. Fioupe a publié dans le *Journal de médecine et de chirurgie pratiques* (p. 389, 1874), l'observation d'une jeune fille du service de M. Siredey qui fut frappée de paralysie agitante à l'âge de 15 à 16 ans. « Vers la fin du siége de Paris, elle s'était réfugiée un jour dans une cave pour se soustraire aux projectiles, lorsqu'un obus vint faire à ses côtés 3 ou 4 victimes. Saisie d'une violente frayeur, elle perdit connaissance et quand, au bout de quelques instants, elle revint à elle, on ne tarda pas à s'apercevoir que son bras droit était animé d'un léger tremblement qui gagna peu de temps après le membre inférieur du même côté. » Elle offre aujourd'hui tous les symptômes qui caractérisent la paralysie agitante : physionomie, attitude spéciale de la tête, fixité du regard, du tronc, démarche, propulsion, rétropulsion, tremblement, etc. (B.). (Note de la 2e édition).

Thérapeutique. Un mot, en terminant, Messieurs, sur les moyens thérapeutiques. La paralysie agitante guérit quelquefois, cela est incontestable. Est-ce spontanément ou grâce aux agents mis à contribution ? La dernière hypothèse, pour la majorité de ces cas heureux, est peu probable, car les médicaments auxquels on voudrait faire honneur de cette action médicatrice, ont, dans d'autres cas, complétement échoué. Ellioston a donné le *sous-carbonate de fer*, Brown-Séquard le *chlorure de baryum*; tous les deux ont enregistré un succès et à côté des essais négatifs. M. Duchenne (de Boulogne) a vu également un de ses malades guérir. Ces citations montrent que la paralysie agitante n'est pas incurable. Mais nous devons reconnaître que nous ignorons quels sont les moyens employés dans ce but par la nature.

On a tout ou à peu près tout essayé contre cette maladie. Parmi les médicaments qui ont été préconisés, et que j'ai administrés sans fruit, je n'en énumérerai que quelques-uns. La *strychnine*, vantée par Trousseau (*Journal de Beau*), m'a paru plutôt exaspérer le tremblement que le calmer. L'*ergot de seigle*, la *belladone*, prescrits en raison de leur pouvoir anti-convulsif, ne m'ont pas donné de résultats bien avantageux. J'en dirai autant de l'*opium*, qui, au contraire, augmente l'excitabilité réflexe et que l'on supposait capable de modérer le tremblement, en diminuant les douleurs. Dans ces derniers temps, j'ai employé l'*hyoscyamine*; quelques malades, par elle, se trouvaient soulagées; son action, d'ailleurs, est simplement palliative.

Ogle a donné sans bénéfice la *fève de Calabar*. Quant au *nitrate d'argent*, il nous a toujours semblé exagérer l'état convulsif, et cela est d'autant plus remarquable, que, dans la sclérose en plaques, il produit quelquefois un amendement assez marqué, et diminue l'intensité du tremblement (1).

_____

(1) M. Eulemburg a récemment recommandé l'injection hypodermique

Enfin nous mentionnerons l'emploi de l'*électricité*, qui, selon quelques médecins, aurait procuré plusieurs guérisons. Ce n'est pas l'électricité statique, ni les courants interrompus, qu'il convient de faire intervenir. Ces moyens, avantageux, dit-on, dans la chorée, seraient demeurés impuissants contre la paralysie agitante ; c'est du moins ce qui ressort de la pratique de M. Gull. Il faut se servir des *courants constants*, tels qu'on les obtient à l'aide d'une pile. Il n'est pas nécessaire, Messieurs, de rappeler aujourd'hui que les effets physiologiques et thérapeutiques diffèrent singulièrement suivant que l'on fait appel à l'une ou l'autre de ces deux espèces de courants. Quoi qu'il en soit, il existe deux faits, au moins, dans lesquels ce mode de traitement paraît avoir été heureux. Le premier appartient à Remak, le second à Russell Reynolds. Il serait donc bon, l'occasion se présentant, d'avoir recours aux courants continus.

---

d'une solution composée d'une partie d'*arséniate de potasse* et de deux parties d'eau (*Berliner Klin. Wochensch.*, nov. 1872). Ce mode de traitement employé par nous dans le service de M. Charcot, n'a donné aucun résultat satisfaisant (*Progrès méd.*, 1874, p. 245). — Nous avons aussi prescrit le *bromure de camphre* chez deux malades du service de M. Charcot, atteintes de paralysie agitante depuis plusieurs années. Dans les premières semaines, il y a eu un amendement de quelques-uns des symptômes, mais cet amendement n'a pas persisté. Peut-être serait-il bon de recourir à cet agent thérapeutique dans des cas moins avancés. (B.). (Note de la 2ᵉ édition).

SIXIÈME LEÇON

De la sclérose en plaques disséminées. — Anatomie pathologique.

Messieurs,

J'ai insisté dans notre dernière réunion sur la distinction qu'il convenait d'établir entre les diverses espèces de tremblement. Je vous ai dit tout d'abord qu'on pouvait les diviser en deux groupes : l'un dans lequel le tremblement est en quelque sorte permanent ; l'autre dans lequel le tremblement ne survient qu'à l'occasion des mouvements voulus. Puis, partant de cette notion, je vous ai cité comme exemple de tremblement du premier groupe, la *paralysie agitante* dont je vous aï tracé l'histoire. Chemin faisant, j'ai relevé quelques-uns des caractères qui permettent de distinguer aujourd'hui cette maladie d'une autre affection jusqu'alors confondue avec elle, la *sclérose en plaques disséminées.*

C'est à cette affection, qui nous fournit un spécimen du tremblement du second groupe, c'est-à-dire n'apparaissant que dans certaines conditions, que nous allons consacrer cette leçon et les suivantes. Anatomiquement, la sclérose en plaques disséminées est une espèce pathologique nettement déterminée; cliniquement, c'est autre chose, et, à cet égard, nous aurons bien des lacunes à combler. Commençons par quelques mots d'historique.

HISTORIQUE.

On trouve la sclérose en plaques mentionnée pour la première fois dans l'*Atlas d'anatomie pathologique* de M. Cruveilhier (1835-1842), livre admirable qui devrait être consulté plus souvent par tous ceux qui veulent éviter le désenchantement des découvertes tardives, de seconde main, en anatomie pathologique. C'est dans les 22e et 23e livraisons que vous verrez figurées les lésions de la sclérose en plaques. A côté, vous pourrez lire les observations cliniques auxquelles elles se rattachent. Je profite de cette circonstance pour vous recommander la lecture d'un chapitre remarquable sur les paraplégies. Avant cette époque, nulle part ailleurs, à ma connaissance, il n'y a trace de la sclérose en plaques.

Après M. Cruveilhier, Carswell, dans l'article *Atrophy* de son Atlas (1838), a fait dessiner des lésions qui se rapportent à la sclérose en plaques. Mais cet auteur, qui a puisé surtout les matériaux de son ouvrage dans les hôpitaux de Paris, ne relate à ce propos aucun fait clinique. Même aujourd'hui, je ne crois pas que la sclérose en plaques soit connue en Angleterre (1). Je ne la trouve indiquée

---

(1) Cette leçon a été faite en 1868.

dans aucun des livres classiques publiés dans ce pays, non plus que dans le précieux recueil de M. Gull (1).

Ainsi, jusque-là, les documents principaux avaient été rassemblés en France. A partir de cette époque, pendant une période de plusieurs années, on laisse cette question dans un oubli à peu près complet, et c'est en Allemagne qu'il faut aller pour rencontrer de nouveaux jalons. Ludwig Türck a publié, en 1855, des exemples de lésions se rattachant évidemment à la sclérose en plaques; toutefois, le côté physiologique seul a frappé son esprit (2), Rokitansky les indique dans son traité (3); Frerichs (4), Valentiner (5) rapportent deux observations: Rindfleisch (6), Leyden (7), Zenker (8) fournissent, à leur tour, quelques éléments à la solution du problème. Des *desiderata* restaient à combler, de nouvelles recherches étaient indispensables. C'est à la Salpétrière que la sclérose en plaques attira de nouveau chez nous l'attention. Dès 1862, M. Vulpian et moi nous en constations des exemples. M. Bouchard, se fondant sur des faits réunis par nous à la Salpétrière, revint sur ce sujet dans un travail lu au Congrès médical de Lyon.

Dans l'énumération qui précède, nous avons surtout tenu compte des travaux ayant trait à l'anatomie pathologique, nous proposant d'insister plus tard sur ceux qui contiennent des détails cliniques. Aux renseignements que nous

(1) *Cases of Paraplegia*, in *Guy's Hospit. Rep.*, 1856-1858.

(2) *Beobachtungeu ueber das Leitungsvermogen des menschliden Ruckenmarks.* (Sitzungsberichte der Rais. Akademie der Wissenschaften, mathem. naturw. Class, t. XVI, 1855, p. 229.)

(3) *Lehrbuch der pathologischen Anatomie*,1856, Zweiter Band, p. 488.

(4) *Haeser's Archiv.* Band, X.

(5) *Ueber die Sclerose der Gehirns und Rückenmarks* (*Deutsche Klinik*, 1856, n° 14.

(6) *Histologische Detail zu der grauen Degeneration von Hirn und Rückenmarks* (*Virchow's Archiv.* B. XXVI, Heft und 6, p. 474.

(7) *Ueber graue Degeneration des Rückenmarks* (*Deutsche Klinik*, n° 13. 1867.)

(8) *Ein Bitrag zur Sclerose des Hirns und Rückenmarks.* (*Zeitschrift rür rat. Medizin.* B. XXIV, Heft, 2 und 3.)

donneront les auteurs précités, nous en ajouterons d'autres puisés dans des observations inédites, et, pour faciliter la compréhension de nos études, nous mettrons sous vos yeux les pièces anatomiques que nous avons conservées.

ANATOMIE MACROSCOPIQUE.

La sclérose en plaques disséminées, je vous l'ai dit, Messieurs, n'est pas une affection exclusivement spinale. Elle envahit le cerveau, la protubérance, le cervelet, le bulbe aussi bien que la moelle. Nous allons donc énumérer les altérations que l'on découvre, dans les cas les plus accentués, sur ces divers segments du système nerveux : d'abord extérieurement, puis sur des coupes.

Il s'agit là, Messieurs, d'une altération relativement grossière et il est surprenant qu'elle ait pu pendant si longtemps passer inaperçue. Sur les planches que je vous montre et où les altérations sont fidèlement reproduites, vous voyez la moelle épinière tachetée de plaques grisâtres, à contours plus ou moins réguliers, mais, en tout cas, nettement circonscrites et qui tranchent vivement sur les parties voisines. (Voy. PLANCHES III et IV.)

Tantôt discrètes, tantôt confluentes, ces plaques ou ces taches, ainsi que vous pouvez facilement le constater, sont disséminées sans règle apparente et comme au hasard sur tous les points de la moelle. Le bulbe lui-même n'est pas épargné, tant s'en faut. (Voy. PL. I, fig. 1 et 3). Souvent aussi diverses parties de l'encéphale sont atteintes.

Mais, nous ne pouvons nous en tenir à ce simple aperçu et il nous faut entrer dans les détails d'une description plus régulière. Tout d'abord nous devons dire que l'*examen purement extérieur* ne donnerait de la lésion qu'une idée très-incomplète. Les plaques, les taches, dont nous venons de parler, ne sont pas superficielles ; elles constituent de véritables noyaux ou foyers qui pénètrent dans la profondeur des tissus. Souvent même, la coupe seule révèle l'existence des plaques cachées intérieurement.

Examinons en premier l'*encéphale*. L'aspect général du *cerveau* proprement dit n'a subi aucune modification dans sa forme et nous pouvons ajouter ni dans sa couleur, car les plaques sont très-rares sur la substance grise des circonvolutions. Il n'en est plus de même en ce qui concerne les parties centrales. En effet, nous trouvons des plaques surtout sur les parois des ventricules, dans la substance blanche du centre ovale, le septum lucidum, le corps calleux et enfin dans certaines régions de la substance grise (couches optiques, corps striés. PL. II, fig. 1 et 2).

Le *cervelet* ne présente d'habitude que des plaques intérieures, occupant spécialement le corps rhomboïdal. (PL. I, fig. 1 et 2).

Le *bulbe*, la *protubérance* et les divers circonscriptions de l'isthme sont très-fréquemment le siége des plaques de sclérose, lesquelles, là, sont à la fois périphériques et profondes. Sur le bulbe, les plaques affectent isolément ou simultanément les olives, les pyramides, les corps rectiformes et la région postérieure où sont étagés les noyaux d'origine des nerfs bulbaires. Pour ce qui a trait à la protubérance, les plaques siégent en général à la face antéro-inférieure. Si nous remontons plus haut, nous voyons affectés et les tubercules mamillaires et les pédoncules cérébraux. (PL. I, fig. 1 et 3.)

Nous arrivons maintenant à la *moelle*. A travers la pie-mère on aperçoit souvent des taches grises, prenant une teinte rosée analogue à celle de la chair de saumon, par le contact de l'air. Mais c'est principalement après l'ablation de cette membrane, ablation qui s'effectue sans peine, que l'on aperçoit bien les lésions. Elles intéressent toutes les régions de la moelle (cervicale, dorsale et lombaire) ; elles envahissent indistinctement les différents cordons, sans respecter les sillons et portent aussi bien sur la substance grise que sur la substance blanche. (PL. III et IV.)

Les *nerfs* eux-mêmes n'échappent pas à la sclérose. On les voit quelquefois sortir, à leur origine, d'une plaque de sclérose et se montrer parfaitement sains ; d'autres fois, on trouve sur leur trajet des plaques scléreuses en tout semblables à celles des centres nerveux, du moins sur les portions de ces nerfs voisines des centres : les observations de MM. Vulpian et Liouville, souvent répétées depuis, ne laissent pas de doute à cet égard. Les nerfs *crâniens* qui ont offert des plaques de sclérose sont les nerfs optiques, olfactifs et de la 5e paire. Quant aux nerfs rachidiens, nous savons seulement que des plaques ont été vues sur les racines postérieures et antérieures ; mais nous ignorons s'ils ont été lésés sur leur parcours extra-spinal. (Voy. Pl. I, fig. 1 et 3, *a, b*.)

Je n'insisterai pas plus longuement, Messieurs, sur cette topographie des plaques scléreuses ; toutefois, je ne puis me dispenser d'appeler toute votre attention sur l'intérêt qui s'y attache.

Vous voyez, en effet, les plaques siéger sur des régions très-diverses des centres nerveux, suivant les cas, et il est clair, qu'à ces variétés de siége devront répondre des désordres fonctionnels bien différents. C'est à cela que la maladie doit en grande partie son caractère protéiforme. Nous reviendrons sur ce point. Pour le moment, remarquez que ces différences de siége motivent des divisions importantes que nous retrouverons en clinique. Tantôt les plaques occupent exclusivement la moelle (*forme spinale*) ; tantôt elles prédominent dans l'encéphale (*forme céphalique* ou *bulbaire*) ; enfin, l'existence simultanée de plaques dans l'encéphale et la moelle répond à la *forme cérébro-spinale.*

Pour en finir avec l'anatomie à l'œil nu, il ne me reste plus qu'à indiquer les principaux caractères que présentent les plaques considérées individuellement.

Quelquefois, les plaques sont saillantes et comme turgescentes ; d'autres fois, elles sont de niveau avec les parties avoisinantes ; enfin, elles sont parfois déprimées lorsqu'elles ont une date ancienne.

Elles ont une coloration qui rappelle à peu près celle de la substance grise dont il est difficile de les distinguer ; mais, au contact de l'air, elles prennent une couleur rosée et l'on voit s'y dessiner des vaisseaux abondants.

Ces plaques ont une consistance ferme et donnent des surfaces de sections nettes et d'où s'écoule un liquide transparent.

Tel est, Messieurs, au point de l'anatomie simple, la sclérose en plaques generalisées ; il nous faut entrer maintenant dans des détails histologiques minutieux.

Pour mener à bonne fin cette entreprise, qui se rapporte à des faits d'une exposition laborieuse, je réclamerai à la fois et toute votre attention et toute votre indulgence.

ANATOMIE MICROSCOPIQUE.

La méthode à suivre est simple. Nous devons partir des conditions normales ; celles-ci une fois connues, il sera plus aisé d'en faire dériver les conditions morbides. La connaissance préalable des caractères de l'état normal, en ce qui concerne les organes et les éléments dont nous voulons étudier les altérations, vous est sans doute familière, et nous pourrions, à la rigueur, entrer de plain-pied dans l'examen des lésions intimes. Toutefois, vous le savez, l'anatomie histologique des centres nerveux est, sous quelques rapports, toute nouvelle ; bon nombre des questions qu'elle soulève sont encore en litige ; et cependant, pour l'intelligence des lésions pathologiques, il n'est pas indifférent d'avoir sur ces questions une opinion plus ou moins motivée. Ces considérations nous engagent à vous remettre en mémoire, au moins sommairement, certains faits fondamentaux d'anatomie normale. D'ailleurs, nous nous occuperons surtout de la moelle épinière, organe moins complexe et d'un abord plus facile que ne l'est le cerveau. Mais, afin de limiter le champ de nos études, nous ne nous arrêterons pas à décrire les éléments nerveux proprement dits, tubes ou cellules, nous n'insisterons pas non plus sur leurs rapports réciproques ni sur le mode de groupement qu'ils affectent pour constituer ce que l'on nomme la substance blanche et la substance grise. Nous nous proposons de concentrer votre attention sur la gangue conjonctive qui de toutes parts enveloppe ces éléments. Un grand intérêt s'attache à l'histoire de cette gangue conjonctive, principalement pour le pathologiste, car c'est à elle qu'il faut attribuer le rôle capital dans certaines altérations des centres nerveux et en particulier dans les cas qui nous occupent (1).

I

A.— Il sera, je crois, avantageux d'inaugurer cette étude par l'examen de tranches minces, transparentes, pratiquées transversalement sur des tronçons de moelle convenablement durcis dans une solution d'acide chromique, et colorées par le carmin. Le carmin est ici un réactif précieux. Grâce à lui, certains éléments qui ont la propriété de se colorer sous son influence d'une teinte plus ou moins vive sont par là mis en relief, alors que les autres conservent leur aspect ordinaire. Ainsi les cellules ganglionnaires, leur noyau, leur nucléole et aussi les prolongements de ces cellules, se colorent fortement sous l'influence de ce réactif. La gangue conjonctive se colore également dans tous

_____

(1) On sait que les premières études sur la gangue conjonctive de la moelle épinière remontent à 1810 et sont dues à Keuffel ; mais ce que l'on sait moins, c'est que Cruveilhier, dans son article Apoplexie, du *Dictionnaire de médecine et de chirurgie pratiques*, publié en 1820, a mentionné « le tissu cellulaire séreux extrêmement délié qui unit et sépare les fibres » cérébrales et qui forme une trame excessivement tenue. » (*Loc. cit.*, p. 209.)

les points de son étendue, à la vérité d'une manière bien moins prononcée ; et, pour ce qui a trait aux tubes nerveux, seul le cylindre d'axe prend la couleur du carmin. tandis que l'enveloppe de myéline résiste complétement à son action.

Tous les détails que ce mode préparatoire met en relief vous pourrez les suivre sur la planche d'après Deiters (1), que je vous présente ; vous les retrouverez ensuite facilement sur les très-belles coupes que je vais faire passer sous vos yeux et que je dois à l'obligeance de notre confrère M Lockhart Clarke ; il conviendra d'examiner ces pièces d'abord à l'aide d'un faible grossissement.

Sur les préparations comme sur la planche, les parties qui appartiennent à la substance blanche de la moelle vous paraissent sans doute, au premier abord, presque entièrement composées de petits corps régulièrement arrondis, sortes de disques placés côte à côte et à peu près de même diamètre. Ce sont les tronçons cylindriques trop minces, résultant de la section des tubes nerveux, lesquels tubes sont là, dans cette partie de la moelle, disposés pour la plupart suivant le grand axe de l'organe, et, comme sont les prismes d'une chaussée basaltique, parallèlement les uns aux autres. Au centre des disques qui, dans le reste de leur étendue, sont constitués par la myéline non colorée, d'aspect brillant, translucide, figure comme un point, ou mieux, comme un petit globule, le cylindre d'axe coloré en rouge.

Un examen un peu plus attentif fait constater bientôt que les disques en question ne sont pas exactement contigus, et qu'ils sont, au contraire, plus ou moins nettement séparés les uns des autres, par une substance d'apparence homogène, que le carmin colore légèrement et qui semble combler, à la manière d'un ciment, tous les vides que les éléments nerveux laissent entre eux. Cette substance n'est

(1) O. Deiters. — *Untersuch. über Gehern und Rückenmark.* Braunschweig. 1865. Planche III, fig. 12.

autre que la *gangue conjonctive*, comme nous l'appelions
tout à l'heure, ou autrement dit, la *névroglie* (Virchow), le
réticulum (Kölliker). En étudiant son mode de répartition
et d'agencement sur les diverses parties de la coupe, vous
reconnaîtrez aisément qu'elle entre pour une part tres-im-
portante dans la masse de l'organe. Remarquez en premier
lieu qu'elle forme, à la partie périphérique de la coupe, un
anneau, ou mieux, une zone, d'une certaine épaisseur et
où les tubes nerveux font absolument défaut. Cette zone est
recouverte à l'extérieur et enveloppée, pour ainsi dire par la
pie-mère, avec laquelle elle ne contracte que de faibles
adhérences ; elle est d'ailleurs parfaitement distincte, quant
à sa structure, de cette dernière membrane, qui est composée de tissu conjonctif fibrillaire, et, par conséquent, tout
autrement que la névroglie. Elle a été décrite avec soin par
Bidder et par Frommann, qui la désignent sous le nom de
couche corticale du réticulum (Rindenschicht*)* ; nous verrons plus tard qu'elle présente parfois, au point de vue pathologique, un intérêt incontestable (1).

Du bord interne de cette zone ou couche corticale, on
voit naître et se détacher, de distance en distance, des
cloisons qui se dirigent vers le centre de la moelle, qu'ils
partagent en compartiments triangulaires à peu près égaux,
dont la base est à la périphérie et dont le sommet se perd
dans la substance grise. Ces cloisons donnent elles-mêmes
naissance, chemin faisant, à des tractus secondaires, puis
tertiaires, qui se subdivisent aussi à leur tour. Leurs ramifications s'enchevêtrent, se croisent et s'anastomosent de
manière à produire un réseau à mailles d'inégale dimension. De ces mailles, les plus larges réunissent, sous
forme de faisceaux, huit, dix tubes nerveux, ou même un
plus grand nombre, tandis que les plus étroites n'en renferment, le plus souvent, qu'un seul. La disposition réticu-

---

(1) C. Frommann. — *Untersuch. über die Normale und patholog. Anatom.
des Rückenmarkes.* Iéna, 1864.

lée dont il s'agit devient surtout évidente dans les points de
la préparation, où, par suite de la distribution des tubes
nerveux, le squelette conjonctif persiste seul.

Plus encore peut-être que dans la substance blanche, la
névroglie joue, dans la substance grise, un rôle important;
il est, en effet, des régions de celle-ci qu'elle constitue d'une
manière presque exclusive ; tels sont, par exemple, les
bords du canal central, le cordon de l'épendyme. Elle est
prédominante aussi dans cette partie des cornes postérieures connue sous le nom de substance gélatineuse de Ro-
lando ; dans la commissure postérieure qui, en conséquence, prend dans sa presque totalité, une teinte rosée
sur les préparations traitées par le carmin, tandis que la
commissure antérieure, au contraire, en raison des nombreux tubes nerveux à direction transversale qu'elle contient, est beaucoup moins affectée par le réactif. Dans la
substance grise, d'ailleurs, de même que dans la substance
blanche, la névroglie présente la structure réticulée ; seulement, dans le premier cas, les intrications beaucoup plus
multipliées des trabécules forment des mailles notablement
plus serrées et font voir l'apparence d'un tissu spongieux.
Dans ces deux conditions, du reste, elle sert de support aux
vaisseaux sanguins.

B. — Il convient actuellement de rechercher, à l'aide de
grossissements plus puissants, quelle est la constitution histologique de cette gangue conjonctive dont nous ne con-
naissons encore que les apparences les plus extérieures.
S'agit-il là du tissu conjonctif ordinaire (tissu lamineux,
fibrillaire)? Non, assurément; tout le monde s'entend sur
ce point. Mais en dehors de cette notion purement négative,
presque tout reste litigieux dans l'histoire histologique de
la névroglie. Toutefois, une opinion tend ici à prévaloir,
et cette opinion, si j'en juge d'après des impressions fon-
dées sur des observations personnelles, se rapprocherait
beaucoup de la réalité. D'après cette manière de voir, la

névroglie serait faite, comme le stroma des glandes lymphatiques, par exemple, suivant le type du *tissu conjonctif
simple réticulé* (Kölliker); c'est-à-dire qu'elle serait essentiellement composée de cellules étoilées, en général pauvres en protoplasma, portant des prolongements grêles,
plusieurs fois ramifiés, et dont les branches communiquent
les unes avec les autres, de manière à relier en un seul
système les diverses cellules et à les rendre pour ainsi dire
solidaires. [Kölliker (1), Max. Schultze, Frommann (2).]
Dans cette forme du tissu connectif, il n'existe que fort peu
de substance amorphe dans les mailles du réticulum, et la
substance intermédiaire fibrillaire, qui est l'un des caractères fondamentaux du tissu lamineux, fait ici complète-
ment défaut.

Voyons maintenant ce que l'observation directe permet
de reconnaître sur des coupes minces de la moelle, durcies
par l'acide chromique et colorées par le carmin. Comme
dans le cas du stroma des glandes lymphatiques que nous
prenions, il y a un instant pour exemple, il importe ici de
distinguer en premier lieu des cellules et en second lieu un
réseau de trabécules fibroïdes qui relient ces cellules entre elles. Il s'agira d'abord de ce que l'on voit dans la substance blanche.

Les points du réticulum où plusieurs trabécules se rencontrent, forment cà et là des renflements ou *nœuds* plus
ou moins épais, situés à peu près à égale distance les uns
des autres. Or, chacun de ces nœuds, ceux surtout qui se
font remarquer par leur grande dimension, présentent vers
leur partie centrale un corps figuré, arrondi ou légèrement
ovalaire, plus vivement coloré par le carmin que ne le
sont les parties avoisinantes. Ces corps sont des noyaux à
contour net, finement grenus, dépourvus de nucléoles et
mesurant en moyenne de 0 m., 004 à 0 m., 007. Ils se mon-

(1) Kölliker. — *Geweblehre*, 5ᵉ édit Leipzig, 1867, § 108.
(2) *Loc. cit.*

trent solubles dans l'acide acétique qui les fait se contracter dans tous les sens et diminue leur diamètre quelquefois
de moitié ; on les connaît sous le nom de *myélocites* (Ch.
Robin) (1) ou de *noyaux de la névroglie* (Virchow) (2).
Une mince couche de protoplasma, sans apparence cellulaire distincte, entoure le plus souvent ces noyaux (myélocytes, variété noyau) qui, d'autres fois, au contraire,
sont renfermés dans une véritable cellule arrondie ou étoi-
lée (myélocytes, variété cellule), et munis de prolongements plus ou moins nombreux (de 3 à 10, d'après Frommann), plus ou moins allongés (3). Les prolongements paraissent faire corps avec les trabécules du réticulum qui
les continuent, pour ainsi dire, sans ligne de démarcation
appréciable ; dans le cas où la forme cellulaire n'est pas
distincte, les noyaux, nus ou recouverts seulement d'une
mince couche de protoplasma, apparaissent comme des
centres d'où naissent les trabécules du réticulum et
d'où elles irradient pour se porter dans diverses directions.

Les trabécules doivent être étudiées à leur tour et considérées indépendamment des connexions qu'elles peuvent
avoir soit avec les noyaux, soit avec les cellules qui occupent les nœuds du réticulum ; leur texture varie quelque
peu selon que l'on examine des coupes transversales ou des
coupes longitudinales. Dans le premier cas, elles simulent
de minces cloisons homogènes, brillantes, d'aspect fibroïde.
En s'anastomosant, elles forment des mailles dont les plus
étroites sont assez larges encore pour contenir un tube
nerveux. S'agit-il de coupes longitudinales ? On voit les
trabécules se ramifier presque à l'infini et produire un ré-

---

(1) Robin. — *Programme du cours d'histologie*, 1864, p. 46. — *Dictionn.
encyclopédique*, 2ᵉ série, t. I, 1ʳᵉ part., art. *Lamineux*, p. 284.

(2) Virchow. — *Die Kraekhaft. Geschwülste*, 1864-65, t, II, p. 127.

(3) Voir sur ce sujet : Hayem et Magnan. — *Journal de la physiologie*,
etc., n° 1, 1876. — Hayem. — *Etudes sur les diverses formes d'encéphalite*,
1868.

seau à mailles beaucoup plus fines. Ce réseau est d'ailleurs
disposé sous forme de cloisons qui séparent les uns des
autres les tubes nerveux et les entourent à la manière
d'une gaîne. Les vides qui existent cà et là, entre les gaînes
et les tubes nerveux, semblent comblés par une petite
quantité d'une matière amorphe, finement grenue. Nulle
part on ne rencontre, dans l'état normal, au milieu de ces
trabécules, les minces fibrilles qui font partie intégrante
du tissu lamineux.

Dans la substance grise, la névroglie est faite sur le
même plan général; seulement, les mailles du réseau fibroïde, surtout dans les points où les éléments nerveux
manquent, y sont plus serrées que dans la substance blanche ; et de là résulte l'aspect spongieux que nous avons déjà
mentionné. Ajoutons que les cellules étoilées se montrent
plus nombreuses que partout ailleurs dans certaines régions de la substance grise et qu'elles sont parfois tellement
développées qu'il devient fort difficile de les distinguer des
cellules nerveuses ; mais nous aurons l'occasion d'insister
sur ce dernier point.

Un réseau fibroïde dense, à mailles étroites, des cellules
nombreuses se retrouvent aussi dans les parties des faisceaux blancs où n'existent pas de tubes nerveux, dans la
couche corticale (Rindenschicht), par exemple, et dans les
grandes cloisons qui y prennent leur origine.

Si l'on s'en rapporte à la description qui précède, la névroglie mérite incontestablement d'être rattachée au type
du tissu conjonctif réticulé, dont nous rappelions tout à
l'heure les caractères essentiels.

Mais cette description a été tracée principalement, —
vous ne l'avez pas oublié, — d'après des observations faites
sur des fragments de moelle qui ont subi, pendant un temps
plus ou moins long, l'action de l'acide chromique. Or, les
résultats obtenus à l'aide de ce mode de préparation sont-
ils à l'abri de la critique ? Telle n'est pas l'opinion de quelques auteurs, parmi lesquels il faut citer, au premier rang,

des maîtres tels que Henle et Ch. Robin (1). Suivant eux, le réticulum fibroïde, décrit plus haut, n'aurait pas d'existence réelle ; ce serait un produit de l'art. A l'état frais, avant l'intervention des réactifs, les espaces intermédiaires aux tubes nerveux seraient remplis, non par des trabécules solides formant par leur agencement les mailles d'un réseau, mais tout simplement par une matière amorphe, molle, grisâtre, finement grenue, au sein de laquelle les myélocytes seraient comme suspendus.

Cette matière ayant la propriété de se durcir, sans perdre de son volume, sous l'influence de l'alcool et de divers acides, de l'acide chromique en particulier, c'est à cette circonstance qu'elle devrait de se présenter, sur les préparations traitées par ce dernier agent, sous la forme d'un appareil réticulé. A ces objections ont été opposés des arguments, ou pour mieux dire des faits, dont quelques-uns ont, croyons-nous, une valeur à peu près absolue. On reconnaît qu'il existe à l'état normal, interposée aux éléments nerveux, — à la vérité en faible proportion, — de la matière amorphe possédant les caractères qui viennent d'être indiqués (Kölliker) ; on reconnaît également que, sur les pièces fraîches, le réticulum est moins nettement dessiné que sur les pièces durcies par les acides. Mais, il n'en est pas moins vrai que, même à l'état frais, les coupes fines de la substance blanche de la moelle, placées dans le sérum iodé et dilacérées sous le microscope, laissent voir nettement sur leurs bords les tractus fibroïdes du tissu conjonctif (Kölliker, Frommann, Schultze). Ce résultat, facile à obtenir dans les conditions normales, s'accuse encore mieux dans certaines circonstances pathologiques où les dispositions normales se montrent exagérées, sans être encore foncièrement modifiées (Virchow.)

C'est ce qui a lieu, entre autres, ainsi que nous le dirons, dans la myélite interstitielle subaiguë, et dans la sclérose

---

(1) *Dict. encyclopédique, loc. cit.*

proprement dite, lorsque l'altération n'a pas encore dépassé les premières phases de son évolution.

De tout cela on a conclu, — et nous croyons la conclusion légitime, — que, dans l'espèce, l'acide chromique n'a pas d'autre effet que de mettre mieux en relief la texture réticulée de la gangue conjonctive de la moelle épinière. Cette disposition préexiste ; elle ne se produit pas de toutes pièces sous l'action du réactif.

Pour en finir avec les remarques que j'ai cru devoir vous présenter relativement à l'histologie normale du centre nerveux spinal, je n'ai plus qu'un mot à ajouter touchant une particularité anatomique qu'offrent les plus petits vaisseaux, principalement les capillaires artériels, dans l'épaisseur de cet organe. Ils possèdent, comme les artérioles intra-encéphaliques, cette tunique surnuméraire que l'on désigne communément sous le nom de gaîne lymphatique ou encore de gaîne de Robin. Un espace libre, rempli par un liquide transparent, où flottent quelques éléments figurés, sépare, vous le savez, cette gaîne de la tunique adventice. Vous reconnaîtrez bientôt l'intérêt qui s'attache à cette disposition anatomique lorsqu'il s'agira d'interpréter certaines lésions (1).

----

(1) Depuis le moment où cette leçon a été faite, de nombreux travaux ont été publiés sur la structure de la névroglie. (Voir à ce sujet une revue critique de Gombault : *Archives de physiologie*, 1873, p. 458).—Dans un important travail, M. Ranvier, dont les travaux ont tant contribué à la connaissance du tissu conjonctif, a montré que les cellules, décrites par Golgi et Boll, ne sont probablement que des artifices de préparation. Le tissu conjonctif des centres nerveux ne s'éloigne guère de la structure de celui des autres régions. (Ranvier. — *Sur les éléments conjonctifs de la moelle épinière*. In *Comptes-rendus de l'Académie des sciences*, décembre 1873). La névroglie se compose de petits faisceaux conjonctifs de $0^{mm}\cdot001$ à $0^{mm}\cdot002$ de diamètre. « Ils ne s'anastomosent pas entre eux, dit M. Ranvier, mais en quelques points, ils s'entrecroisent au nombre de 4, 5, 6, 7, 8 et même plus. Au niveau de cet entrecroisement, il y a souvent un noyau rond ou ovalaire, muni de petits nucléoles, aplati et entouré d'une zone granuleuse. Avec un bon objectif à immersion, donnant un grossissement de 600 à 800 diamètres, il est facile d'apprécier tous ces détails et de reconnaître dans la zone granuleuse une lame de protoplasma qui, avec le noyau, constitue une petite

II

Après ces préliminaires, il nous devient facile, Messieurs, d'aborder l'étude des altérations histologiques de la moelle dans la *sclérose en plaques*. La description de ces altérations que nous allons vous présenter sera fondée surtout sur les résultats des investigations auxquelles nous nous sommes livrés depuis longtemps, M. Vulpian et moi. Nous aurons en outre plusieurs fois l'occasion de mettre à profit, après contrôle, les recherches faites antérieurement, ou depuis lors, sur le même sujet, par Valentiner (1), Rindfleisch (2), Zenker (3), et surtout par Frommann qui, à propos de l'examen d'un petit fragment de moelle, a écrit un gros livre accompagné de planches remarquables et riche en documents précieux.

Nous décrirons en premier lieu ce que l'on peut observer : 1º sur des coupes transversales ; 2º sur des coupes longitudinales, provenant de fragments de moelle durcie par l'acide chromique ; nous décrirons ensuite, d'après l'examen de

---

cellule plate de tissu conjonctif. Au-dessous et au-dessus de cette cellule, les petits faisceaux se poursuivent. Il ne me paraît pas douteux, ajoute M. Ranvier, que cet ensemble ait été pris pour une cellule ramifiée ; mais c'est là une erreur qui, j'en suis sûr, sera abandonnée de tous ceux qui suivront exactement la même méthode. » Sur d'autres points des mêmes préparations, on peut observer des cellules plates isolées ou bien des entrecroisements sans cellules, dispositions qui ne laissent aucun doute sur l'interprétation des faits précédents. On s'étonnera moins des nombreuses opinions contradictoires émises sur la névroglie, si on se rappelle les nombreuses discussions qu'a soulevé la structure du tissu conjonctif des organes périphériques, structure qui n'a été mise en lumière que par des recherches récentes (Note de la 2ᵉ édition).

(1) Valentiner. — *Deutsch. Klinik.*, 1856, p. 149.
(2) Rindfleisch. — *Virchow's Archiv.*, 1863, t. XXVI, p. 474.
(3) Zenker. — *Zeïsch. der Ration.mediz.*, 1865. Bd. XXIII 3. Reih., p. 226.
(4) Frommann. — 2 theil. Iena, 1867. — Voir aussi : Rokitansky : *Sit-.zungsber* ; — K. M. Klasse, t. XIII, 1851, p. 136 ; — Charcot : *Soc. de Biologie*, 1868 ; Bouchard : *Soc. anat.*, 1868 ; — Hayem : *Etudes, etc.*, loc. cit., p. 121.

pièces fraîches, quelques particularités non reconnaissables
sur les coupes durcies. Dans les deux cas, la coloration
des parties produites à l'aide de la solution ammoniacale
de carmin sera, comme pour les recherches relatives à
l'état normal, un auxiliaire d'une grande utilité, et qu'il
sera bon de mettre en œuvre.

A. — Lorsque l'on examine à l'œil nu un troncon de
moelle portant une plaque de sclérose, il semble que les
parties malades se séparent des parties saines d'une manière
heurtée, sans transition, par une ligne de démarcation
nettement tranchée. Or, c'est là une illusion. L'étude microscopique, en effet, permet de constater, même à de faibles
grossissements, que les parties saines, en apparence, qui
confinent au noyau scléreux, présentent, dans un rayon
d'une certaine étendue, des traces d'altération déjà fort
évidentes. Si l'on franchit la limite apparente du tissu sain,
les lésions se montrent plus accentuées et elles se prononcent progressivement, de plus en plus, à mesure que l'on
approche de la région centrale de la plaque, région où elles
acquièrent leur plus haut degré de développement. En pro-
cédant ainsi des parties périphériques vers les parties centrales, on est conduit à reconnaître l'existence de plusieurs
zones concentriques, répondant aux phases principales de
l'altération (1).

a. Dans la *zone périphérique*, on observe ce qui suit : les
trabécules du réticulum se sont notablement épaissies;
quelquefois, elles ont acquis un diamètre double de ce qu'il
est dans l'état normal. En même temps, les noyaux qui
occupent les nœuds du réticulum sont devenus plus volumineux; parfois ils se sont multipliés, et l'on en peut comp-
ter deux, trois, rarement plus, dans chaque nœud (2); la

_____

(1) Charcot. — *Soc. de Biolog.*, 1868.
(2) Parfois quelques-uns de ces noyaux présentent vers leur partie moyenne
un étranglement qui semble indiquer un commencement de scission.

forme cellulaire se montre là plus distincte par suite de l'épaississement des trabécules; les tubes nerveux paraissent plus distants les uns des autres; en réalité, ils ont surtout diminué de volume, et cette sorte d'atrophie s'est faite aux dépens du cylindre de myéline, car le cylindre d'axe a conservé son diamètre normal ou même il s'est hypertrophié. La matière amorphe, qui recouvre de toutes parts les fibres du réticulum, paraît plus abondante que dans l'état sain (1).

b. Les tubes nerveux, dans la *deuxième zone,* que l'on pourrait appeler *zone de transition,* sont devenus encore plus grêles. Beaucoup d'entre eux semblent avoir disparu ; en réalité, ils se sont seulement dépouillés de leur cylindre de myéline et ne sont plus représentés que par le cylindre d'axe qui, à la vérité, a parfois acquis des dimensions relativement colossales (2). Quant aux trabécules du réticulum, elles offrent des altérations non moins remarquables. En effet, elles ont plus de transparence, leurs contours sont moins accusés; enfin, en certains endroits — et c'est là un fait vraiment fondamental — elles sont remplacées par des faisceaux de longues et minces *fibrilles,* fort analogues à celles qui caractérisent le tissu conjonctif ordinaire (tissu lamineux). Ces fibrilles sont disposées parallèlement au grand axe des tubes nerveux : c'est pourquoi on n'en aperçoit guère, sur les coupes transversales, que les extrémités qui, par leur réunion, figurent un pointillé très-fin. Elles tendent, nous l'avons dit, à se substituer aux fibres ou trabécules du réticulum; mais, en outre, elles envahissent les mailles qui contiennent les tubes nerveux, à mesure que ceux-ci s'amoindrissent en se dépouillant de leur myéline, et, en conséquence, l'aspect réticulé ou alvéolaire si dis-

---

(1) Frommann. 2 *theil,* pl. II, fig. 1 et *passim.*
(2) Frommann, Charcot.

tinct que présente à l'état normal la gangue conjonctive tend
à s'effacer de plus en plus (1).

c. C'est — vous le savez — dans la *région centrale* de la
plaque scléreuse que l'on observe les altérations les plus
prononcées. Ici, toute trace de réticulum fibroïde a disparu;
on ne rencontre plus ni trabécules ni formes cellulaires distinctes ; les noyaux sont moins nombreux, moins volumineux qu'ils ne l'étaient dans les zones périphériques ; ils se
sont rétrécis dans tous les sens, paraissent comme ratatinés
et ne prennent plus sous l'influence du carmin une coloration aussi foncée (2) ; on les retrouve, çà et là, formant parfois de petits groupes dans les intervalles que laissent entre
eux les faisceaux de fibrilles. Celles-ci, d'ailleurs, ont tout
envahi ; elles comblent maintenant les espaces alvéolaires
d'où la myéline a totalement disparu. Néanmoins les cylindres d'axe, derniers vestiges des tubes nerveux, persistent
encore en certain nombre, entremêlés aux fibrilles ; mais
ils n'ont plus, en général, ce volume relativement énorme
qu'ils avaient quelquefois dans les premières phases de
l'altération ; la plupart même se sont amoindris à tel point
qu'ils ressemblent, à s'y méprendre, aux filaments fibrillaires de formation nouvelle dont nous apprendrons cependant tout à l'heure à les distinguer.

Tel est, Messieurs, le dernier terme du processus morbide, dans la forme de sclérose qui nous occupe ; et cette
persistance, pour ainsi dire indéfinie, d'un certain nombre
de cylindres axiles au milieu des parties qui ont subi, au
plus haut degré, la métamorphose fibrillaire, est, — remarquez-le bien, — un caractère qui paraît appartenir en propre à la sclérose en plaques ; elle ne s'observe certainement
pas, du moins au même degré, dans les autres variétés de

---

(1) Frommann, 2 *theil.*, *loc. cit.*, pl. IV, fig. 1, 2, 3.
(2) Frommann, Charcot.

l'induration grise, soit qu'il s'agisse de la sclérose spinale descendante, consécutive aux lésions du cerveau, ou de celle qui, occupant primitivement les cordons postérieurs,

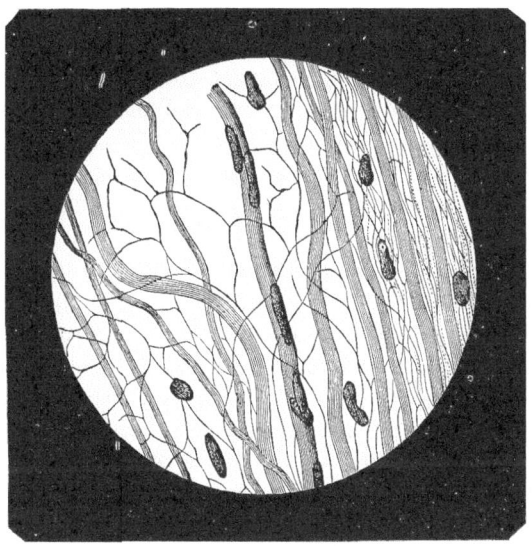

Fig. 9. Elle représente une préparation fraîche, provenant du centre d'une plaque scléreuse, colorée par le carmin et traitée par dilacération. Au centre, vaisseau capillaire portant plusieurs noyaux. A droite et à gauche, cylindres d'axe, les uns volumineux, les autres d'un très-petit diamètre, tous dépouillés de leur myéline. Le vaisseau capillaire et les cylindres d'axe étaient fortement colorés par le carmin. Les cylindres d'axe ont des bords parfaitement lisses, ne présentant aucune ramification. Dans l'intervalle des cylindres d'axe, minces fibrilles de formation récente, à peu près parallèles les unes aux autres dans la partie droite de la préparation, formant à gauche et au centre, une sorte de réseau résultant, soit de l'enchevêtrement, soit de l'anastomose des fibrilles. Celles-ci se distinguent des cylindres d'axe : 1o par leur diamètre qui est beaucoup moindre; 2o par les ramifications qu'elles offrent dans leur trajet; 3o parce qu'elles ne se colorent pas par le carmin. — Çà et là, noyaux disséminés. Quelques-uns paraissent en connexion avec les fibrilles conjonctives; d'autres ayant pris une forme irrégulière, due à l'action de la solution ammoniacale de carmin.

est considérée à juste titre comme le *substratum* anatomique de l'ataxie locomotrice progressive.

B. — Les résultats de l'examen des coupes longitudinales confirment dans leur ensemble les données qui viennent de vous être exposées ; je puis donc vous épargner de plus

longs détails, et me borner aux remarques suivantes qui
vous feront mieux connaître, sous quelques rapports, le
tissu fibrillaire de formation nouvelle. C'est sur les coupes
de ce genre que l'on saisit bien les caractères de ce tissu,
que l'on peut le mieux apprécier la direction longitudinale
des fibrilles, leur aspect brillant qui les fait ressembler aux
fibres élastiques, leur agencement sous forme de faisceaux
légèrement ondulés et toujours parallèles. En dilacérant
ces faisceaux, on reconnaît que les fibrilles qui les composent sont extrêmement ténues, qu'elles sont opaques, lisses,
qu'elles se divisent et s'anastomosent rarement, tandis
qu'elles s'entrelacent, au contraire, et s'intriquent fréquemment de manière à figurer une espèce de feutrage,
qu'enfin elles se colorent à peine sous l'influence du carmin (*Fig. 9*). Ces derniers caractères les différencient suffisamment des cylindres d'axe qui, d'ailleurs, sont en général plus volumineux, translucides, et ne se ramifient jamais. Elles peuvent aussi se distinguer aisément des fibres
du réticulum avec lesquelles elles se trouvent quelquefois
entremêlées en ce que ces dernières sont plus épaisses, plus
courtes et constamment hérissées sur leurs bords de prolongements rameux ; elles diffèrent enfin des fibres élastiques que l'on trouve si souvent mêlées au tissu conjonctif
ordinaire par un caractère important : elles se gonflent
sous l'influence de l'acide acétique et forment une masse
hyaline, transparente, ce qui n'a pas lieu pour les fibres
élastiques (1).

Peut-on entrer plus avant dans l'étude de ces fibrilles et
chercher à saisir leur mode de formation ; se produisent-
elles, par exemple, comme le veut M. Frommann, en partie dans l'épaisseur même des fibres du réticulum qu'elles
doivent remplacer bientôt, en partie aux dépens des cellules et des noyaux de la névroglie ? naissent-elles, au con-

_____

(1) Valentiner, Zenker, *loc. cit.* — Vulpian. — *Cours de la Faculté*,
1868.

traire, comme d'autres le pensent, soit de la matière amorphe préexistante, soit d'un blastème nouvellement formé? Y a-t-il là, en d'autres termes, métamorphose ou substitution? La question, croyons-nous, doit rester encore indécise ; tout ce que nous pouvons dire à cet égard, c'est que les fibrilles nous ont semblé parfois prendre racine dans la substance des noyaux ou des cellules, et que ce fait, s'il était confirmé, pourrait être invoqué à l'appui de la thèse soutenue par M. Frommann.

Je ne puis passer sous silence les altérations diverses que subissent les vaisseaux sanguins qui traversent les plaques de sclérose, altérations qui peuvent être bien étudiées sur les coupes longitudinales après durcissement par l'acide chromique. A l'origine, c'est-à-dire dans les zones périphériques, les parois de ces vaisseaux, même celles des plus fins capillaires, se montrent plus épaisses et renferment un plus grand nombre de noyaux qu'à l'état normal. Plus près du centre de la plaque, les noyaux se sont multipliés encore et, de plus, la tunique adventice se trouve remplacée par plusieurs couches de fibrilles en tout semblables à celles qui se sont développées simultanément dans l'épaisseur du réticulum (1). Enfin, au dernier terme, les parois sont devenues tellement épaisses que le calibre du vaisseau s'en trouve notablement rétréci (2).

Je dois signaler aussi, en passant, la présence habituelle d'un certain nombre de corps amyloïdes au milieu du tissu fibrillaire. Mais je dois faire remarquer, en même temps, comme un fait singulier, que ces corps sont toujours moins abondants dans la sclérose en plaques que dans les autres variétés de l'induration grise.

C. — Ce n'est pas toujours sans difficultés que l'on parvient à retrouver, sur les pièces qui n'ont pas été préparées

_____

(1) Vulpian. — *Cours de la Faculté.*
(2) Frommann, *loc. cit.*

par l'acide chromique, tous les détails que je viens de vous
faire connaître. Par contre, les pièces fraîches offrent cet
avantage qu'elles permettent de constater certaines altérations, qui passeraient certainement inaperçues si l'on s'en
tenait exclusivement à l'examen des pièces durcies. Je fais
allusion, ici à l'existence de globules et granulations d'apparence graisseuse ou médullaire que l'on rencontre à peu
près constamment (1) en nombre plus ou moins considérable, dans l'épaisseur des parties sclérosées, à l'état frais,
et qui ne tardent pas à disparaître sans laisser de traces,
lorsque la préparation a séjourné quelque peu dans l'acide
chromique. Or, Messieurs, la présence de ces granulations
graisseuses se rattache à une phase importante du processus morbide ; je veux parler de la destruction des tubes nerveux. Toutefois, avant d'entrer dans les développements relatifs à ce point, je crois utile de prendre les choses d'un
peu plus loin et de vous remettre en mémoire, par une description sommaire où je veux chercher surtout des termes
de comparaison, les modifications de structure que subissent les nerfs périphériques alors que, par une section complète, ils ont été séparés des centres nerveux.

Au préalable, je vous rappellerai que, dans les nerfs périphériques, les tubes nerveux sont essentiellement constitués, comme dans la moelle épinière, par un cylindre de
matière médullaire ou myéline et par un cylindre d'axe; mais
qu'ils possèdent, en outre, une gaîne conjonctive, la gaîne
de Schwann qui, d'après les recherches les plus récentes
(2), paraît ne pas exister sur les tubes plus grêles des centres nerveux, ou ne s'y montrer tout au moins qu'à l'état

---

(1) Le fait est du moins signalé par tous les auteurs qui ont examiné des
pièces fraîches (Valentiner, Rindfleisch). Il n'a manqué dans aucun des cas
que j'ai examinés dans les mêmes circonstances. Voyez aussi Rokitansky,
in *Bericht der Akad der Wissench. zu Wien.*, t. XXIV, 1857.

(2) Frey. — *Handbuch der histologie*, etc., 2e édit., p. 354, Leipsig. —
Schulte, *De retinæ structura*, 1867, p. 22. — Kölliker, — *Geweblehre*, 5e édit.,
1867, t. IV, p. 257.

rudimentaire (1). Vous reconnaîtrez dans un instant que cette particularité anatomique, insignifiante en apparence, n'est pas dénuée d'intérêt au point de vue qui nous occupe.

Voici maintenant l'indication des phénomènes sur lesquels j'ai voulu appeler particulièrement votre attention : huit ou dix jours après la section du nerf, il se produit une sorte de coagulation de la substance médullaire du tube nerveux, en petites masses plus ou moins irrégulièrement globuleuses, à bords ondulés, sombres, présentant un double contour et ayant conservé par conséquent tous les caractères optiques de la myéline. Les jours suivants, la segmentation faisant de nouveaux progrès, la gaîne de Schwann de chaque tube nerveux renferme bientôt, non plus des masses irrégulières de myéline, mais bien des gouttes présentant l'aspect et les caractères micro-chimiques de la graisse. Ces gouttes, d'abord assez grosses, deviennent progressivement, par suite de la division qui continue à s'y opérer, de plus en plus petites, et finalement elles sont remplacées par des granulations très-fines ressemblant à une poussière qui remplirait la gaîne conjonctive. Des granulations plus pâles, de nature protéique, se trouvent en certaine proportion mêlées aux précédentes; enfin, globules et granulations disparaissent, et la gaîne de Schwann, revenue sur elle-même, se plisse si bien que, lorsqu'on examine un certain nombre de fibres nerveuses juxtaposées, ainsi altérées, on croirait voir, sur le champ du microscope, un faisceau de tissu conjonctif filamenteux. Que devient pendant ce temps le cylindre d'axe ? Composé surtout de matière protéique, il résiste longtemps à l'action des causes qui ont détruit la myéline, car on le retrouve encore parfois, dans la gaîne, plusieurs semaines ou même plusieurs mois après la section du tronc nerveux (2).

---

(1) Vulpian. — *Leçons sur la physiologie*, etc., p. 316.
(2) Voyez : Vulpian. — *Leçons de physiologie*, p. 237, 298 ; — Rindfleisch, *Lehrbuch der pathologisch. Gewebelehre*, p. 19 et 20, 1866.

En résumé, dans les conditions de nouvelle nutrition où se trouvent placés les tubes nerveux par suite de la section du nerf, la matière médullaire se coagule, puis se désagrége et donne naissance, d'un côté à des molécules pro-

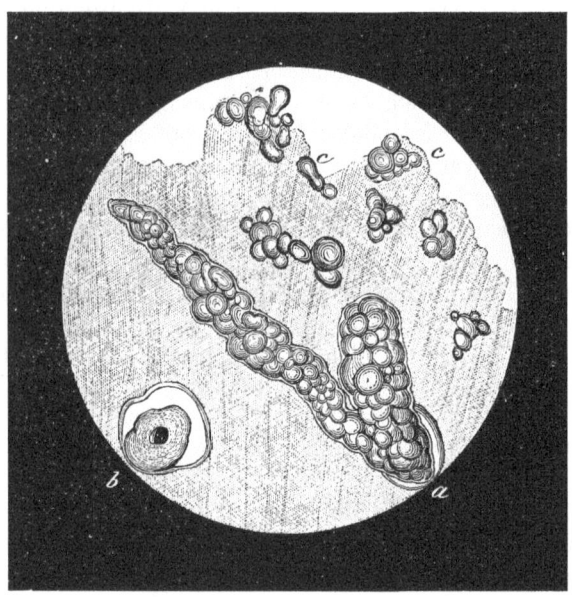

Fig. 10. — *Plaque de sclérose à l'état frais.* — *a*, gaine lymphatique d'un vaisseau distendue par des gouttelettes graisseuses volumineuses.— *b*, vaisseau coupé transversalement. La tunique adventice est séparée de la gaine lymphatique par un espace vide, les gouttelettes graisseuses qui distendaient la gaine ayant disparu. — *c, c,* gouttelettes graisseuses, groupées en petits amas disséminés çà et là dans la préparation, en dehors des vaisseaux.

téiques, de l'autre à des corpuscules qui conservent d'abord les apparences de la myéline, mais qui, en conséquence d'une modification ultérieure, présentent bientôt tous les caractères des gouttelettes ou granulations graisseuses (1).

---

(1) Suivant Robin, la myéline est une substance particulièrement riche en principes gras, et sous ce rapport elle peut être rapprochée du contenu des vésicules adipeuses (*Journal de l'anatomie*, 1868, nᵒ 3, p. 309). — Wal-

Revenons maintenant aux plaques de sclérose. Nous avons à étudier là des phénomènes pour le moins fort analogues à ceux dont je viens de vous entretenir..

Dans l'épaisseur du foyer sclérosé, sur les pièces fraîches, on rencontre à peu près constamment, nous l'avons dit déjà, et souvent en proportion considérable, des globules ou granules offrant d'une manière générale l'apparence des corps gras; ces globules se présentent sous deux aspects principaux : les uns figurent des masses relativement volumineuses, dont les bords sombres, sinueux, dessinent, soit la forme d'un globule ovalaire irrégulier, soit celle d'une massue, quelquefois d'un rein (*Fig. 10*). Ils offrent comme la myéline, dont ils se rapprochent du reste encore par d'autres caractères, un double contour. Les autres sont de véritables gouttelettes ou granulations graisseuses, tantôt libres, tantôt agglomérées de manière à constituer des amas confus ou des agrégats cohérents, autrement dit des *corps granuleux* dépourvus de noyau et de membrane enveloppante (1). Des molécules protéiques se trouvent mêlés, par places, à ces diverses granulations. Tous ces produits ressemblent exactement, vous le voyez, à ceux qui résultent de la désagrégation de la myéline, dans le cas de la section d'un cordon nerveux.

Poursuivons les analogies : sur les coupes longitudinales que je vous présente, on voit, en certains points, les gra-

ter (*Virchow's Archiv*, 20, 426) a émis l'opinion qu'elle est constituée par un amalgame ou mélange de corps gras et de corps albuminoïdes qui ne feraient que se dissocier dans le cas de la dégénération des tubes nerveux. — Sur ce sujet, voyez encore Rindfleisch, *loc. cit.* p. 20, § 52.

(1) En outre de ces corps granuleux proprement dits (*Fettkornchen Agglomerate*), on peut trouver, dans les plaques de sclérose, des corps granuleux ayant un noyau qui se colore par le carmin et une membrane d'enveloppe (*Fettkornchen Zellen*); ces derniers ne sont autres que des cellules de la névroglie ayant subi la dégénération granuleuse.—Voir sur la distinction à établir entre les diverses espèces de corps granuleux : I. Poumeau, *Thèse de Paris*, 1866. — Rokitansky. — *Bericht der Akad. d. Wiss. zu. Wien.*, t. XXIV, 1857. — Wedl. — *Rudim. of path. Histolog.* p. 292. London, 1855.

nulations graisseuses disposées sous forme de longues traînées parallèles à la direction des tubes nerveux (1); sur les
coupes transversales, elles constituent çà et là de petits
amas séparés en îlots, qui correspondent assez exactement
au siége des alvéoles. A la vérité, le plus habituellement,
les granulations ont franchi les limites de celles-ci et se
sont répandues dans les tissus voisins. Mais cela n'a rien
qui puisse surprendre lorsque l'on sait que les tubes nerveux de la moelle sont dépourvus de cette gaîne celluleuse
ou gaîne de Schawnn, qui, dans les nerfs sectionnés, contient de toutes parts les produits de la désagrégation de la
myéline. Les mailles du réticulum et les interstices des
fibrilles offrent d'ailleurs des voies faciles par lesquelles les
gouttes de myéline, ainsi que les granulations graisseuses,
pourront s'infiltrer et se répandre au loin (2).

En dernier lieu, nous ferons remàrquer que les masses
d'apparence médullaire et les granulations graisseuses ne
se rencontrent jamais au centre de la plaque de sclérose,
c'est-à-dire dans les régions où la métamorphose fibrillaire
et le travail de destruction des tubes nerveux sont terminés. Au contraire, elles occupent toujours les parties les
plus extérieures de la plaque (3), ou, autrement dit, les
zones périphériques ou de transition. Or, sur ces points,
vous le savez, le processus morbide est en pleine activité :
c'est là, en effet, que, comprimé de tous côtés et étouffé par
les trabécules du réticulum qui se sont épaissies, et plus
tard, par les faisceaux fibrillaires qui tendent à envahir
les alvéoles, le cylindre médullaire s'amoindrit progressivement, puis disparaît, le tube nerveux n'étant plus représenté finalement que par le cylindre d'axe. L'accumulation
des gouttelettes médullaires ou graisseuses et la destruction

---

(1) Il n'est pas rare de rencontrer, au milieu des fibrilles, des cylindres
d'axe en partie dénudés, mais auxquels adhèrent encore çà et là des masses
globuleuses ayant l'apparence de la myéline.
(2) Charcot. — *Soc. de Biolog.*, 1868.
(3) *Ibidem.*

du cylindre de myéline ont donc lieu simultanément; on peut même ajouter qu'elles procèdent du même pas, puisque celle-là cesse de se produire lorsque celle-ci est définitivement accomplie. Evidemment la coexistence des deux phénomènes ne saurait être fortuite, et tenant compte de tout ce qui précède, il nous paraît légitime de conclure que les corpuscules médullaires et graisseux en question ne sont autres que les débris, les détritus provenant de la désagrégation des tubes nerveux (1).

Que deviennent, par la suite, ces granulations graisseuses ? Elles disparaissent vraisemblablement par voie de résorption; vous savez qu'on n'en retrouve plus les traces dans les parties centrales des foyers scléreux. C'est ici le lieu de signaler à votre attention un phénomène qui se rattache, sans aucun doute, au phénomène de cette résorption. Ainsi que vous pourrez le constater sur les préparations que je vais faire passer sous vos yeux, dans les parties où se rencontrent les produits de la désagrégation des tubes nerveux, les gaînes lymphatiques des petits vaisseaux renferment dans leur cavité, en proportion variable, soit des granulations graisseuses, soit même, bien que plus rarement, des corpuscules présentant les caractères de la myéline. En certains points, ces divers produits sont tellement abondants que les gaînes lymphatiques sont distendues à l'excès ; les vaisseaux paraissent alors avoir acquis un volume double ou triple de ce qu'il est à l'état normal, et ils se dessinent sous forme de petites traînées blanches, visibles à l'œil nu, sur le fond gris de la plaque sclérosée. Cependant les tuniques elles-mêmes de ces vaisseaux n'offrent pas d'autres altérations que celles qui ont été indiquées plus haut et qui n'ont certainement aucun rapport avec la dégénération athéromateuse. En somme, il s'agit là d'une infiltration graisseuse consécutive des gaînes lym-

---

(1) Cette opinion a été formulée déjà très-nettement par Rokitansky, en 1858. (*Bericht*, etc., *loc. cit.*, 1857.)

phatiques et nullement d'une lésion primitive des parois
vasculaires. Le même phénomène se retrouve dans le ramollissement cérébral par oblitération artérielle, dans la
plupart des formes de la sclérose primitive ou secondaire,
et, en un mot, dans des affections des centres nerveux très-
diverses, mais qui ont toutefois ceci de commun, qu'elles
déterminent la dégénération graisseuse des tubes nerveux.
Le véritable caractère de ce phénomène paraît avoir été
soupçonné par Gull (1) et par Billroth (2), mais il a été mis
en lumière, surtout par M. Bouchard, dans ses belles études sur les dégénérations secondaires de la moelle épinière (3).

La description, qui vient de vous être présentée, de l'altération scléreuse en plaques disséminées est surtout relative à la substance blanche, mais elle peut s'appliquer également, d'une manière générale au moins, à la substance
grise. Dans les deux substances, en effet, la névroglie est
faite sur le même modèle, et les altérations qui s'y produisent ne diffèrent pas essentiellement. Aussi ne donnerai-je,
d'après les observations que j'ai pu faire, une mention spéciale qu'aux modifications qu'éprouvent les cellules nerveuses, lorsque, par suite de l'envahissement de la substance grise, elles se trouvent comprises dans l'aire d'une
plaque de sclérose. Ces cellules ne sont pas le siége d'une
prolifération nucléaire, contrairement à ce qui a lieu dans
les mêmes circonstances pour les cellules conjonctives dont
les noyaux se multiplient habituellement, et c'est même là
un caractère qui, au besoin, conduirait à distinguer l'un
de l'autre les deux ordres d'éléments ; elles subissent une
altération particulière qu'on pourrait désigner du nom de
dégénération jaune, en raison de la coloration ocreuse,

---

(1) *Cases of Paraplegia*. In *Guy's Hosp. Reports*, 3° sér., 1858, t. IV
(2) *Arch. der Heilkunde*, 3 jahr., p. 47.
(3) Bouchard. — *Arch. gén. de méd.*, mars et avril 1866 ; *Thèses de Paris*,
1867, p. 44.

parfois assez prononcée, qu'elles présentent ; elles cessent
d'être vivement colorées par le carmin comme dans l'état
normal ; le noyau et le nucléole paraissent formés d'une
substance d'aspect vitreux, brillante. Il en est de même du
corps de cellule qui, en outre, semble composé de couches
concentriques. Enfin, une atrophie, capable d'amener une
diminution de volume relativement considérable, s'empare
de toutes les parties de la cellule en même temps que des
prolongements cellulaires se flétrissent et disparaissent (1).

Dans l'encéphale, et aussi sur les nerfs optique et olfac-
tif, les plaques de sclérose présentent essentiellement le
même caractère que dans la moelle, et nous ne croyons pas
qu'il soit utile d'entrer, à cet égard, dans de nouveaux détails.

Parvenus au terme de cette étude, nous pouvons essayer
de rétablir, dans l'ordre naturel de leur succession, les
phénomènes qui composent l'altération dont il s'agit, et
chercher ainsi à reconnaître le mode pathologique suivant
lequel cette altération se constitue.

Incontestablement, la multiplication des noyaux et l'hyperplasie concomitante des fibres réticulées de la névroglie
sont le fait initial, fondamental, l'antécédent nécessaire ;
l'atrophie dégénérative des éléments nerveux est secondaire, consécutive ; elle a déjà commencé à se produire
lorsque la névroglie fait place au tissu fibrillaire, bien
qu'elle marche alors d'un pas plus rapide. L'hyperplasie
des parois vasculaires ne joue ici qu'un rôle accessoire.

En quoi consiste l'affection de la névroglie qui marque le
début de cette série de désordres ? Il est facile d'y retrouver
tous les caractères de l'irritation formatrice. Mais, après
avoir reconnu que la sclérose en plaques est une myélite ou
une encéphalite interstitielle chronique primitive et unilo-

---

(1) Frommann, *loc. cit.* — Vulpian. — *Cours de la Faculté*, 1868. —
Charcot. — *Soc. de Biolog.*, 1868.

culaire, il nous restera à déterminer les caractères histologiques qui la distinguent des autres formes de la sclérose
des centres nerveux, et aussi de plusieurs espèces de myélite ou d'encéphalite qui, prenant également leur point de
départ dans la névroglie, n'aboutissent pas néanmoins à la
métamorphose fibrillaire. Nous entreprendrons en temps
opportun de remplir cette tâche. Pour le moment, Messieurs, nous avons hâte de laisser l'anatomie pathologique
pour la clinique, et de vous montrer par quel appareil de
symptômes se révèle la sclérose en plaques des centres
nerveux (1).

_____

(1) Dans une note publiée dans les *Archives de physiologie* (1873, p. 755),
un des élèves de M. Charcot, M. Debove, est venu modifier les idées généralement admises sur l'histologie de la sclérose en plaques. D'après ses recherches, les parties sclérosées seraient formées de fibrilles et de cellules plates
en tout semblables aux cellules du tissu conjonctif ordinaire. Il est arrivé
à cette démonstration par le procédé des injections interstitielles.

Ces faits n'étaient guère d'accord avec ce que l'on croyait savoir de la
structure de la névroglie (voir la note p. 204), lorsque M. Ranvier démontra que le tissu conjonctif des centres nerveux ne diffère pas essentiellement
de celui des autres organes ; la seule particularité frappante est, suivant
M. Ranvier, le petit diamètre des faisceaux fibrillaires. (Note de la 2ᵉ édition).

SEPTIÈME LEÇON

De la sclérose en plaques disséminées.
Symptomatologie.

SOMMAIRE. — Diversité d'aspects de la sclérose en plaques disséminées, au point de vue clinique. — Causes d'erreurs de diagnostic.
Examen clinique d'un cas de sclérose en plaques. — Du tremblement ; modifications qu'il impose à l'écriture ; caractères qui le font distinguer du tremblement de la paralysie agitante, de la chorée, de la paralysie générale et de l'incoordination motrice de l'ataxie.
Symptômes céphaliques. — Troubles de la vue : diplopie, amblyopie, nystagmus. — Embarras de la parole. — Vertige.
Etat des membres inférieurs. — Parésie. — Rémissions. — Absence de troubles de la sensibilité. — Immixtion de symptômes insolites ; symptômes tabétiques ; atrophie musculaire. — Contracture permanente. — Epilepsie spinale.

Messieurs,

Nous avons décrit minutieusement, dans la leçon précédente, les lésions anatomiques de la sclérose multiloculaire des centres nerveux. Laissant donc de côté cette partie de son histoire, nous allons chercher aujourd'hui à vous faire connaître l'appareil de symptômes par lequel elle se révèle.

I.

A. Il est remarquable qu'un état morbide qui possède un substratum anatomique aussi saisissant, aussi accusé, et qui, en somme, n'est pas rare, ait échappé durant un temps si long à l'analyse clinique. Rien n'est plus simple cependant, j'espère vous le montrer, que de caractériser, au lit du malade, l'affection dont il s'agit, du moins lorsqu'elle se présente dans son type de complet développement.

Si l'on recherche quelles ont été les causes qui ont pu retarder l'apparition de la sclérose en plaques disséminées
dans les systèmes nosologiques où elle doit prendre place
à côté des autres formes, mieux connues, de la sclérose
primitive des centres nerveux, il convient de signaler
en premier lieu la diversité d'aspects sous lesquels,
dans la clinique, il est possible de la rencontrer : c'est là,
en réalité, une affection polymorphe par excellence.

L'étude anatomo-pathologique pouvait déjà faire pressentir qu'il en serait ainsi. Vous vous rappelez que les
plaques ou les îlots occupent quelquefois exclusivement la
moelle ; que d'autres fois ils prédominent dans les hémisphères et le bulbe ; qu'il est enfin des cas dans lesquels ils
sont répandus à la fois dans tous les départements des centres nerveux. Ces variétés de siége nous ont conduit à
reconnaître, au point de vue anatomique, les trois formes
suivantes : *forme céphalique, forme spinale, forme mixte*
ou *cérébro-spinale.* Il était aisé de prévoir qu'à chacune
de ces formes répondrait un ensemble symptomatique particulier.

B. Concentrons tout d'abord, si vous le voulez bien, notre
attention sur la forme cérébro-spinale : c'est d'ailleurs à
tous égards la plus intéressante, celle que vous aurez à
observer le plus souvent dans la pratique. Eh bien ! même
considérée dans ce seul type, l'affection peut prendre des
masques très-variés. Permettez-moi de vous citer à l'appui
de cette assertion une anecdote que me racontait tout récemment un de mes collègues.

Un médecin des plus distingués, mais peu familiarisé encore avec la symptomatologie de la sclérose en plaques,
était venu le visiter dans le service de clinique dont il est
actuellement chargé. Pour lui faire honneur, mon collègue
présenta à ce médecin un cas de la maladie nouvelle : c'était
un fort beau spécimen de la forme cérébro-spinale. La ma-

lade quittant son lit fit quelques pas dans la salle. « C'est un *ataxique*, s'écria le visiteur. — Peut-être, répliqua mon collègue ; mais que pensez-vous des mouvements rhythmiques dont la tête et les membres supérieurs sont agités ? — C'est juste, fit le visiteur. Il y a en outre de la *chorée* ou peut-être de la *paralysie agitante*. » Le malade fut ensuite interrogé. Il répondit aux questions avec un embarras très-marqué dans la prononciation, en scandant les syllabes d'une manière toute spéciale, et souvent l'émission des mots était précédée d'un léger tremblement des lèvres. « Je comprends, repartit le médecin, vous avez voulu m'embarrasser en me présentant un cas des plus complexes. Voici maintenant des symptômes qui appartiennent à la *paralysie générale*. N'allons pas plus loin ; votre malade réunit peut-être en lui la pathologie nerveuse tout entière. »

Or, Messieurs, je le répète, il s'agissait là tout simplement d'un cas, à la vérité très-complet, de la forme cérébro-spinale de la sclérose en plaques.

C. La paralysie agitante est surtout la maladie avec laquelle cette forme de la sclérose en plaques a été le plus longtemps, et est encore, sans doute, le plus fréquemment confondue. Aussi, est-ce pour ce motif, à l'époque où nous nous efforcions de faire sortir la sclérose en plaques du chaos des myélites chroniques, que nous engageâmes M. Ordenstein, alors notre élève, à opposer dans un parallèle cette affection à la paralysie agitante, afin de mieux faire ressortir les contrastes (1). On sait comment M. Ordenstein s'est acquitté de cette tâche, et je n'hésite pas à déclarer que sa dissertation marque un progrès sérieux dans la clinique des maladies chroniques du système nerveux.

Dans ces derniers temps M. Baerwinkel, médecin dis-

---

(1) *Sur la paralysie agitante et la sclérose en plaques généralisées,* thèse de Paris, 1867.

tingué de Leipzig, après avoir rapporté un exemple très-
intéressant, du reste, de sclérose cérébro-spinale, mais où
le tremblement paraît avoir fait défaut, ainsi que cela se
voit quelquefois, semble insinuer que M. Ordenstein s'est
créé à plaisir des difficultés qui n'existent pas en réalité
pour se donner la facile satisfaction de les surmonter.
Selon lui, il n'y aurait aucune analogie entre les deux maladies. M. Baerwinkel aura sans doute oublié que dans le
Canstatt's Jahresbericht, il a donné, il y a une dizaine
d'années, l'analyse d'un cas observé à la clinique de Skoda,
cas dans lequel le diagnostic *Paralysie agitante* avait été
porté pendant la vie et que, à l'autopsie, on trouva des
plaques de sclérose disséminées dans toutes les parties de
l'axe cérébro-spinal. L'observation paraît avoir été recueillie avec une grande fidélité : il y est dit, et c'est là un
point qui mérite bien d'être relevé, que le tremblement,
contrairement à ce qui a lieu dans la paralysie agitante ordinaire, ne se montrait que lors des mouvements volontaires pour cesser à l'état de repos (1).

M. Baerwinkel n'est pas non plus sans avoir pris connaissance du fait relaté par M. Zenker dans le journal de
Henle : ce fut encore l'autopsie qui révéla dans ce cas l'existence de la sclérose multiloculaire (2). Pendant la vie, le
professeur Hasse avait établi le diagnostic : paralysie agitante et néanmoins on insiste, dans la description symptomatologique, sur la nature du tremblement qui ne se produisait que sous l'influence des émotions ou à l'occasion des
mouvements volontaires.

Ces exemples suffisent, je pense, pour vous montrer que,
malgré l'opinion de M. Baerwinkel, la confusion est possible puisqu'elle a été faite par des cliniciens dont l'habileté
est au-dessus de toute discussion.

---

(1) *Vien. med. Halle,* III, 13, 1862.
(2) Zenker. — *Zeitschrift für mediz.* Band, III, Reihe, 1865, p. 228.

Cela posé, je suis le premier à reconnaître que les masques divers pris par la sclérose en plaques sont des masques grossiers et qu'aujourd'hui, alors que les travaux récents (1) ont éclairé le diagnostic, il n'est guère permis de s'y laisser prendre. Mais il est temps, Messieurs, de vous mettre à même de distinguer les caractères à l'aide desquels on peut séparer la sclérose en plaques cérébro-spinale des maladies qui s'en rapprochent à des degrés variables.

II.

Vous n'ignorez pas, Messieurs, ce que valent ces symptomatologies faites à grand renfort d'éloquence, loin du lit des malades. Elles ne parviennent guère, quoi qu'on fasse, qu'à faire naître des images sans relief et qui ne laissent en général dans l'esprit de l'auditeur qu'une empreinte vague et passagère.

Afin d'éviter autant que possible de tomber dans le vice que je viens de signaler, je vais procéder devant vous à l'examen méthodique d'une malade qui offre réunis, dans leur plus parfait développement, tous les symptômes de la sclérose en plaques cérébro-spinale.

Mademoiselle V..., âgée de 31 ans, est atteinte depuis huit ans environ de l'affection qui fait l'objet de la présente étude. Admise à la Salpêtrière il y a trois ans, elle m'a été léguée par M. Vulpian, lorsqu'il a quitté cet hospice, et il m'a remis en même temps à son sujet une observation très-détaillée et des plus précieuses. Le début, disons-nous, remonte à huit années, c'est donc là un cas déjà ancien. Je vous parlerai tout à l'heure des différentes péripéties qui ont

---

(1) Bourneville et L. Guérard. — *De la sclérose en plaques disséminées.* Paris, 1869. — Bourneville. — *Nouvelle étude sur quelques points de la sclérose en plaques disséminées.* Paris, 1869.

signalé les phases antérieures de l'évolution des symptômes.
Pour le moment, je veux me borner à l'analyse des phéne-
mènes de l'état actuel.

Un symptôme qui vous a sans doute tous frappés dès le
premier abord, lorsque vous avez vu la malade entrer,
soutenue par un aide, c'est sans conteste le *tremblement*
rhythmique tout spécial dont sa tête et ses membres étaient
pendant la marche violemment agités.

Vous avez constaté également que, lorsque la malade se
fut assise sur une chaise, le tremblement a disparu aussitôt d'une manière complète dans les membres supérieurs et
inférieurs, mais en partie seulement à la tête et au tronc.
J'insiste sur ce dernier point en vous faisant remarquer que
la nouvelle attitude prise par la malade est loin d'équivaloir
pour les muscles du tronc et du cou à un repos absolu. D'ailleurs, il faut tenir compte de l'émotion qui joue ici incontestablement un certain rôle. J'aurai l'occasion de vous présenter mademoiselle V... au lit, et abandonnée à un repos
complet cette fois ; vous pourrez vous assurer alors de l'absence de toute trace de tremblement dans les diverses
parties du corps. Pour faire reparaître l'agitation rhythmique dans tout le corps, il va suffire d'engager la malade à se
lever de son siége. Pour la faire reparaître seulement
d'une manière partielle, dans un des membres supérieurs
par exemple, je vais la prier de porter à sa bouche un verre
préalablement rempli d'eau, une cuiller, etc. Vous pouvez
reconnaître que dans ces divers actes prescrits par la volonté
le tremblement est d'autant plus prononcé que le mouvement exécuté a plus d'étendue. Ainsi, quand la malade veut
porter à sa bouche le verre rempli d'eau, l'agitation rhythmique de la main et de l'avant-bras est d'abord, au moment
de la préhension du vase, à peine accusée ; mais elle s'exagère progressivement à mesure que celui-ci s'approche des
lèvres ; c'est au point qu'à l'instant où le but va être atteint,
les dents sont, comme vous le voyez, choquées avec violence
par les parois du verre et le liquide projeté au loin. Ce

grand désordre ne se manifeste, je le répète, que dans le cas de mouvements d'une certaine amplitude. S'il s'agit de petits ouvrages, de coudre, d'effiler du linge, les oscillations sont au contraire presque nulles. Il y a quelque temps la malade pouvait écrire encore assez distinctement ; les caractères étaient tremblés, il est vrai, mais du reste parfaitement lisibles (1).

En résumé, le *tremblement*, dont il s'agit, *ne se manifeste qu'à l'occasion des mouvements intentionnels d'une certaine étendue ; il cesse d'exister lorsque les muscles sont abandonnés à un repos complet.* Tel est, Messieurs, le phénomène que j'ai été conduit à considérer comme un des caractères cliniques les plus importants de la sclérose en plaques cérébro-spinale. Certes je ne prétends pas qu'il s'agisse là d'un symptôme pathognomonique : je n'ignore pas, en effet, qu'un tremblement se présentant avec des caractères à peu près semblables, s'observe quel-

---

(1) Nous reproduisons ci-après deux spécimens de l'écriture d'une malade nommée Leru... qui a succombé, dans le service de M. Charcot, à la sclérose en plaques. Cette femme est entrée à la Salpétrière le 24 septembre 1864. En mai 1865, M. Charcot recueillit le fragment suivant de son écriture, (*Fig. 13*).

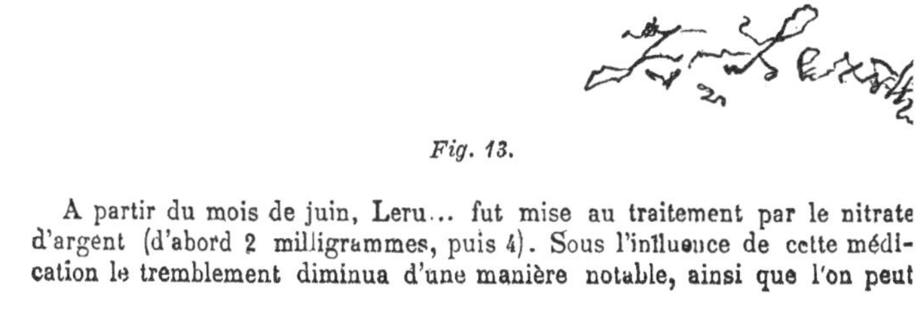

Fig. 13.

À partir du mois de juin, Leru... fut mise au traitement par le nitrate d'argent (d'abord 2 milligrammes, puis 4). Sous l'influence de cette médication le tremblement diminua d'une manière notable, ainsi que l'on peut

quefois dans des affections autres que la sclérose en plaques ;
par exemple dans l'intoxication mercurielle, dans la méningite chronique cervicale avec sclérose de la couche corticale
de la moelle, dans la sclérose primitive ou consécutive des
cordons latéraux, etc. Ce n'est pas, nous le verrons, un
symptôme constant. Mais ce que je tiens, dès à présent, à
faire ressortir, c'est que, dans la sclérose en plaques, lorsqu'aucune complication n'est intervenue, le tremblement, si
peu qu'il existe, se présente toujours avec les caractères
que je lui ai assignés. En somme, c'est là un symptôme qui,
à lui seul, permettrait déjà de séparer cliniquement la sclérose multiloculaire des centres nerveux de quelques affec-

---

en juger d'après la *figure 11*. Notons que, en mai 1865, la malade était très-

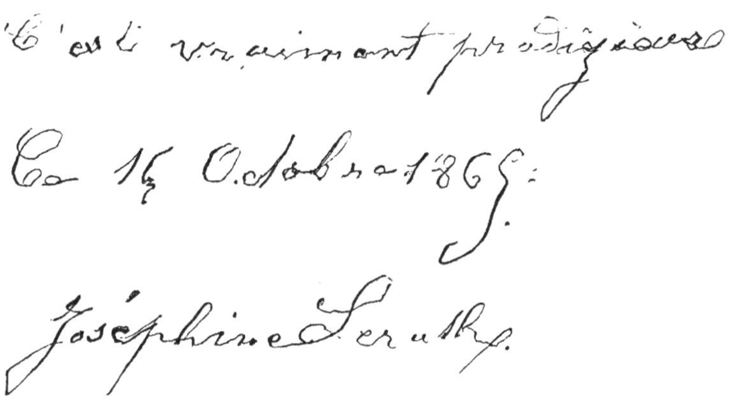

Fig. 11.

fatiguée après avoir écrit les trois lignes dont nous donnons le fac-simile,
tandis que, en octobre, elle était capable d'écrire facilement une dizaine de
lignes. Nous avons choisi une partie de la première ligne et de la dernière.

D'après les spécimens que nous possédons, il est assez difficile de se
former une opinion sur les caractères de l'écriture des malades atteints de
sclérose en plaques. Le plus souvent, d'ailleurs, nous avons observé les malades à une époque avancée de leur affection : alors, il est à peu près impossible d'obtenir autre chose qu'un griffonnage sans signification, d'autant plus
que l'on n'a pas de termes de comparaison. (B.)

tions qui s'en rapprochent assez pour que la confusion soit possible. Je vais entrer à ce propos dans quelques détails.

Le tremblement de la *paralysie agitante* existe aussi bien à l'état de repos des membres, que lorsque ceux-ci sont mis en mouvement par la volonté. Je vous présente une femme chez laquelle le tremblement persiste, depuis longues années, sans cesse et sans trêve, dans l'état de veille. Il ne s'arrête que lorsque cette malheureuse est plongée dans un sommeil profond. Il est des cas où dans la paralysie agitante le tremblement se montre seulement par intermittence ; mais, chose remarquable, c'est en pareil cas plutôt alors que les membres sont dans le repos qu'il se manifeste, pour cesser lorsque ceux-ci sont mis en mouvement par la volonté. Vous pouvez reconnaître chez une seconde malade que j'offre à votre observation, ce caractère particulier du tremblement de la paralysie agitante. Vous observerez en outre chez ces deux femmes que la tête ne prend point part au tremblement ou si elle paraît agitée par des oscillations, celles-ci lui sont évidemment communiquées ; il s'agit là d'une transmission des secousses dont les membres et le torse sont le siége. L'absence du tremblement de la tête me paraît être un fait à peu près général dans la paralysie agitante : j'ajouterai que dans cette affection les secousses du tremblement sont beaucoup moins étendues, plus régulières, plus rapides, plus serrées, si je puis parler ainsi, que dans la sclérose multiloculaire ; dans celle-ci les oscillations sont plus amples et se rapprochent à beaucoup d'égards, des gesticulations de la chorée ; cette analogie est tellement marquée que, avant la publication des travaux qui l'ont fait admettre dans la clinique usuelle, la sclérose en plaques a été quelquefois désignée sous les noms de chorée rhythmique, paralysie choréiforme.

Il est toujours facile cependant de distinguer les mouvements désordonnés et bizarres de la *chorée* proprement dite des oscillations rhythmiques de la sclérose multilocu-

laire. Remarquons en premier lieu que dans celle-ci s'il s'a-
git par exemple du membre supérieur, dans l'acte de porter
la main à la bouche, *la direction générale du mouvement
persiste en dépit des obstacles occasionnés par les secousses du tremblement*, secousses qui, comme nous le disions
il y a un instant, s'exagèrent cependant à mesure que la
main approche du but à atteindre. Au contraire, dans la
chorée, la *direction générale du mouvement* serait, dans
l'accomplissement de ce même acte, *troublée, dès l'origine,
par des mouvements contradictoires*, d'une étendue toutà
fait disproportionnée, *et qui font manquer le but*. Ajoutons
que les mouvements de la chorée se montrent tout à coup,
inopinément, alors que les membres sont dans un état de
repos complet ; ainsi, en dehors de toute intervention de la
volonté, vous voyez le choréique tirer la langue, faire une
grimace, lever brusquement un de ses membres, etc. Or,
jamais pareille chose ne s'observe dans la sclérose multiloculaire.

Lorsque dans l'*ataxie locomotrice progressive* (sclérose
des cordons postérieurs), les membres supérieurs sont affectés, il s y produit, à l'occasion des actes intentionnels, des
mouvements incoordonnés qui rappellent jusqu à un certain
point les gesticulations de la chorée et le tremblement de la
sclérose multiloculaire. Voici à l'aide de quels caractères
la confusion pourra être évitée. Il faut noter tout d abord
que dans l'incoordination des ataxiques il n'existe pas, à
proprement parler, de tremblement, de secousses rhythmiques, mais bien des gestes plus ou moins désordonnés, plus
ou moins brusques, plus ou moins étendus. Etudiez avec
soin chez la malade que je vous présente les mouvements
de la main, dans l'acte de la préhension d'un objet de petit
volume et vous y reconnaîtrez des particularités vraiment
spécifiques. Vous verrez comment, au moment de saisir
l'objet, les doigts s'écartent démesurément et s étendent à
l excès en s'inclinant vers le dos de la main. Puis l'objet est

saisi tout à coup, sans mesure, d'une manière presque convulsive par une flexion brusque et disproportionnée de tous
les doigts. Cela appartient à l'ataxie ; jamais vous n'observerez rien de semblable dans la sclérose en plaques. J'ajoute
en dernier lieu — et ce dernier trait est vraiment décisif —
que dans l'ataxie, l'occlusion des yeux a toujours pour effet
d'exagérer d'une manière très-prononcée l'incoordination
des mouvements, tandis qu'elle ne modifie en rien les secousses rhythmiques de la sclérose multiloculaire.

Nous ne devons pas oublier toutefois que quelques-uns
des symptômes de l'ataxie se trouvent entremêlés quelquefois avec ceux de la sclérose en plaques, quand les îlots
scléreux occupent dans certaines régions de la moelle une
assez grande étendue, en hauteur, des cordons postérieurs.
Un tait dont l'histoire se trouve consignée tout au long
dans l'*Atlas d'anatomie pathologique* de M. Cruveilhier,
peut être cité à titre d'exemple de ce genre (1). Il
s'agit de la nommée Paget. La malade, pour saisir et diriger une épingle, avait besoin du secours de la vue, sans
quoi l'épingle s'échappait des doigts. A l'autopsie on trouva
une des plaques de sclérose occupant les colonnes postérieures dans une assez grande étendue au renflement cervical. Mais je ne veux pas insister, pour l'instant, plus
longuement sur ce point que nous aurons plus d'une fois
l'occasion de mentionner à nouveau.

Nous nous sommes occupés jusqu'ici à peu près exclusivement du tremblement en tant qu'il occupe les membres
supérieurs : mais nous savons déjà qu'il peut agiter la tête,
le tronc, les membres inférieurs. Il se présente sur ces divers points avec tous les caractères que nous avons signalés à propos des membres supérieurs, c'est-à-dire que, ab-
sent pendant le repos complet, ce tremblement se manifeste

_____

(1) Cruveilhier. — *Atlas d anatomie pathologique*, livraison 38, p. I et II.

à l'occasion des mouvements intentionnels, ou dans les attitudes qui ne peuvent être maintenues qu'à l'aide d'une tension active et plus ou moins énergique de certains muscles ou groupes de muscles.

Pour compléter ce qui est relatif à ce symptôme, nous devons entrer dans quelques détails. — C'est là, Messieurs, ainsi que je l'ai depuis longtemps proclamé, un symptôme à peu près constant, dans la forme cérébro-spinale de la sclérose en plaques. Il ne faut pas oublier toutefois qu'il existe des cas exceptionnels relatifs à cette forme, et où — circonstance tout à-fait inexplicable jusqu'ici — le tremblement n'a pas figuré dans l'ensemble symptomatologique. J'ai observé pour mon compte plusieurs faits de ce genre. Mais il ne faut pas oublier, Messieurs, que le tremblement peut avoir existé, à un degré plus ou moins prononcé, à une certaine époque de la maladie, et avoir disparu dans le temps où le sujet se présente à notre observation. Il importe donc, à cet égard, d'interroger avec le plus grand soin les malades chez lesquels le symptôme paraît faire défaut.

Il est de règle que, le tremblement disparaît alors que les membres sont immobilisés, à une époque plus ou moins avancée de la maladie, par la contracture permanente. S'il est vrai que le tremblement se montre quelquefois presque dès le début, il faut reconnaître que toutefois c'est un symptôme tardif. Enfin, Messieurs, il est très-fréquent, presque habituel, que le tremblement ne dure pas aussi longtemps que la maladie elle-même ; il s'amoindrit à mesure que les sujets s'affaiblissent, et il s'efface parfois complétement à l'époque de la terminaison fatale.

III.

Vous connaissez maintenant, Messieurs, un des symptômes les plus originaux et les plus importants de la sclérose en plaques généralisées. Une étude plus approfondie et plus circonstanciée du cas que nous avons sous les yeux va nous permettre de recueillir bien d'autres indices non moins précieux. Nous allons découvrir, chez notre malade, tout un groupe de symptômes que j'ai proposé d'appeler *céphaliques,* par opposition aux symptômes spinaux. Ce groupe comprend certains troubles de la vue, de la parole et de l'intelligence.

A. Occupons-nous d'abord des troubles de la vision. Ce sont la diplopie, l'amblyopie et surtout le nystagmus.

a. La *diplopie,* de même que cela a lieu dans l'ataxie locomotrice, est un phénomène du début, en général tout à fait transitoire, mais qui mérite d'être signalé en passan

b. L'*amblyopie* est au contraire un symptôme durable, et d'ailleurs plus fréquent, de la sclérose en plaques cérébro-spinale ; je crois pouvoir affirmer que très-rarement, en opposition à ce qui s'observe dans la sclérose postérieure, elle aboutit à une cécité complète (1). C'est là une particularité digne de remarque, surtout si l'on songe que, après la mort, des plaques de sclérose occupant toute l'épaisseur du cordon nerveux ont été trouvées sur les nerfs optiques, dans des cas où, pendant la vie, on avait constaté un simple affaiblissement de la vue (2). Cette disproportion apparente entre le symptôme et la lésion constitue un des arguments les plus puissants que l'on

---

(1) Dans une observation rapportée par M. Magnan (*Archiv. de physiologie,* t. II, p. 765), il y avait atrophie papillaire des deux yeux avec cécité complète.

(2) Observation de la nommée Aspasie Byr, communiquée par M. Vulpian. Cette observation est rapportée *in extenso* dans un travail de M. H. Liouville intitulé : *Observations détaillées de deux cas de sclérose en îlots multiples et disséminés du cerveau et de la moelle épinière. (Mémoires de la Société de biologie,* 1868, p. 231.)

puisse invoquer pour montrer que la continuité fonctionnelle des tubes nerveux n'est pas absolument interrompue,
bien que ceux-ci, dans le trajet a travers les plaques de
sclérose; soient dépouillés de leur gaîne de myéline et réduits au cylindre d'axe.

L'examen ophthalmoscopique, en général rendu tres-
difficile par suite de l'existence du nystagmus, fait reconnaître, en pareil cas, tantôt une intégrité à peu près complète de la papille du nerf optique alors même que l'amblyopie est cependant tres-accentuée, tantôt une lésion
partielle, tantôt enfin dans les cas rares où la cécité est
complète (1), une atrophie totale (coloration d'un blanc
nacré, extrême ténuité des vaisseaux, etc.) avec ou sans
excavation de la papille.

Tout se borne chez Mlle V... à une amblyopie assez prononcée des deux yeux. L'examen ophthalmoscopique n'a
permis de reconnaître ici aucune lésion bien déterminée.
Un fait qui mérite d être relevé, c'est que, chez elle, les
apparitions d'éclairs, d'étincelles, ont précédé l'affaiblissement de la vue. J'ai noté le même phénomène dans plusieurs autres cas d'amblyopie liée à la sclérose multiloculaire.

c. *Le nystagmus* est un symptôme d'une assez grande
importance diagnostique puisqu'il s'observe environ dans
la moitié des cas. On ne le rencontre, que je sache, que
très-exceptionnellement dans l'ataxie. Vous pouvez reconnaître qu'il existe chez Mlle V... accusé à un haut degré.
Il s agit là, vous le voyez, de petites secousses, qui font osciller simultanément les deux globes oculaires de droite à
gauche puis de gauche à droite, ou inversement. Il est des
cas où le nystagmus fait défaut tant que le regard reste
vague, sans direction précise, mais se manifeste tout à
coup, d'une manière plus ou moins prononcée, aussitôt que
les malades sont invités à fixer attentivement un objet.

_____

(1) Observation citée par M. Magnan.

B. Un symptôme plus fréquent encore que ne l'est le nystagmus, — presque constant dans la sclérose multiloculaire cérébro-spinale, puisque nous le trouvons signalé vingt fois sur vingt-trois cas que nous avons analysés, — c'est un *embarras particulier de la parole* que vous pouvez étudier chez notre malade, dans son type de complet développement.

La parole est lente, traînante, par moments presque inintelligible. Il semble que la langue soit devenue « trop épai se » et le débit rappelle celui des gens avinés. Une etude plus attentive fait reconnaître que les mots sont comme scandés : il y a une pose entre chaque syllabe, et celles-ci sont prononcées lentement. Il y a de l'hésitation dans l'articulation des mots; mais, à proprement parler, rien qui ressemble au bégayement. Certaines consonnes, les *l*, les *p,* les *g,* sont particulièrement mal prononcées.

Il existe chez Mlle V..., ainsi que vous pouvez le constater, une certaine lenteur dans les mouvements de la langue; vous reconnaissez même que. tirée hors de la bouche, elle est agitée d'un tremblement très-manifeste. Il ne faudrait pas croire que ce soit là un phénomène constant et plusieurs fois j ai reconnu que la parole pouvait être embarrassée à un haut degré, sans que la langue présentât la moindre trace de tremblement. Toujours d'ailleurs, du moins d'après mes observations, la langue conserve son volume normal et jamais je ne l'ai vue ridée à ca surface, comme cela s observe dans certains cas de paralysie labioglosso-laryngée avec atrophie des muscles linguaux.

D abord à peine appréciable, l'embarras de la parole s'aggrave progressivement pendant le cours de la maladie jusqu'à rendre parfois le discours à peu près incompréhensible. — Il est des cas où on le voit s'aggraver tout à coup, comme par accès pour s'amender ensuite temporairement.

En somme, l'embarras de la parole qu'on observe dans la sclérose cérébro-spinale se rapproche, à beaucoup d'égards, du symptôme correspondant de la paralysie générale

progressive. Je crois même que, dans bien des cas, en dehors du secours fourni par la considération des .phéno-
mènes concomitants, la distinction serait à peu près impossible. Ajoutez que le rapprochement peut être rendu plus
étroit encore par cette circonstance que, dans la sclérose
multiloculaire, de même que dans la paralysie générale,
l'émission des mots est parfois précédée — ainsi que vous
pouvez vous en assurer chez notre malade — par une légère contraction, comme convulsive, des lèvres.

Quoi qu'il en soit, ce trouble dans l'articulation des mots
sur lequel j'appelle votre attention est un symptôme très-
important de la sclérose multiloculaire. Il peut contribuer
puissamment à fonder le diagnostic, principalement dans
les cas, exceptionnels d'ailleurs, où le tremblement de la
tête et des extrémités supérieures fait défaut.

A ce symptôme peuvent s'adjoindre successivement,
surtout dans les périodes avancées de la maladie, certains
troubles de la déglutition, de la circulation et même de la
respiration. Ce sont là des symptômes de *paralysie bulbaire progressive* qui doivent donner l'éveil parce qu'en
s'aggravant d'une manière rapide, ils ont quelquefois déterminé tout à coup, presque inopinément, la terminaison fatale. En raison de l'intérêt qui s'y rattache au point de vue
du pronostic, ils seront l'objet d'une étude spéciale.

C. Environ dans les trois quarts des cas, le *vertige* est un
des phénomènes qui marquent le début de la sclérose multiloculaire des centres nerveux. Autant que j'en puis juger
d'après les renseignements qui m'ont été donnés par les
malades que j'ai interrogés à ce sujet, il s'agit là en général d'un vertige giratoire. Il semble que tous les objets
tournent avec une grande rapidité et que l'on subit soi-
même un mouvement circulaire : menacé de perdre l'équilibre, le malade s'attache aux corps environnants. Le plus
souvent ce vertige revient par accès de courte durée ; quelquefois cependant il persiste presque sans interruption,

durant un certain temps, surajouté au tremblement et à
l'état paralytique des membres ; il contribue parfois, pour
une bonne part, à rendre la station ou la marche titubantes,
presque impossibles. Il ne faut pas confondre la titubation
avec l'incertitude de la démarche qui se rattache à la diplopie ; cette dernière cesse d'exister dès que le malade
tient fermé l'un de ses yeux.

Le vertige dont il s'agit est un symptôme d'autant plus
intéressant qu'il n'appartient ni à l'ataxie locomotrice, ni
à la paralysie agitante et qu'il peut par conséquent aider au
diagnostic.

E. La plupart des malades, atteints de sclérose multiloculaire que j'ai eu l'occasion d'observer, ont présenté, à une
certaine période de l'affection, un *facies* vraiment particulier. Le regard est vague, incertain ; les lèvres sont tom-
bantes, entr'ouvertes ; les traits expriment l'hébétude, quelquefois même la stupeur. A cette expression dominante de
la physionomie correspond presque toujours un état mental
qui mérite d'être signalé. Il y a un affaiblissement marqué
de la mémoire ; les conceptions sont lentes ; les facultés
intellectuelles et affectives émoussées dans leur ensemble.
Ce qui paraît dominer chez les malades, c'est une sorte
d'indifférence presque stupide à l'égard de toutes choses.
Il n'est pas rare de les voir tantôt rire niaisement, sans
aucun motif (1), et tantôt, au contraire, fondre en larmes
sans plus de raison. — Il n'est pas rare non plus de voir
éclater, au milieu de cet état de dépression mentale, des
troubles psychiques qui revêtent l'une ou l'autre des formes
classiques de l'aliénation mentale.

Un des malades de Valentiner, habituellement mélanco-

_____

(1) Une malade du service de M. Charcot, dont nous aurons à reparler par
la suite, Dr... Hortense, est prise très-fréquemment, et sans motif, d'accès
de rire qu'elle ne saurait maîtriser. Sujette déjà avant sa maladie à des mouvements de colère, elle a remarqué avec peine, qu'ils augmentaient depuis
le début de son affection. (B).

lique, était de temps à autre atteint du *délire des gran-deurs*. Un homme, dont l'histoire a été rapportée tout ré-cemment par le docteur Leube (1), se croyait destiné à devenir roi ou même empereur ; il disait posséder un grand nombre de bœufs, des chevaux, de belles habitations, etc. Il devait, disait-il, épouser bientôt une comtesse », etc (2).

Mlle V... a été prise, il y a quelque semaines, d'un véri-table accès de lypémanie. Elle avait des hallucinations de la vue et de l'ouïe : elle voyait des personnages effrayants et entendait des voix qui la menaçaient « de la guillotine. » Elle était convaincue que nous voulions l'empoisonner. Pen-dant vingt jours, elle a refusé toute espèce de nourriture, et nous nous sommes vus contraints de l'alimenter, pen-dant tout ce temps-là, à l'aide de la sonde œsophagienne. Aujourd'hui, ces accidents ont à peu près complétement disparu. Néanmoins, les voix se font entendre encore de temps à autre. — Vous voyez la malade être prise pendant notre examen d'un rire convulsif qu'il lui est impossible de modérer et auquel bientôt vont succéder les larmes.

IV

Pour en finir, messieurs, avec l'étude descriptive du cas que je vous ai présenté comme un type de la *sclérose mul-tiloculaire* des centres nerveux, il me reste à diriger votre attention sur l'état des membres inférieurs.

---

(1) *Ueber multiple inselförmige Shlerose des Gehirns und Rückenmarks* (*Deutsch. Archiv.* 8 Bd. 1 heft. Leipzig, 1870, p. 14).

(2) Une des malades, Aspasie B.... observées par M. Liouville dans le service de M. Vulpian, avait des hallucinations. — Rosine Spitale, dont nous avons résumé l'histoire (Bourneville et Guérard, *loc. cit.*, p. 92) d'après M. Valentiner était tombée, plusieurs mois avant la terminaison fatale, dans une véritable stupidité. (B).

Vous avez pu remarquer que Mlle V... ne peut se lever
de son siége, se tenir debout, essayer de faire quelques pas,
si elle n'est pas fortement soutenue par deux aides. Il est
aisé de reconnaître que la cause de cette impuissance motrice est surtout la rigidité, comme tétanique. qui s'est
emparée des membres inférieurs et qui, déjà très prononcée lorsque la malade est couchée ou assise, s'exagère encore, au plus haut point, lorsqu'il s'agit pour elle de se lever
ou de marcher.

Cette contracture des membres inférieurs qui, aujour-
d'hui est permanente, ne s'est manifestée chez V... que
très-récemment : elle est, en effet, un symptôme des périodes avancées de la maladie. Toujours, dans l'évolution du
processus morbide, elle est précédée, de longue date, par
un *état parétique*, offrant quelques traits particuliers que
je vais essayer de vous faire connaître d'abord.

En ce qui concerne ce point particulier, l'histoire clinique de Mlle V... a été traversée par certains incidents qui,
sans être absolument exceptionnels, ne sont pas, toutefois,
dans la règle. Aussi dois-je l'abandonner pour un instant,
me réservant de la reprendre tout à l'heure. Dans la description qui va suivre, je vais faire appel aux détails consignés
dans un certain nombre d'observations que j'ai réunies et
où la période parétique s'est développée suivant les conditions normales.

Parésie des membres. — Il s'agit là d'un affaiblissement
plus ou moins prononcé des puissances motrices des membres qui se manifeste fréquemment dès le début de la maladie, et auquel il ne s'adjoint, le plus ordinairement, aucun
trouble marqué de la sensibilité.

En général, l'un des membres inférieurs est affecté en
premier lieu et seul tout d'abord. Il paraît lourd, difficile à
mouvoir ; le pied tourne dans la marche, au moindre obstacle, ou le membre entier fléchit tout à coup sous le poids
du corps. L'autre membre se prend à son tour tôt ou tard ;

cependant, comme la parésie progresse le plus souvent
avec une extrême lenteur, elle permet aux malades, pendant longtemps encore, de marcher tant bien que mal et de
vaquer à leurs occupations ; mais un jour vient enfin où,
par l'aggravation de la paralysie motrice, ils peuvent être
confinés au lit. Les membres supérieurs sont envahis, eux
aussi, soit simultanément, soit l'un après l'autre, communément à une époque éloignée du début. Souvent, à l'origine,
il y a dans ce symptôme des rémissions : ainsi, il n'est pas
rare de voir les membres inférieurs affaiblis reprendre,
pour un temps, leur énergie première. Ces rémissions peuvent
même se reproduire, parfois, à deux ou trois reprises. Je
signale cette particularité à votre attention, parce qu'elle
ne se retrouve certainement pas au même degré dans les
autres maladies chroniques de la moelle épinière.

Je dois revenir un instant, pour y insister, sur l'absence
déjà notée des troubles de la sensibilité. Les malades se
plaignent bien, parfois, de fourmillements, d'engourdisse-
ments siégeant dans les membres affaiblis ; mais ces symptômes sont presque toujours passagers et peu accusés. D'ailleurs, il est facile de constater que la sensibilité cutanée
est, sur les membres affectés, presque toujours préservée
dans tous les modes. Les douleurs en ceinture, les crises
fulgurantes, qui jouent un rôle si prédominant dans les premières périodes de l'ataxie locomotrice progressive, font ici
défaut. Il en est de même de la perte de la notion de position des parties, laquelle appartient également à l'ataxie.
Elle n'existe que dans la sclérose multiloculaire régulière
et les malades atteints de cette dernière affection peuvent,
les yeux fermés, déterminer avec précision l'attitude qui a
été imprimée à leurs membres. L'occlusion des yeux n'a pas
non plus d'influence marquée sur la station debout ni sur
la démarche. Celle-ci est incertaine, embarrassée, titubante,
en raison composée de la faiblesse musculaire et du tremblement qui, tôt ou tard, ne manquent pas de s'y ajouter ;

>> SYMPTOMES INSOLITES. 241

les pieds, tenus écartés pour élargir la base de sustentation,
traînent péniblement sur le sol dont ils ont de la peine à se
détacher. Quand la titubation est très-prononcée, les malades sont menacés de tomber à chaque instant, et ils se laissent choir, en effet, fort souvent. Les membres inférieurs
ne sont pas lancés en avant, sans mesure, convulsivement,
comme cela a lieu si ordinairement dans la sclérose des cordons postérieurs. Les sphincters ne prennent part que très-
rarement à l'affaiblissement des muscles des membres, —
ce qui établit un contraste avec beaucoup d'affections spinales où l'on voit, au contraire, de très-bonne heure, des
troubles de la vessie et du rectum venir se joindre aux autres symptômes. Enfin, pour compléter le tableau, nous devons faire ressortir l'absence habituelle de troubles trophiques musculaires dans la paraplégie liée à la sclérose multiloculaire. Les muscles affaiblis conservent, pendant fort
longtemps, presque jusqu'au dernier terme, leur relief et
leur consistance : soumis à l'exploration faradique, ils ne
présentent, à aucune époque, de traces d'un affaiblissement
notable de la contractilité électrique.

Immixtion de symptômes insolites. — Je viens de mentionner, chemin faisant, un certain nombre de symptômes que j'ai pris soin d'élaguer parce qu'ils n'appartiennent
pas au type régulier de la maladie. Il importe de vous faire
connaître maintenant, en manière de correctif, que ces symptômes s'entremêlent pourtant, dans certains cas, avec les
phénomènes ordinaires de la sclérose multiloculaire, et
s'accusent même parfois à tel point que l'erreur deviendrait
peut-être inévitable pour un observateur non prévenu.
Sous ce rapport, l'observation de V... peut nous fournir des
enseignements précieux. J'y relève, à cet effet, quelques détails qui y ont été consignés à la date du 24 mars 1867,
c'est-à-dire il y a plus de trois ans. A cette époque, où la parésie et le tremblement étaient d'ailleurs déjà assez prononcés dans les membres inférieurs pour que la malade fût

> CHARCOT, T. I. 16

dans l'impossibilité de marcher autrement que soutenue par deux aides, on a noté ce qui suit : Pendant la marche, les pieds sont un peu projetés « comme chez les ataxiques. » — Lorsque les yeux sont clos, il y a « exagération de la titubation, perte de l'équilibre, et la chute aurait lieu si la malade n'était pas fortement maintenue. » — Aux membres inférieurs « la sensibilité tactile a diminué d'une maniere notable. » La malade ne sait pas indiquer, les yeux fermés, l'attitude qui a été imprimée à ses membres. — Elle y éprouve de temps à autre de violentes crises de douleurs fulgurantes. » On constate enfin l'existence d'une douleur en ceinture.

Vous venez de reconnaître, dans cette énumération, la série presque toute entière des phénomènes qui servent a caractériser cliniquement l'ataxie locomotrice progressive. Quelques-uns d'entre eux se retrouvent aujourd'hui chez notre malade, mais, en général, cependant, notablement atténués ou relégués au second plan. Est-ce à dire que même à l'époque où ils semblaient prédominer, ils fussent de nature à embarrasser sérieusement le diagnostic ? Non, certes, et j'ai la conviction que dans tous les cas du même genre vous éviteriez de prendre le change en tenant compte des observations suivantes.

Le fait même que la parésie des membres inférieurs, qui n'existe pas dans la sclérose postérieure, ou qui ne s'y montre tout au moins que dans les phases avancées, se trouverait mêlé aux *symptômes ataxiques* ou surtout les précéderait, vous mettrait déjà sur la voie. Vous auriez de plus à enregistrer certainement la coexistence de quelques-uns des symptômes qui n'appartiennent qu'à l'induration multiloculaire, à savoir : le *tremblement* des extrémités, l'*embarras de la parole*, les *vertiges*, le *nystagmus*, etc. Il importe de bien comprendre, d'ailleurs, la raison qui fait que les symptômes ataxiques se manifestent quelquefois dans le cours de l'induration multiloculaire, ainsi que je l'annonçais un peu plus haut. Il ne s'agit pas là, suivant moi, d'une combinaison des formes élémentaires de deux maladies — l'ataxie locomotrice progressive et la sclérose en plaques cérébro-spinale. Pour mon compte, je n'ai jamais rencontré, sur le cadavre, la coexistence de l'induration grise multiloculaire avec la sclérose *fasciculée* postérieure, et sans nier que cette association puisse exister, je la crois au moins infiniment rare. Il est assez commun, au contraire, que les plaques scléreuses qui, dans la règle, siégent principalement sur les cordons antéro-latéraux, franchissent les sillons postéro-latéraux et empiètent sur les cordons postérieurs. Quelquefois même je les ai vues, devenues confluentes, occuper une bonne partie de l'épaisseur de ces cordons, dans toute l'étendue d'une des régions de la moelle épinière, de la région lombaire, par exemple. Or, dans tous les cas du dernier genre les symptômes ataxiques s'étaient, pendant la vie, manifestés à des degrés divers. Je ne doute pas qu'une disposition semblable ne doive rendre compte un jour des douleurs fulgurantes, de l'incoordinatton motrice et, en un mot, de tous les phénomènes du même ordre qui se trouvent consignés dans l'observation de Mlle V... (1).

---

(1) Les observations de sclérose en plaques dans lesquelles les cordons postérieurs sont intéressés de manière à occasionner quelques-uns des symptômes de l'ataxie locomotrice sont assez nombreuses. Nous rappellerons en premier lieu le cas de Paget, consigné par M. Cruveilhier dans son *Atlas* ; — puis les trois faits que nous avons rapportés avec détail dans notre mémoire. Le premier concerne une femme nommée Broisat et qui est morte dans le service de M. Charcot (*sclérose en plaques occupant surtout les cordons postérieurs*) ; les deux autres, peut-être plus caractéristiques en ce sens que les symptômes et les lésions de la sclérose en plaques et de l ataxie locomotrice étaient plus accusées, sont empruntés à Friedreich. Enfin, nous résumerons brièvement un autre fait que nous avons observé durant le siége dans le service de M. Marrotte.

Il s'agit d'une femme, Legr...., Joséphine, âgée de 46 ans, dévideuse de soie, malade depuis deux ans. Elle offrait les symptômes suivants au point de vue de l'ataxie locomotrice : difficulté de la marche, les yeux étant fermés ; notion de position des membres inférieurs en grande partie perdue; fréquentes douleurs fulgurantes dans les genoux et les jambes ; douleurs en ceinture. Mais, à côté de ces phénomènes on notait : un affaiblissement pa-

Des symptômes insolites d'un autre genre peuvent se surajouter encore aux symptômes réguliers de la sclérose multiloculaire. J'ai vu, dans plusieurs cas, d'ailleurs parfaitement caractérisés de cette affection, survenir une atrophie
de certains muscles ou groupes de muscles rappelant, tant
par son siège que par son mode d'envahissement, l'atrophie musculaire à marche progressive. Il m'a été donné de
reconnaître deux fois la raison anatomique de cette complication nouvelle : dans ces deux cas, le processus irritatif dont les foyers de sclérose sont le siége, s'était communiqué, en certaines régions de la moelle, aux cellules nerveuses des cornes antérieures de la substance grise et ces
cellules en conséquence avaient subi des altérations profondes. Or, d'après les recherches que je vous ai exposées,
il n'est guère douteux que l'amyotrophie progressive, qu'elle
soit protopathique ou au contraire consécutive, relève le
plus souvent d'une lésion irritative des grandes cellules dites motrices (1).

---

ralytique assez considérable des membres inférieurs ; la conservation des
différents modes de la sensibilité aux membres inférieurs et supérieurs ; l'intégrité de la vision. — Cette femme a succombé à une pyélo-cystite compliquée d'eschares au sacrum. — *Autopsie* : plaques scléreuses sur le nerf
moteur oculaire externe gauche et sur les nerfs optiques ; — plaques de
sclérose sur la protubérance, le pédoncule cérébelleux supérieur du côté
droit, etc.; — plaques de sclérose à la surface des ventricules latéraux, dans
l'intérieur du centre ovale et à la face antérieure du bulbe et dans le 4e ventricule. — Sur la moelle nous avons trouvé : 1° une plaque de sclérose,
longue de 10 centimètres, occupant le cordon postérieur gauche; — 2° une
autre, mais moins étendue en largeur et en hauteur, sur le cordon postérieur
droit ; — 3° au-dessous, une autre plaque assez circonscrite, occupant les
deux cordons postérieurs ; — 4° enfin sur les faces antéro-latérales de la
moelle, existaient plusieurs petites plaques de sclérose. (B).

(1) Erbstein a relaté (*Deutsches Archiv für Klinische Medicin*, t. X, fasc.
6, p. 595), l'histoire d'un malade qui a succombé à la sclérose en plaque
(forme bulbo-spinale), chez lequel on avait observé pendant la vie l'*atrophie*
de la portion antérieure de la *langue*. L'examen histologique fit voir, plus
tard : 1° de nombreux foyers de dégénérescence, non-seulement interposés
entre les faisceaux de l'origine de l'hypoglosse, mais les intéressant aussi
et interrompant par conséquent leur continuité. Une coupe permit de découvrir que le noyau du grand hypoglosse était remplacé pas un îlot de tissu

*Contracture permanente des membres. — Épilepsie
spinale.* — Il est temps de revenir maintenant à la contracture des membres inférieurs qui, chez V..., constitue
aujourd'hui un phénomène permanent et que vous pouvez
étudier dans son type le plus parfait. C'est là, Messieurs,
un symptôme habituel des phases avancées de la sclérose
multiloculaire; il ne succède pas d'emblée, sans transition,
à la parésie. A une certaine époque de la période parétique,
on voit se reproduire, soit spontanément, soit sous l'influence
de certaines excitations, des espèces d'accès pendant
lesquels les membres inférieurs se raidissent dans l'extension en même temps qu'ils s'accolent pour ainsi dire l'un à
l'autre. Les accès, qui durent quelques heures, et parfois
quelques jours, sont d'abord séparés par des intervalles plus
ou moins longs. Plus tard, ils se rapprochent et, à un moment donné, la contracture permanente se trouve définitivement établie. Lorsque les choses en sont à ce point, voici ce
qu'on observe : les membres inférieurs, de même que cela
avait lieu lors des accès, sont dans l'extension ; les cuisses
sont étendues sur le bassin, les jambes sur les cuisses ; les
pieds offrent l'attitude du pied bot varus équin ; les genoux
sont, de plus, tellement serrés l'un contre l'autre qu'on ne
peut les écarter sans un grand effort. Les deux membres inférieurs sont très-généralement affectés simultanément et
au même degré; leur rigidité est parfois si prononcée
qu'en soulevant l'un d'eux, le malade étant au lit, on soulève en même temps la moitié inférieure du corps tout d'une
pièce. Ce n'est que dans des cas rares, et seulement aux
phases ultérieures de la maladie, que la flexion de la cuis-

---

sclérosé ; 2° Les fibres musculaires de la partie antérieure de la langue
avaient subi la dégénérescence graisseuse ; la lésion avait envahi quelques-
uns des faisceaux musculaires de la base de l'organe. — Chez une malade
nommée Vincent, qui a succombé à une sclérose en plaques, M. Charcot a
observé une atrophie des muscles de l'éminence thénar. La paume de l a main
offrait une excavation au fond de laquelle on voyait les tendons des muscles fléchisseurs. (B).

se et de la jambe prédominent sur l'extension. La contracture permanente peut s'emparer,— le fait est d'ailleurs assez exceptionnel — des membres supérieurs qui, eux aussi,
sont alors en général dans l'extension forcée, et restent
ainsi étroitement appliqués de chaque côté du tronc. Il s'a-
git là, Messieurs, d'un spasme qui occupe simultanément
et à peu près au même degré les muscles antagonistes, car
il est presque aussi difficile, les membres étant fléchis, de
les étendre, que de les fléchir lorsqu'ils sont étendus.

Lorsqu'on saisit dans la main l'extrémité de l'un des pieds
et qu'on l'étend un peu brusquement sur la jambe, il se
produit presque aussitôt dans toute l'étendue du membre
correspondant une sorte de tremblement convulsif qui rappelle la trémulation déterminée par l'intoxication strych-
nique. Cette trémulation, qu'il faut bien se garder de confondre avec le tremblement particulier qui survient à l'occasion des mouvements voulus, ne reste pas toujours bornée au membre dont le pied a été étendu ; elle se propage
quelquefois au membre du côté opposé : l'agitation peut se
montrer alors, parfois, assez intense pour se communiquer
à tout le corps et même au lit où repose le malade. Elle
persiste chez certains sujets pendant plusieurs minutes ou
même beaucoup plus longtemps, après la cessation de l'excitation qui l'a mise en jeu. On peut la faire cesser tout à
coup, ainsi que l'a montré M. Brown-Séquard et comme je
l'ai plusieurs fois observé après lui, en saisissant à pleine
main l'un des gros orteils du malade et le fléchissant subitement et avec force. Immédiatement après cette manœuvre, la rigidité tétanique et le tremblement convulsif cessent dans les deux membres qui momentanément deviennent « parfaitement souples et pliables comme après la
mort, avant l'apparition de la roideur cadavérique (1). » La
faradisation, le pincement de la peau, de la jambe, plus ra-

---

(1) Brown-Séquard. — *Archives de physiologie*, t. I, p. 158.

rement le massage du membre inférieur, l'impression du froid, le chatouillement de la plante du pied, peuvent faire naître la trémulation convulsive. Celle-ci se developpe aussi, tantôt spontanément, du moins en apparence, tantôt sous l'influence des efforts que fait le malade pour vomir, pour aller à la selle, pour se dresser dans son lit ou pour en descendre et mettre le pied à terre. La marche, que n'interdit pas toujours d'une facon absolue la rigidité permanente, — les malades s'avancent alr ʳs sur la pointe du pied, sans que le talon touche à terre, — provoque aussi le tremblement convulsif. Enfin, ce tremblement peut encore se produire temporairement, de concert avec la rigidité, même pendant le cours de la période parétique sous l'influence d'un ou de plusieurs des modes d'excitation qui viennent d'être passés en revue.

Messieurs, le phénomène dont je viens d'esquisser les principaux caractères n'est autre que l'*épilepsie spinale*, décrite par M. Brown-Séquard. — Nous l'observons chez mademoiselle V... dans la forme que j'ai proposé d'appeler *tonique*. — Cette forme, qui est celle qu'on observe le plus habituellement dans l'induration grise multiloculaire, peut être opposée à la forme *saltatoire*, laquelle prédomine au contraire dans l'ataxie locomotrice progressive et dans quelques autres affections spinales.

La contracture permanente des membres et l'épilepsie spinale ne doivent pas nous arrêter plus longtemps. Ces symptômes, en effet, n'appartiennent pas exclusivement, tant s'en faut, à la sclérose multiloculaire des centres nerveux. Ils seront donc étudiés à part, d'une façon générale et dans leurs rapports avec les diverses affections de la moelle épinière où ils peuvent se manifester.

HUITIÈME LEÇON

**Des attaques apoplectiformes dans la sclérose en
plaques. — Des·périodes et des formes. — Phy·
siologie pathologique. — Étiologie. — Traitement.**

Messieurs,

Je me propose aujourd'hui d'appeler en premier lieu votre attention sur certains accidents cérébraux qui peuvent
venir compliquer la symptomatologie de la sclérose en plaques cérébro-spinale. Il s'agit d'*attaques apoplectiformes*
qui se présentent quelquefois à plusieurs reprises dans le
cours de la maladie et qui, parfois, terminent la scène. Ces
attaques ne se sont pas produites jusqu'ici, chez Mlle V...,
dont l'histoire clinique est d'ailleurs si complète à beaucoup
d'égards; mais rien ne permet d'affirmer qu'elles ne sur-

viendront pas quelque jour. En effet, ce n'est pas là une complication rare : je la trouve signalée dans un cinquième environ des faits que j'ai rassemblés et je l'ai, pour mon compte, observée au moins dans trois cas (1).

L'ensemble symptomatique qui constitue les attaques en question n'appartient pas en propre à la sclérose multiloculaire. Il se présente dans nombre d'affections qui intéressent à la fois plusieurs points de l'axe cérébro-spinal, en particulier dans la paralysie générale progressive. C'est même dans cette dernière maladie que les *attaques congestives* — ce nom sert à les désigner assez communément, du moins en France, — ont été surtout étudiées en raison de leur fréquence. On les rencontre là sous les formes assez variées qu'elles peuvent revêtir. Aussi la description de ces attaques dans la paralysie générale progressive a-t-elle motivé de nombreuses divisions et subdivisions. Mais en somme, toutes les variétés de forme que l'observation clinique a fait reconnaître, — je ne veux envisager ici que les attaques de quelque intensité, — peuvent être ramenées, si je ne me trompe, à deux types fondamentaux, à savoir : 1º Les *attaques apoplectiformes* (*pseudo-apoplexy* des médecins anglais); 2º Les *attaques convulsives* ou *épileptiformes*. Les caractères des deux types peuvent d'ailleurs s'entremêler et se confondre dans un même accès. Seul le premier type a été rencontré, quant à présent, dans la sclérose en plaques ; mais il n'est pas douteux qu'en se multipliant, les observations relatives à cette affection permettent un jour de compléter le tableau.

Parmi les autres maladies organiques des centres nerveux dans lesquelles on observe fréquemment les attaques épileptiformes ou apoplectiformes, je me bornerai à signaler certaines lésions cérébrales *en foyer* de date ancienne

---

(1) Observation III du mémoire de M. Vulpian, communiquée par M. Charcot ; — Observation de la nommée Byr (Charcot) ; — Observation de Nicolas, présentée à la *Société de Biologie*, par M. Joffroy.

et accompagnées d'hémiplégie permanente. Telles sont l'*hémorrhagie cérébrale* ou le *ramollissement du cerveau*, lorsqu'ils ont occupé les régions de l'encéphale dont la lésion a pour effet de déterminer presque à coup sûr les altérations cérébro-spinales connues sous le nom de *scléroses fasciculées descendantes*.

Entre ces lésions partielles du cerveau et la paralysie générale progressive, il semble au premier abord qu'il n'existe aucun point de contact. Voici cependant, Messieurs, un trait qui les rapproche : les observations de M. Magnan et celles de M. Westphal ont fait voir que, dans la paralysie générale, aux lésions de la périencéphalite se surajoutent très-souvent une altération scléreuse, tantôt diffuse, tantôt fasciculée, qui occupe à la fois les pédoncules cérébraux, la protubérance, le bulbe et certaines régions de la moelle épinière. Or, ces lésions cérébro-spinales, tant en raison de leur mode de distribution que par la nature même du processus morbide, méritent d'être assimilées aux scléroses fasciculées descendantes consécutives à l'hémorrhagie ou au ramollissement du cerveau. Nous savons, d'un autre côté, que, dans la sclérose multiloculaire, les plaques scléreuses occupent non-seulement la moelle épinière (voyez PL. III et IV) et le cerveau proprement dit (PL. I et II), mais, en outre, très-habituellement, les diverses parties de l'isthme de l'encéphale et, en particulier, le bulbe (PL. I, fig. 1 et 3). Vous voyez par là que l'existence de lésions irritatives disséminées un peu partout dans l'axe cérébro-spinal, mais toujours présentes dans l'isthme, est un caractère commun à toutes les affections en apparence si disparates auxquelles se surajoutent les attaques dites *congestives*. Je signalerai surtout à votre attention l'existence constante de la lésion bulbaire, laquelle, très-vraisemblablement, est un élément prédominant dans la production de ces attaques.

Quoi qu'il en soit, Messieurs, il s'agit là d'altérations permanentes, à évolution lentement progressive. Elles ne sau-

raient, par conséquent, sans le concours d'autres lésions,
expliquer le développement d'accidents qui se produisent
le plus souvent presque subitement et peuvent disparaître
très-rapidement sans laisser de traces. Je n'ignore pas que
beaucoup de médecins font intervenir ici, aujourd'hui encore, une congestion sanguine partielle, une fluxion qui,
suivant les besoins de la cause, se porterait sur telle ou
telle partie de l'encéphale. Je ne saurais, pour mon compte,
souscrire à cette hypothèse. Pour justifier mon scepticisme
à cet égard, j'invoquerai d'abord les souvenirs de ceux
d'entre vous qui, dans cet hospice, sont attachés aux services d'aliénés. Combien de fois n'ont-ils pas été désap-
pointés en ne rencontrant pas, à l'autopsie, la lésion congestive sur laquelle ils comptaient ? Mais j'invoquerai surtout les observations que j'ai été à même de recueillir dans
le champ habituel de mes études.Maintes fois j'ai eu l'occasion de voir succomber à la suite d'attaques, soit épileptiformes, soit apoplectiformes, des sujets atteints depuis
longtemps d'hémiplégie par le fait du ramollissement ou de
l'hémorrhagie intra-encéphaliques. Or, en pareil cas, quelque attention que j'aie apportée à l'autopsie, il m'a toujours
été impossible de découvrir, soit dans les centres nerveux,
soit dans les viscères, une lésion récente congestive, œdé-
mateuse, ou autre, pouvant expliquer les symptômes
graves qui avaient marqué la terminaison fatale ; je n'ai
rencontré jamais que les lésions anciennes — foyers ocreux,
plaques jaunes ou foyers d'infiltration celluleuse — qui te-
naient l'hémiplégie sous leur dépendance et les dégénérations secondaires du mésocéphale et de la moelle qui sont
la conséquence de ces lésions partielles des hémisphères.
Je crois en somme que, dans l'état actuel de la science,
l'absence de lésions propres est, anatomiquement parlant,
un trait commun à ces attaques, quelle que soit d'ailleurs
la forme qu'elles affectent et la maladie à laquelle elles se
rattachent.

En ce qui concerne la symptomatologie des attaques apo-

plectiformes et épileptiformes, pour ne point entrer dans
les détails d'une description en règle, je me bornerai, Messieurs, à relever les particularités suivantes. La scène
s'ouvre en général inopinément, sans prodromes bien accentués, tantôt par une obnubilation rapide et plus ou
moins prononcée des facultés intellectuelles, tantôt par un
coma profond survenant tout à coup. Il s'y adjoint, dans
certains cas, des convulsions qui rappellent celles de l'épilepsie ordinaire, mais qui se localisent toutefois, en général,
à un côté du corps (*attaques épileptiformes*). D'autres fois,
les convulsions font défaut (*attaques apoplectiformes*). Dans
les deux cas, il est fréquent de voir se développer dès
l'origine une hémiplégie plus ou moins complète, tantôt
avec flaccidité, tantôt, mais plus rarement, avec rigidité
des membres paralysés. Les symptômes peuvent s'apaiser
progressivement dans l'espace de quelques jours et conduire à la mort. Celle-ci s'annonce en général par le développement rapide d'eschares à la région sacrée. Si, au contraire, le malade doit survivre, la disparition des accidents
ne se fait pas longtemps attendre; l'hémiplégie est le seul
symptôme qui persiste pendant quelque temps encore ; mais
elle se dissipe elle-même, tôt ou tard, sans laisser de
traces.

Les attaques se produisent habituellement plusieurs fois,
en général à de longs intervalles, pendant le cours de la
maladie. En ce qui a trait à la sclérose en plaques, elles
ont été notées trois fois dans l'observation III du mémoire
de M. Vulpian, trois fois dans le fait de Zenker (1) et jusqu'à sept fois dans celui de M. Léo (2). Toujours ces accès
ont laissé après eux une aggravation notable et persistante
de tous les symptômes de la maladie primitive.

L'esquisse que je viens de vous présenter, Messieurs, se-

---

(1) Bourneville et Guérard. — *Loc. cit.*, p. 112.
(2) *Ibid.*, p. 112.

rait par trop imparfaite, si je ne signalais pas à votre attention les troubles de la circulation et de la calorification qui,
en règle générale, se manifestent dans le cours des attaques.
Le *pouls* se montre toujours plus ou moins accéléré ; mais
de plus, et c'est là le point important, la *température* des
parties centrales s'élève rapidement ; elle peut dans les premières heures qui suivent l'invasion atteindre 38°,5 ou même 39°. Il est fréquent qu'au bout de 12 ou 24 heures, elle
s'élève jusqu'à 40° et se maintienne à ce chiffre pendant
quelques heures, sans que la situation soit pour cela nécessairement compromise. Mais si le malade doit survivre, la
température décroît bientôt rapidement. Un chiffre au
dessus de 40° amène presque toujours la terminaison fa
tale.

Ces modifications de la température centrale ont été
étudiées par M. Westphal dans les attaques épileptiformes
et apoplectiformes de la *paralysie générale progressive ;*
je les ai retrouvées dans les attaques qui surviennent chez
les sujets atteints d'*hémiplégie ancienne,* consécutive à
l'*hémorrhagie* ou au *ramollissement du cerveau.* Afin de
mieux fixer vos idées à ce sujet, je crois utile de vous présenter très-sommairement les détails de deux observations
relatives aux cas du dernier genre.

Le premier fait concerne une femme âgée de 32 ans,
atteinte d'une hémiplégie du côté droit, datant de l'enfance.
Il y avait atrophie générale, rigidité et raccourcissement
des membres, paralysie, ainsi que cela se voit généralement en pareil cas. Cette femme était sujette à des attaques épileptiformes Elle fut amenée à l'infirmerie quelques heures après le début d'une attaque plus intense que
d'habitude. Le soir même de son entrée, la température
était au-dessus de 38° ; le lendemain elle avait atteint 40°.
Les accès devinrent subintrants : ils se répétèrent environ
une centaine de fois par jour. Des eschares se formèrent
rapidement à la région sacrée et la mort survint le sixième

jour. L'exploration rectale donna ce jour-là 42°, 4. A l'autopsie on trouva, à la surface de l'hémisphère cérébral du côté gauche, une dépression considérable répondant à une plaque jaune, vestige d'un vaste foyer de ramollissement. L'hémisphère était de plus atrophié dans son ensemble. On ne put découvrir aucune trace d'une lésion récente, soit dans les centres nerveux, soit dans les viscères.

Le second cas est celui d'une femme de 61 ans, atteinte d'hémiplégie droite consécutive à une hémorrhagie cérébrale datant de deux ans. Cette femme avait éprouvé déjà plusieurs attaques épileptiformes ou apoplectiformes, en général d'ailleurs assez légères. Un jour survint un accès épileptiforme intense et prolongé, suivi d'état apoplectiforme. Deux heures après le début des accidents, la température du rectum était de 38°,8; cinq heures plus tard, elle s'élevait à 40°. Le lendemain, malgré la cessation des convulsions, la température était de 41 degrés et le surlendemain, jour de la mort, elle atteignait 42°,5. L'autopsie fit reconnaître deux foyers ochreux, l'un siégeant dans le corps strié, l'autre dans l'épaisseur d'une circonvolution. Il n'existait aucune lésion récente, capable d'expliquer les accidents qui avaient déterminé la mort.

Il ne m'a pas été donné encore de suivre jour par jour, et aux diverses époques de la journée, l'évolution de la température centrale dans un cas d'*attaque apoplectiforme* survenant chez un sujet atteint de *sclérose en plaques*. Néanmoins, on peut relever dans plusieurs observations des résultats partiels, qui ne permettent pas de douter que, même sous ce rapport, les choses se comportent exactement dans la sclérose multiloculaire, comme dans la paralysie générale progressive et dans les cas de lésions en foyer des hémisphères. Ainsi la malade, dont l'histoire a été rapportée par M. Zenker, fut prise vers la fin de sa vie d'une attaque apoplectiforme avec hémiplégie du côté droit. Or, le même

jour de l'attaque, le pouls étant à 136, la température atteignait 39°, 6. Le lendemain, le thermomètre marquait 40°.
Le surlendemain, la paralysie s'était amendée et la température était retombée au chiffre physiologique. Chez le
nommé Nolle, observé par M. Léo, une attaque apoplectiforme se déclara dans la soirée. Le lendemain matin, de
bonne heure, le pouls donnait 144 et la température était à
38°,5. Cette attaque, la septième que le malade eût éprouvée,
devait dans la nuit même se terminer par la mort. Dans le
cas de N..., dont l'histoire a été recueillie dans mon service par M. Joffroy, cinq heures seulement après l'invasion d'une attaque apoplectiforme, avec perte incomplète
de la connaissance et résolution générale des membres, la
température rectale était à 40°,3, le pouls à 120. Le lendemain, les accidents apoplectiformes s'étaient dissipés et en
même temps le pouls ainsi que la température étaient reve-
nus à l'état normal (1).

Si je me suis arrêté avec quelque insistance sur les modifications que subit la température du corps, dans les attaques apoplectiformes et épileptiformes de la paralysie
générale et de quelques autres affections cérébro-spinales,
c'est qu'à mon sens on trouve là un caractère qui peut,
dans certains cas, être mis à profit pour le diagnostic. Il
n'est pas nécessaire, je pense, d'entrer dans de longs développements pour faire ressortir combien il est difficile, en
présence d'un malade qui vient d'être frappé d'apoplexie,
avec ou sans accompagnement de convulsions, de décider,
d'après la seule considération des symptômes extérieurs,
s'il s'agit de l'*apoplexie vraie*, résultant de la formation actuelle d'un foyer cérébral, soit d'hémorrhagie, soit de ramollissement, ou au contraire d'une simple *attaque congestive*. Eh bien ! l'examen de la température centrale fourni-

---

(1) *Société de Biologie*, t. I, 5ᵉ série, 1869-1870, p. 145.

rait en pareille occurrence un renseignement décisif. J'ai démontré, en effet, par des observations répétées (1), que dans l'apoplexie vraie, principalement lorsqu'elle se rattache à l'hémorrhagie cérébrale, la température s'abaisse constamment quelques instants après l'attaque et se maintient ensuite, en général pendant 24 heures au moins, au-dessous du taux normal, alors même qu'il se produit des accès convulsifs, intenses et répétés. Or, nous venons de voir que dans les attaques, dites congestives, la température s'élève au contraire dès l'invasion des premiers symptômes au-dessus du chiffre physiologique et tend à s'élever encore progressivement pendant toute la durée de l'accès.

DES PÉRIODES ET DES FORMES DANS LA SCLÉROSE EN PLAQUES.

Messieurs, après avoir considéré un à un les éléments divers qui composent la symptomatologie de la sclérose multiloculaire lorsqu'il s'agit d'un cas complet et parvenu déjà à une période avancée de son cours, il convient de montrer, par une vue d'ensemble, comment se groupent et s'enchaînent ces éléments aux diverses phases et dans les diverses formes de la maladie. Celle-ci, en effet, ne se présente pas, tant s'en faut, revêtue de tous ses attributs, à toutes les époques de son évolution. A l'origine, elle peut n'être constituée que par la réunion de deux ou trois symptômes, et, de plus, il est des cas où, jusqu'à la terminaison fatale, le tableau symptomatologique reste incomplet. Or, c'est surtout lorsque la maladie en est encore à une époque

---

(1) Charcot. — *Note sur la température des parties centrales dans l'apoplexie liée à l'hémorrhagie cérébrale et au ramollissement du cerveau.* In *Comptes rendus des séances de la Société de Biologie,* T.IV, 4e série, 1867, p. 92. — Voyez aussi : Charcot. — *Leçons sur la thermométrie clinique,* publiées dans la *Gazette hebdomadaire ;* 1809, p. 324, 742, 821. — Bourneville. — *Etudes cliniques et thermométriques sur les maladies du système nerveux.* — Paris, 1870-73.

voisine de son début ou lorsqu'elle revêt une forme imparfaite, qu'il importerait d'apprendre à la reconnaître aux moindres indices.

J'ai proposé d'établir, dans le développement progressif de la maladie, trois périodes : la première s'étend de l'instant où apparaissent les premiers symptômes jusqu'à l'époque où la rigidité spasmodique des membres réduit le malade à une impuissance presque absolue. La seconde comprend tout le temps, habituellement fort long encore, durant lequel le malade, confiné au lit ou pouvant à peine faire quelques pas dans sa chambre, conserve néanmoins l'intégrité de ses fonctions organiques. La troisième, enfin, commence au moment où, en même temps que tous les symptômes de la maladie s'aggravent simultanément, les fonctions de nutrition souffrent d'une manière sensible. Il y aura lieu, à propos de cette période ultime, de relever les accidents qui, dans l'ordre ordinaire des choses, marquent les derniers temps de la maladie et précipitent la terminaison fatale.

I.

Première période. — Le mode d'invasion et d'enchaînement des symptômes présente des variantes qui méritent d'être signalées à votre attention.

Quelquefois ce sont les symptômes céphaliques qui ouvrent la scène ; ainsi les malades commencent par se plaindre de vertiges habituels, de diplopie plus ou moins passagère ; peu à peu, se prononcent l'embarras de la parole, et enfin le nystagmus. La réunion de ces symptômes composerait déjà un ensemble assez caractéristique et qui, alors même que le tremblement provoqué par les mouvements et la parésie des membres ne viendraient pas tôt ou tard s'y adjoindre, permettraient cependant d'établir le diagnostic sur de fortes présomptions.

Mais tel n'est pas le mode d'invasion le plus commun ;
le plus souvent ce sont les phénomènes spinaux qui s'accusent les premiers, si bien que, pendant la durée de plusieurs
mois et quelquefois même pendant plusieurs années, les malades pourront n'offrir d'autres symptômes qu'un affaiblissement, une parésie plus ou moins prononcée des membres
inférieurs montrant de la tendance à s'aggraver d'une manière lentement progressive et à s'étendre aux membres
supérieurs. En pareil cas, la situation du clinicien est nécessairement des plus difficiles. Car, en somme, la parésie
des membres inférieurs est un symptôme quelque peu ba-
nal, commun à une foule d'affections diverses ; elle se présente pourtant dans la sclérose multiloculaire, vous ne
l'avez pas oublié, avec quelques traits particuliers qui pourraient peut-être indiquer la voie. Ainsi, quelque prononcée
qu'elle soit, — à part ce cas exceptionnel où la lésion pré-
dominerait sur les cordons postérieurs, — elle ne s'accompagne d'aucun trouble de la sensibilité, d'aucun trouble appréciable dans la nutrition des masses musculaires ; de
plus, il ne s'y lie d'ordinaire aucun désordre fonctionnel du
côté de la vessie ou du rectum ; enfin, il n'est pas rare de
voir se produire des *rémissions*, voire même des *intermis-
sions* complètes qui ont pu faire espérer une guérison
définitive (1). Mais il est clair que ces indices, même avec
le concours de tous les autres, ne sauraient fournir encore

---

(1) Dans notre mémoire, nous avons résumé un certain nombre de faits
ans lesquels on a observé des rémissions assez complètes pour que les malades, qui étaient paralysés, aient pu reprendre leurs occupations. (Voy. *loc.*,
cit., obs. iv, ix, x, xi, etc.) Dans une observation de M. Vulpian que nous
avons également rapportée (p. 139), il y eut une série d'améliorations et
d'aggravations alternatives. Nous allons les indiquer brièvement.
    Alors que la maladie était encore récente, on vit survenir, à la suite d'une
variole, un rétablissement pour ainsi dire complet. Cette amélioration persista
pendant trois ans. A cette époque, les règles se suspendirent ; de nouveaux
symptômes, légers d'ailleurs, se manifestèrent pour disparaître eux-mêmes
avec le retour des menstrues. Deux ans plus tard, la malade a un ictère
auquel succèdent de nouveaux accidents. Ceux-ci s'amendent ; mais, à l'occasion d'une bronchite, la parésie des membres reparaît plus considérable et,

que des renseignements assez vagues. La certitude ne peut guère s'établir que si le tremblement spécial ou quelqu'un des symptômes céphaliques viennent se surajouter aux symptômes spinaux.

Jusqu'ici, Messieurs, je vous ai représenté l'invasion et l'enchaînement ultérieur des accidents comme lents et uniformément progressifs. C'est là, en effet, de beaucoup le cas le plus fréquent; mais il importe que vous n'ignoriez pas que, dans certaines circonstances, exceptionnelles à la vérité, le début peut s'opérer tout à coup, inopinément, ou à la suite de quelques prodromes peu significatifs.

Ainsi le vertige et la diplopie s'étant déclarés soudainement, la parésie des membres et la titubation ont pu venir s'y joindre au bout de quelques jours, de telle sorte que la maladie s'est trouvée pour ainsi dire immédiatement constituée. C'est ce qui a eu lieu, entre autres, chez une jeune malade nommée Vinch..., que quelques-uns d'entre vous ont pu voir dans nos salles. D'autres fois, le début est marqué. comme chez une des malades de Valentiner, par une brusque invasion de la parésie, dans l'un des membres inférieurs ; ou encore, ainsi que cela s'est présenté dans le cas de M. Léo et chez une de mes malades dont M. Vulpian a rapporté l'histoire (1), une attaque apoplectiforme précédée pendant quelques jours ou quelques semaines de vertiges, de céphalalgie, et suivie d'hémiplégie temporaire, inaugure l'invasion.

Enfin, Messieurs, il est un cas sur lequel j'appellerai

---

après des rémissions et des recrudescences successives, elle devient permanente. — Parfois la rémission est incomplète et ne porte que sur quelques symptômes, en particulier l'incontinence d'urine et des matières fécales. — Chez un malade observé par M. Baerwinckel, il y eut aussi une rémission passagère. (B.)

(1) Vulpian. — *Note sur la sclérose en plaques de la moelle épinière*,obs. II. In *Mémoires de la Société médicale des hôpitaux*, 1869.

encore votre attention et où le début se trouve masqué par
une affection qui, le plus souvent, est considérée comme
accidentelle, étrangère à la maladie principale, bien qu'en
réalité elle s'y rattache, suivant moi, au contraire, intimement par un lien non reconnu jusqu'ici. Je fais allusion à
des *crises gastriques* ou *gastralgiques*, comme vous vou-
drez les appeler, lesquelles sont parfois intenses, accompagnées de lypothymies, de vomissements répétés, etc.
Elles ont plusieurs fois ouvert la scène et bientôt les symptômes habituels de la sclérose multiloculaire leur ont
succédé ; il n'est pas rare d'ailleurs de les voir reparaître
à plusieurs reprises et s'entremêler avec ces symptômes
pendant les premiers temps de la maladie. Dans ce
genre, une observation publiée par M. Liouville (1) et le
cas rapporté par M. Zenker sont de bons exemples à citer ;
ces accidents sont d'autant plus dignes d'être remarqués
que nous les retrouverons, à peu près avec les mêmes caractères, dans d'autres formes de sclérose de la moelle épinière et en particulier dans la sclérose fasciculée postérieure
(*ataxie locomotrice*), principalement dans la phase initiale
de cette affection. Les crises gastriques coïncidant ou al-
ternant avec les douleurs fulgurantes des membres, peuvent
être, en pareil cas, avec la diplopie, et peut-être un peu de
titubation les yeux étant fermés, les seuls symptômes ac-
tuels de la maladie en question, dont le véritable caractère
est alors trop souvent méconnu (2). Ces mêmes crises gastriques se rencontrent, ainsi que nous l'avons observé,
mon ami M. Duchenne (de Boulogne) et moi, dans la forme
de *myélite centrale subaiguë* ou *chronique* qui produit les
symptômes de la *paralysie générale spinale*. Mais je ne
veux pas m'arrêter plus longuement sur ce sujet que je

(1) *Mémoires de la Société de Biologie*, 5e série, t. I, p. 107. Paris 1870.
(2) Voir ce que M. Charcot a dit à ce sujet dans ses leçons faites à La
Salpétrière en 1868. (Dubois. — *Etude sur quelques points de l'ataxie locomotrice*. Paris, 1868. Des crises gastriques, p. 56. — *Leçons sur les anoma-
lies de l'ataxie locomotrice*, 1873, leçon II, p. 32.)

compte reprendre bientôt en lui donnant tous les développements qu'il comporte.

II.

Deuxième période. — En général, dès la fin de la première période, la sclérose multiloculaire se présente déjà
douée de la plupart des symptômes qui la caractérisent.
Ces symptômes s'aggravent et se prononcent encore pendant la seconde, et il s'y surajoute la contraction spasmodique des membres, avec ou sans accompagnement d'épilepsie spinale, par suite de quoi les malades qui, jusque-là,
avaient encore pu marcher, tant bien que mal, se trouvent
désormais réduits à l'impuissance à peu près absolue et
confinés définitivement à la chambre ou même au lit. La
contracture qui signale le début de cette période est un
phénomène presque toujours très-tardif; il ne se montre
guère, le plus souvent, que deux, quatre, six ans même
après l'apparition des premiers accidents de la sclérose
multiloculaire.

III.

Troisième période. — Le commencement de cette dernière période est marqué, ainsi que je vous l'annonçais,
par l'affaiblissement progressif des fonctions organiques ;
l'inappétence devient habituelle, la diarrhée fréquente et
bientôt survient un amaigrissement général qui se prononce
de plus en plus (1). — En même temps se dessine une ag-

---

(1) C'est surtout à cette période de la maladie que l'on peut voir survenir
des accidents susceptibles, peut-être, d'être rangés parmi les troubles trophiques. Tels sont : 1° Un ramollissement des vertèbres, des trochanters, de
la tête du tibia, des os du tarse, etc. (Bourneville et Guérard, *loc. cit.*, cas
du docteur Pennock, p. 83) ; — 2° une cyphose et une scoliose à droite,

gravation de tous les symptômes propres à la maladie :
l'obnubilation de l'intelligence va jusqu'à la démence ; l'embarras de la parole est porté à son comble et le malade ne
s'exprime plus que par un grognement inintelligible. — Puis
les sphincters se paralysent et il n'est pas rare de voir la
muqueuse de la vessie devenir le siége d'une inflammation
ulcéreuse. C'est alors que se montrent, à la région sacrée
et sur tous les points des membres inférieurs soumis à une
pression prolongée, des eschares qui prennent parfois des
proportions énormes et consécutivement toute la série des
accidents qui se rattachent à cette complication, tels que :
fusées purulentes, intoxication purulente ou putride, etc.
La mort ne tarde pas à s'ensuivre.

Le plus souvent la vie est encore abrégée par l'intervention de quelque maladie intermittente : la pneumonie, la
phthisie caséeuse, la dyssenterie, peuvent être comptées
parmi les plus fréquentes de ces affections terminales (1).

J'ai réservé, pour la mentionner d'une manière toute
spéciale, l'apparition de quelques symptômes de *paralysie
bulbaire*, parce qu'ils peuvent, en s'aggravant brusquement
précipiter le cours des évènements et amener la terminaison fatale, avant même que les phénomènes de la dernière période se soient manifestés. En même temps que la
parole devient de plus en plus difficile, il se produit en premier lieu un embarras de la déglutition qui, transitoire
d'abord, devient bientôt permanent. Puis se montrent de
temps à autre des accès de dyspnée plus ou moins graves,

---

signalée dans un cas de Friedereich (B. et G., *loc. cit.*, p. 213-214) ; — 3° un
épanchement de liquide dans les deux articulations fémoro-tibiales (Obs. de
M. Malherbe). (B.)

(1) Dans les cas qui ont été publiés dans ces derniers temps. nous re-
trouvons le plus souvent les affections terminales indiquées par M. Charcot.
Il ressort de la statistique que nous avons dressée que les maladies pulmonaires (pneumonie, pleurésie purulente, tubercules) l'emportent de beaucoup
sur les autres. Nous devons encore signaler le *décubitus aigu,* la *pyélo-cystite*
(un cas), l'*œdème de la glotte* (un cas). (B.)

et la mort peut survenir dans un de ces accès. J'ai observé tout récemment deux cas qui se sont terminés de cette manière. L'autopsie a fait reconnaître, dans ces deux cas, qu'une plaque de sclérose avait envahi le plancher du quatrième ventricule où elle englobait les noyaux d'origine de la plupart des nerfs bulbaires (1).

Après les détails dans lesquels je viens d'entrer, il me

---

(1) C'est ainsi qu'ont succombé la nommée Vauthier, qui a fait l'objet de la leçon précédente et la nommée Bezot, qui a été couchée pendant longtemps salle Saint-Luc, n° 10. Nous allons résumer rapidement les traits principaux de leur histoire.

I. — Vauth..., Joséphine C. est entrée le 21 mars 1867, dans le service de M. Vulpian et est morte le 7 février 1871, dans le service de M. Charcot (32 ans). De 14 à 21 ans, étourdissements suivis de vomissements. Grossesse à 21 ans qui met fin aux vomissements. La sclérose en plaques disséminées a débuté à 23 ans et demi : faiblesse de la région lombaire, fatigue très-grande des membres inférieurs, élancements dans la jambe droite, affaiblissement de la vue, diplopie. — A 25 ans, faiblesse des bras qui sont, parfois, le siége de douleurs.

1867. Nystagmus, diplopie. Intégrité des masses musculaires. Perte de la notion de position des membres inférieurs. Parésie et tremblement des membres supérieurs. Partout la sensibilité tactile est en grande partie perdue. — Amélioration momentanée par le *nitrate d'argent*.

1868. La malade ne peut plus se tenir debout, les symptômes sont plus accusés à droite qu'à gauche, le tremblement des membres supérieurs a augmenté. Douleurs fulgurantes fréquentes, surtout dans la moitié gauche de la face. — Etourdissements vertigineux se montrant à des intervalles rapprochés. Le nystagmus est plus accusé. En mai, M. Vulpian fait prendre à la malade deux pilules de 0 gr. 025, d'extrait de *fève de Calabar*. Peu après, accès de faiblesse avec exagération du tremblement, sueurs froides, pâleur de la face. (Ces phénomènes sont peut-être dus à la fève de Calabar). A partir de juillet, 3 pilules de fève de Calabar. En novembre, M. Vulpian supprime la fève de Calabar et, comme il est survenu dans ces derniers temps de l'incontinence d'urine, il prescrit 3 pilules de 0 gr., 03 d'extrait de *Belladone*. L'incontinence d'urine, après avoir présenté des amendements passagers, cessa dans le courant de décembre. — 1870, janvier. Troubles psychiques (Voir page 238). Dans le cours de cette année, les symptômes que nous avons notés ont augmenté d'intensité et, de plus, il s'y est ajouté des symptômes de paralysie bulbaire. Ceux-ci se sont aggravés assez rapidement et la malade est morte, en quelque sorte asphyxiée, le 7 février 1871.

Autopsie. Il existe de nombreuses plaques de sclérose dans le cerveau et la moelle. En raison des *symptomes ataxiques* offerts par la malade, les lésions de l'axe spinal doivent être consignées ici. Il y avait des plaques de sclérose dans toute la hauteur des cordons latéraux. Quant aux *cordons postérieurs*, ils

paraît inutile d'entreprendre la description particulière des diverses *formes* que peut revêtir la sclérose multiloculaire. Les formes *cérébrale* et *spinale* correspondent à un enva-

sont pris un peu partout, mais principalement à partir de l'extrémité inférieure de la région dorsale. La figure 15 représente les lésions observées sur une coupe pratiquée à la partie la plus élevée de la région lombaire. A ce niveau les cordons postérieurs sont pris dans toute leur étendue (*Fig. 15, c*), mais surtout à la partie moyenne. Les cordons latéraux sont relativement moins lésés.

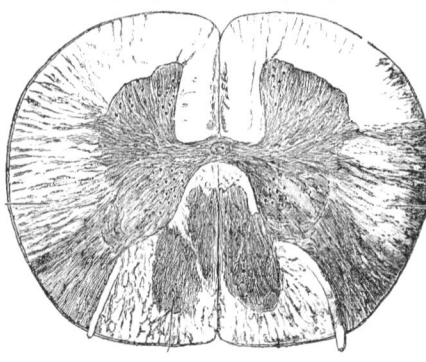

c

Fig. 15. — Elle représente les lésions observées sur une coupe pratiquée à la partie la plus élevée de la région lombaire, on voit que les cordons postérieurs sont pris dans toute leur largeur, et que la lésion prédomine à leur partie moyenne.

II. — Bez... Pauline, 35 ans, célibataire, bonne d'enfants, est entrée le 17 février 1871 dans le service de M. Charcot. Aux symptômes ordinaires de la sclérose en plaques sont venues s'ajouter, vers le mois de mai, de la dyspnée et de la dysphagie. La gêne de la déglutition obligeait la malade à manger avec une grande lenteur. Le retour des aliments par les fosses nasales ne fut observé qu'à la fin de la vie. La malade est morte d'asphyxie le 12 juin sans qu'on eût noté de râles dans la poitrine.

Autopsie. Plaque de sclérose sur le chiasma des nerfs optiques se prolongeant sur les bandelettes ; — pl. de sclérose dans les ventricules et dans le centre ovale. — Sur une coupe faite à un centimètre au-dessus du bord inférieur de la protubérance, au niveau de l'origine apparente du nerf trijumeau, on découvre une plaque de sclérose large et irrégulière. (*Fig. 16, b' b'*).

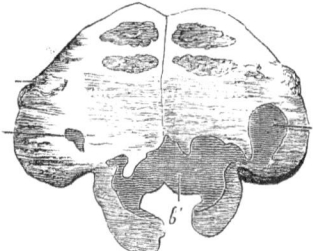

Fig. 16. — *a*, pneumogastrique ; — *b*, petite plaque de sclérose ; — *b'*, grande plaque de sclérose.

hissement incomplet des centres nerveux par la sclérose :
c'est, si l'on veut, la maladie arrêtée dons son développement, dans sa progression, soit ascendante, soit descendante. La série symptomatologique s'en trouve pour ainsi
dire écourtée ; mais les symptômes, considérés isolément,
n'en sont pas pour cela modifiés. La première forme est
très-rare, la seconde assez fréquente, au contraire ; mais
en somme la forme *cérébro-spinale* représente le type
normal, celui que nous rencontrons le plus souvent dans
la clinique.

La sclérose multiloculaire cérébro-spinale accomplit, en
grand, son évolution totale dans l'espace de six à dix années (1) cela établit un nouveau contraste avec la paralysie
agitante dont la durée normale est beaucoup plus longue. La
forme spinale laisse habituellement plus de répit ; elle peut
ne se terminer qu'au bout de vingt ans et même plus tard
encore (2).

Une autre coupe transversale, répondant à la partie moyenne des olives, fait
voir une autre plaque de sclérose (*Fig. 17, c*) parais-
sant intéresser le pneumogastrique (*Fig. 17, a*). —
L'examen microscopique des nerfs a montré de nombreux tubes granulo-graisseux dans l'hypoglosse, des
traces d'irritation de la gaine de Schwann dans le
nerf pneumogastrique. Quant aux autres organes, et
en particulier le pharynx, le larynx et les poumons,
ils étaient sains. (B).

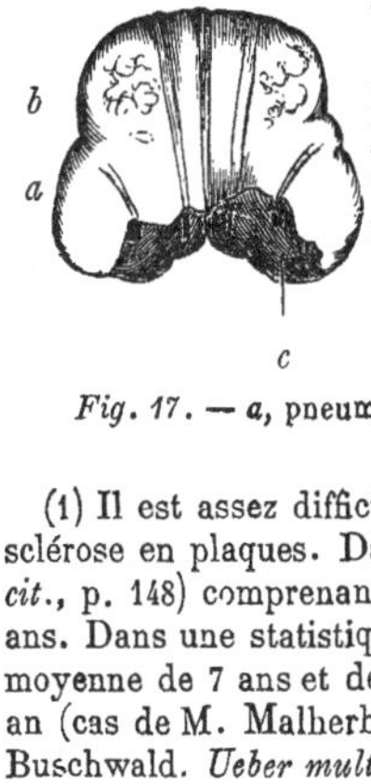

Fig. 17. — *a*, pneumogastrique ; — *b*, hypoglosse ; — *c*, plaque de sclérose.

(1) Il est assez difficile d'établir, quant à présent, la durée moyenne de la
sclérose en plaques. Dans un premier relevé (Bourneville et Guérard, *loc.
cit.*, p. 148) comprenant 17 cas, nous avons trouvé une moyenne de 8 à 10
ans. Dans une statistique portant sur 13 cas nouveaux nous avons obtenu une
moyenne de 7 ans et demi. Le minimum de la durée de la maladie a été un
an (cas de M. Malherbe, In *Journal de médecine de l'Ouest*, 1870, p. 168, et
Buschwald. *Ueber multiple Sklerose des Hirns und Ruckenmarks*, in *Deutsches
Archiv für Klin. Medicin*, c. x, fas. iv et v, p. 478 ; 1872. Le maximum a
été de 16 à 17 ans. (B.)
(2) Dans trois cas de sclérose en plaques disséminées, avec prédominance

PHYSIOLOGIE PATHOLOGIQUE; ETIOLOGIE; PRONOSTIC ET TRAITEMENT.

Pour terminer cette étude, il me resterait, Messieurs, à vous entretenir de la physiologie pathologique, de l'étiologie, et enfin du traitement de la sclérose multiloculaire des centres nerveux. Malheureusement, les documents que je pourrai invoquer relativement à ces divers points sont peu nombreux, imparfaits encore pour la plupart, et j'en serai réduit, par conséquent, à vous présenter quelques remarques très-sommaires.

A. La raison du mode de répartition si singulier qu'affectent les îlots scléreux dans les diverses parties du système nerveux central, nous est, quant à présent, complétement inconnue. M. Rindfleisch (1) a avancé que le point de départ de la formation des foyers de sclérose serait dans le système vasculaire. Suivant lui, l'inflammation des parois des petits vaisseaux qu'on rencontrerait toujours au centre des plaques en voie de formation serait le fait initial ; de ce point central, l'irritation se propagerait au réticulum de la névroglie et rayonnerait dans toutes les directions. Evidemment ce ne serait, là encore, que reculer la difficulté. D'ailleurs, ce rôle prédominant accordé aux vaisseaux dans l'évolution du processus morbide n'est rien moins que démontré. Je suis même très-disposé à croire, d'après mes propres observations, que les altérations des vaisseaux et celles du réticulum marchent du même pas, parallèlement, sans s'influencer réciproquement.

Quoi qu'il en soit, étant donné le siége des îlots sclérosés

---

des lésions dans les cordons postérieurs, la maladie a duré 11, 21 et 28 ans. (Bourneville. — *Nouvelle étude sur quelques points de la sclérose en plaques disséminées*, 1869.)

(1) E. Rindfleisch. — *Histol. Detail zu der grauen Degeneration von gehirn und Ruckenmarcks* (*Virchow's Archiv*, 1863, t. XXVI, p. 474.)

dans les divers departements des centres nerveux, peut-on
en déduire la production des phénomènes dont l'ensemble
constitue la symptomatologie de la sclérose en plaques? Cela
est possible au moins en partie. Déjà nous vous avons fait
remarquer que l'incoordination motrice, la perte de la notion
de position, les douleurs fulgurantes qui s'observent dans
un certain nombre de cas, peuvent être, dans ces cas-là,
rapportées à l'envahissement des faisceaux postérieurs de la
moelle épinière dans une certaine étendue en hauteur.
D'un autre côté, la prédominance habituelle des plaques de
sclérose sur le trajet des cordons antéro-latéraux, rend
compte, ainsi que je vous le démontrerai bientôt, de l'existence à peu près constante de la parésie ou de la paralysie
des membres, suivies tôt ou tard de contracture permanente. Le nystagmus, l'embarras de la parole, sont en rapport avec la localisation habituelle des plaques dans l'épaisseur de la protubérance et du bulbe. Mais un grand nombre d'autres symptômes sont d'une interprétation beaucoup
plus difficile. Tel est, entre autres, le tremblement particulier qui se manifeste dans certaines attitudes du corps et
dans l'exercice des mouvements volontaires. J'ai exprimé
l'opinion que la longue persistance des cylindres axiles,
dépouillés de leur enveloppe de myéline, au sein des foyers
sclérosés, joue peut-être ici un rôle important ; la transmission des impulsions volontaires s'opèrerait encore par
la voie de ces cylindres dénudés, mais elle aurait lieu d'une
façon irrégulière, saccadée, et ainsi se produiraient les oscillations qui troublent l'exécution des mouvements intentionnels.

Cette résistance des cylindres axiles n'est certainement
pas un phénomène exclusivement propre à l'induration multiloculaire ; mais elle se montre là plus prononcée que dans
les autres formes de la sclérose des centres nerveux. Elle
peut être invoquée encore, je crois, pour rendre compte de
la lenteur avec laquelle les symptômes parétiques progres-
sent dans la sclérose en plaques, et du long espace de temps

qui s'écoule avant l'époque où ils font place à la paralysie complète et à la contracture permanente.

B. Ce que l'on sait concernant les conditions qui président au développement de la sclérose en plaques se réduit à fort peu de chose. Il paraît établi toutefois, dès à présent, que la maladie est beaucoup plus commune chez les femmes que chez les hommes. Ainsi, parmi les cas que j'ai rassemblés dans mes premières études, trois ou quatre seulement concernent des hommes. Les faits qui ont été publiés depuis lors n'ont pas modifié, d'une manière sensible, ce résultat. En réunissant aux dix-huit cas qui figurent dans la monographie de MM. Bourneville et Guérard, 16 cas nouveaux, nous avons un total de 34 cas, dont 9 hommes et 25 femmes.

De ces mêmes documents il ressort que c'est là une maladie de la jeunesse ou de la première moitié de l'âge adulte. On l'a observée chez des sujets âgés de 14, 15, 17 ans (1). Mais elle paraît débuter le plus souvent entre 20 et 25 ans. Rarement elle apparaît après 30 ans. L'âge de 40 ans semble être d'un autre côté la dernière limite que puissent atteindre les sujets atteints de sclérose en plaques.

Relativement à l'influence héréditaire, nous n'aurions à citer qu'un seul exemple où elle ait paru jouer un certain

---

(1) Dans un travail de M. Leube (*Ueber multiple inselforming Sklerose der Gehirns und Ruckenmarks*, in *Deutsches Archiv*, 8 Bd. 1 heft, 1870, p. 14) nous trouvons une observation qui concerne une enfant qui présenta les premiers symptômes de la sclérose en plaques disséminées à l'âge de 7 ans. Elle mourut à l'âge de 14 ans et demi. Résumé : nystagmus léger ; paralysie faciale droite ; ataxie très-prononcée des extrémités, surtout à gauche; tremblement de la tête ; parole difficile ; atrophie des jambes. — *Autopsie :* sclérose du pont de Varole et de ses annexes, presque générale à droite, disséminée à gauche. Le cerveau et le cervelet, dans leurs couches corticales, sont le siège d'une double dégénérescence jaune-blanchâtre ou gris d'acier, tantôt diffuse, tantôt en plaques disséminées. Dans la moelle — et principalement la moelle allongée — la sclérose occupe en première ligne les cordons postérieurs, puis les cordons latéraux, enfin les cordons antérieurs. (B).

rôle. Cet exemple nous a été communiqué par M. Duchenne (de Boulogne).

Dans les antécédents pathologiques des malades eux-mêmes nous n'avons à relever en général que des indices très-vagues : l'hystérie y figure dans quelques cas ; mais, le plus souvent, on ne trouve mentionnés que des accidents névropathiques assez mal déterminés : la migraine de temps à autre, ou des névralgies (1).

Parmi les *causes occasionnelles*, on trouve plusieurs fois signalée l'action prolongée du froid humide (2). Dans un cas, les premiers symptômes se seraient développés peu de temps après une chute.

Mais ce sont les circonstances d'ordre moral qui, le plus communément, sont invoquées par les malades. Les chagrins prolongés, par exemple, ceux entre autres que peut

---

(1) Il est, toutefois, une condition étiologique qui mérite d'être mentionnée : c'est l'influence de certaines maladies aiguës sur le développement de la sclérose. Voici, à l'appui de cette assertion, l'indication de quelques faits.

1° Dans un cas de Erbstein (*Deutsches Archiv für Klinische Medicin*, t. x, fasc, 6, p. 596), la sclérose en plaques a débuté durant la convalescence d'une fièvre typhoïde. Le malade éprouva alors une faiblesse dans les membres et de l'embarras de la parole, les mots étaient scandés, la prononciation était peu distincte et monotone.

2° Une malade du service de M. Charcot, Nic... Julie, remarqua un certain degré de faiblesse dans les membres inférieurs après une attaque de *choléra*. Un peu plus tard, elle eut une *fièvre typhoïde* à partir de laquelle la faiblesse des jambes fit des progrès, d'une façon lente mais continue, à tel point que bientôt elle fut obligée de se servir d'une canne. (A. Joffroy. — *Mémoires de la Société de biologie*, 1869, p. 146.

3° Dans l'observation rapportée par MM. Fontaine et Liouville, il est dit que les premiers indices de la sclérose furent précédés par des vomissements bilieux abondants qui durèrent dix à quinze jours. (H. Liouville, in *Mémoires de la Société de biologie*, 1869, p. 107.)

4° Enfin, nous citerons le cas d'une femme nommée Dr... Hortense, chez laquelle les premières manifestations de la sclérose en plaques se sont montrées alors qu'elle venait d'avoir une variole grave. (B.)

(2) Un malade observé par M. Baerwinkel s'aperçut d'une difficulté des mouvements de la jambe droite trois jours après avoir fait une chute dans l'eau. L'action du froid humide est d'autant plus réelle dans ce cas que le malade laissa ses habits sécher sur lui. (B.)

occasionner une grossesse illicite, ou encore les désagré-
ments et les ennuis qu'entraîne une position sociale plus ou
moins fausse, telle qu'est souvent celle de certaines insti-
tutrices. Voilà pour ce qui concerne les femmes (1). Quant
aux hommes, il s'agit pour la plupart de gens déclassés,
placés en dehors du courant général, trop facilement im-
pressionnables, mal armés pour soutenir ce qu'on appelle,
dans la théorie de Darwin, la lutte pour la conservation de
la vie (*Struggle for life*). C'est là, en somme, une étiologie
quelque peu banale et que l'on retrouve, pour ainsi dire, à
l'origine de toutes les maladies chroniques du système nerveux central.

C. Le *pronostic* jusqu'ici est des plus sombres. En
sera-t-il toujours de même? On peut espérer que, lorsque
la maladie sera mieux connue, le médecin apprendra à
tirer parti de ces tendances spontanées aux rémissions qui
se trouvent signalées dans un bon nombre de cas. Il ne faut
pas oublier d'ailleurs que, quant à présent, la véritable
notion du mal n'est, en général, reconnue que lorsque
déjà les lésions sont très-profondes, et partant peu acces-
sibles à l'influence des moyens curatifs.

D. Irai-je, après ce qui précède, vous entretenir longuement de thérapeutique? Le temps n'est pas venu encore où
cette question pourra être abordée sérieusement. Je ne
puis vous parler que des quelques essais tentés jusqu'à ce
jour, et dont les résultats, malheureusement, se sont montrés, en général, peu favorables.

Le *chlorure d'or* et le *phosphure de zinc* paraissent
avoir plutôt exaspéré les symptômes. La *strychnine* a

---

(1) *The Lancet* (1873, vol. I, p. 236) a publié le résumé d'un cas de sclérose en plaques observé par M. Moxon à *Guy's Hospital* où l'on voit
notées comme causes : *a*, une maladie fébrile avec diarrhée qui a duré plusieurs
semaines ; *b*, une émotion morale vive ressentie par la malade qui trouva
son mari couché avec une autre femme. (B.)

quelquefois fait cesser le tremblement ; mais son influence a toujours été temporaire. J'en dirai autant du *nitrate d'argent*. Dans plusieurs cas que j'ai observés, il paraît avoir eu sur le tremblement et sur la parésie des membres une influence très-favorable, mais qui, à la vérité, ne s'est pas longtemps maintenue. Une contre-indication formelle à l'emploi de ce médicament serait l'existence de la contracture permanente, et surtout de l'épilepsie spinale : l'emploi du nitrate d'argent aurait, en effet, presque à coup sûr, pour résultat d'exaspérer ces symptômes. L'*hydrothérapie*, dans un cas, paraît avoir produit un amendement passager ; dans un autre, par contre, elle a complétement échoué.

L'*arsenic*, la *belladone*, le *seigle ergoté*, le *bromure de potassium*, ont été également administrés dans la sclérose en plaques, sans avantage marqué. J'en dirai autant de l'application de la *faradisation* et de l'emploi des *courants continus*. Mais, relativement à ce dernier agent, il importe d'avoir recours à de nouvelles expérimentations avant de se prononcer d'une manière définitive (1).

_____

(1) D'autres médicaments ont été employés sans plus de succès que ceux qu'a énumérés M. Charcot ; tels sont : l *huile phosphorée ; l'iodure de phosphétylamine*, et la *fève de Calabar*. — Depuis la publication de la première édition de ces leçons, il a paru un certain nombre de travaux ou d'observations sur la sclérose en plaques. Comme ils ne font que confirmer les descriptions tracées par M. Charcot, nous nous bornerons à une simple énumération : 1° Timal : *Etude sur quelques complications de la sclérose en plaques disséminées ;* thèse de Paris, 1873 ; — 2° et 3° H. Schüle : *Beitrag zur multiplen Sclerose des Gehirns und Ruckenmarks*, in *Deutsches Archiv für Klin. Medicin*, 1870, Bd VII, p. 259 ; — *Weiterer Beitrag zur Hirn Ruckenmarks Sclerose ;* même recueil, 1871. Bd VIII, p. 223 ; — 4° Baldwin : *A case of diffused cerebral Sclerosis.* (*Journal of mental Science*, 1873, juillet, p. 304) ; — 5° Moxon : *Two Cases of insular Sclerosis of the Brain and the spinal Chord.* (*The Lancet*, vol. I, p. 471, 609, 1875) ; — 6° Buzzard : *Disseminated cerebro-spinal Sclerosis.* (*Ibid.*, vol. I, p. 45) ; — 7° Moxon : *Eight Cases of insular Sclerosis of the Brain and spinal Chord* (*Guy's Hospital Reports*. 3ᵉ série, t. XXI, London, 1875).

TROISIÈME PARTIE

Hystérie. — Hystéro-épilepsie.

NEUVIÈME LEÇON

De l'Ischurie hystérique.

I.

Messieurs,

J'ai l'intention de reprendre et de compléter dans les conférences de cette année la série d'études que nous avions entreprises, il y a deux ans, et que sont venus brusquement interrompre les tristes événements que vous savez.

Au moment où nous avons dû nous séparer, par une application de recherches préalables concernant les *troubles trophiques* liés à une influence du système nerveux, j'essayais, vous vous en souvenez sans doute, de montrer comment bon nombre d'affections du système musculaire, jusque-là rattachées à une cause périphérique, sont, en réalité, subordonnées à des lésions siégeant dans certaines régions bien déterminées de l'axe gris spinal.

Ce groupe d'affections musculaires, que j'ai proposé d'appeler *myopathies spinales* ou de cause spinale, nous occupera d'une façon toute particulière. Je reviendrai aussi sur le groupe si intéressant des *scléroses de la moelle épinière* et, entre autres, sur celle qui détermine l'ensemble symptomatique désigné sous le nom d'*ataxie locomotrice progressive* (1). Le sujet est loin d'être épuisé, et j'aurai l'occasion de signaler, relativement à ces affections, plusieurs faits nouveaux ou connus d'une manière imparfaite et que des travaux entrepris dans cet hospice ont mis en lumière.

Je traiterai aussi des *paraplégies* (2) produites par une compression lente, de la *méningite spinale chronique* et de quelques maladies du cerveau et de la moelle épinière dont l'histoire a été jusqu'ici très-négligée.

Mais, avant de vous ramener vers ces questions ardues, je ne puis résister, Messieurs, au désir de mettre à profit un certain nombre de cas très-remarquables d'hystérie qui se trouvent actuellement réunis dans nos salles. Il importe de saisir avec empressement cette bonne fortune, car, en raison de la mobilité propre à la grande névrose que je viens de nommer, les symptômes qui s'offrent aujourd'hui à un haut degré de développement pourraient être demain complétement effacés.

Parmi ces cas, il en est un, digne d'attention entre tous, qui fera l'objet de notre première entrevue : c'est, — si je ne m'abuse, — un exemple légitime d'une affection rare,

---

(1) Voyez : *Leçons sur les maladies du système nerveux*, IIe série, fascicules 2 et 3.

(2) Charcot, *loc. cit.* IIe série, fasc. 1.

très-rare, et dont l'existence même est contestée par la plupart des médecins.

Il ne faut pas dédaigner, Messieurs, l'examen des cas exceptionnels. Ils ne sont pas toujours un simple appât pour une vaine curiosité. Maintes fois, en effet, ils fournissent la solution de problèmes difficiles. En cela, ils sont comparables à ces espèces perdues ou paradoxales que le naturaliste recherche avec soin, parce qu'elles établissent la transition entre les groupes zoologiques ou qu'elles permettent de débrouiller quelque point obscur d'anatomie ou de physiologie philosophiques.

C'est de l'*ischurie hystérique* que je veux vous parler. Dès l'abord, je dois entrer dans quelques explications au sujet de cette dénomination que quelques-uns d'entre vous entendent peut-être prononcer pour la première fois.

A. *Ischurie* et *impossibilité d'uriner*, dans la langue technique, vous le savez, c'est tout un. La signification des mots *ischurie hystérique*, toutefois, est plus restreinte.

Il ne s'agit pas là de la simple *rétention d'urine dans la vessie*, fait vulgaire chez les hystériques. On sait que très-communément, en pareille circonstance, pendant des mois, des années même, l'intervention de la sonde est nécessaire ; mais alors, l'urine extraite de la vessie est abondante ou, tout au moins, son taux ne s'éloigne pas du chiffre normal.

Dans l'*ischurie des hystériques*, l'obstacle n'est ni dans l'urèthre, ni dans la vessie. Il est plus haut, soit dans les uretères, soit dans le rein lui-même, soit plus loin encore ; il y a là une question à juger. Le fait capital, c'est que la quantité d'urine rendue en vingt-quatre heures, à l'aide de la sonde, — car l'ischurie hystérique est presque toujours compliquée de rétention uréthrale, — cette quantité, dis-je, est notablement au-dessous du chiffre physiologique ; souvent même elle est réduite à zéro et, pendant plusieurs jours, il y a, en définitive, suppression absolue d'urine.

B. Il convient d'ailleurs, dans l'espèce, d'établir des catégories.

L'*oligurie*, ou même la *suppression totale d'urine*, peut n'être qu'un phénomène *passager* chez les hystériques et qui, du reste, comme l'a fait remarquer avec raison M. Laycock, pourra fréquemment passer inaperçu. C'est ainsi qu'on observe quelquefois chez ces malades, surtout aux époques cataméniales, une suppression complète d'urine qui ne dépasse pas vingt-quatre ou trente-six heures. Peut-être y a-t-il en même temps un peu de malaise et d'accélération du pouls ; mais bientôt quelques cuillerées d'urine sont expulsées et tout rentre dans l'ordre (1).

Les faits sur lesquels je veux fixer votre attention sont bien différents de ceux auxquels je viens de faire allusion. Ils offrent l'ischurie hystérique à son maximum de développement, à l'état de *symptôme permanent*. Durant des jours consécutifs, des semaines, des mois, la quantité d'urine rendue en vingt-quatre heures peut être insignifiante, à peu près nulle. Parfois même, il y a, pendant une série de plusieurs jours, *suppression complète* d'urine.

Lorsque les choses prennent cette tournure, à la suppression se joint, d'une manière en quelque sorte obligatoire, un autre phénomène qui est pour ainsi dire le complément du premier : je veux parler de *vomissements* se répétant tous les jours et même plusieurs fois par jour, aussi longtemps que dure l'ischurie, et dont la matière présente quelquefois, dit-on, l'aspect ou l'odeur de l'urine. Toujours est-il que, dans deux ou trois cas, l'analyse chimique a découvert *dans ces vomissements la présence d'une certaine quantité d'urée*.

(1) Laycock. — *A Treatise on the Nervous Diseases of Women*. London 1840, p. 229.

En résumé, Messieurs, l'ischurie hystérique nous offrirait, dans l'espèce humaine, la reproduction plus ou moins exacte de quelques-uns des phénomènes observés chez les animaux dans les cas de néphrotomie ou d'oblitération des uretères par une ligature.

Les expériences de Prévost et Dumas, et en particulier celles de MM. Cl. Bernard et Barreswill, nous apprennent, vous le savez, que, dans ces mutilations, il s'opère par l'intestin une élimination supplémentaire, dans laquelle on retrouve, suivant les uns, du *carbonate d'ammoniaque* provenant de la décomposition de l'urée (Cl. Bernard), suivant les autres, l'*urée* elle-même (Munck). Quoi qu'il en soit, tant que s'effectue cette élimination, les animaux ne paraissent guère souffrir, et c'est seulement lorsqu'ils s'affaiblissent et que l'excrétion supplémentaire n'a plus lieu qu'éclatent les accidents graves qui bientôt occasionnent la mort.

Vous saisissez les analogies et du même coup vous êtes frappés du contraste : les accidents cérébraux sont inévitables, à un moment donné, dans les cas d'expérimentation chez l'animal, tandis que chez l'hystérique, le balancement entre l'excrétion rénale et l'excrétion supplémentaire peut persister pendant des semaines, des mois, sans qu'il en résulte jamais aucun trouble appréciable dans la santé générale. Mais je ne veux point m'arrêter, pour l'instant, sur ce point ; j'y reviendrai par la suite.

II.

Telle est, Messieurs, l'ischurie hystérique, au moins dans *ce qu'elle a d'essentiel*, d'après les rares auteurs qui ont admis son existence, car, je le répète, la réalité de cet accident a été mise en doute. Vous ne le verrez indiqué dans aucun des traités ou des articles récents sur l'hystérie, même dans les plus complets et les plus justement estimés.

Il n'en est nullement fait mention, entre autres, dans le grand ouvrage de M. Briquet. En somme, parmi les auteurs contemporains, M. T. Laycock, professeur à l'université d'Edimbourg, est peut-être le seul pathologiste qui, dans ses écrits, ait donné droit de domicile à l'ischurie hystérique. Après avoir consacré à ce sujet une série d'articles (1), où il relate deux observations originales, M. Laycock y est revenu dans son livre bien connu sur les *Maladies nerveuses des femmes* (1840). Partout ailleurs, si l'ischurie hystérique est mentionnée, ce n'est qu'en passant, à titre de renseignement, et non sans une pointe d'ironie à l'adresse des observateurs qui se sont laissés aller à prendre au sérieux *ce prétendu symptôme.*

Il n'est pas sans intérêt, par contre, de noter que les physiologistes, Haller en tête, puis Carpentier et Cl. Bernard, ceux-ci toutefois sans rien affirmer, se sont montrés, sous ce rapport, beaucoup moins sceptiques que ne l'ont été, par exemple, Prout et R. Willis.

Jusque dans ces derniers temps, j'ai partagé l'incrédulité presque générale à l'égard de l'ischurie hystérique, prévenu d'ailleurs par les enseignements de mon maître Rayer, qui ne manquait jamais de s'étendre longuement sur les supercheries de tout genre dont les hystériques se rendent coupables. Et il n'hésitait pas à confesser que lui-même — qui était un observateur sagace et d'une grande pénétration, — il avait failli plusieurs fois en être victime. Depuis, mes opinions se sont quelque peu modifiées en présence du cas que je vais vous exposer tout à l'heure.

Avant de vous placer en mesure de juger par vous-même si ma conversion a été trop précipitée, permettez-moi de rechercher avec vous les principales circonstances qui ont fait que certains auteurs passent entièrement sous silence

---

(1) *The Edinburgh medical and surgical Journal*, 1838.

l'ischurie hystérique, tandis que d'autres la citent uniquement pour la reléguer au nombre des chimères.

1° En premier lieu, il convient de remarquer que l'ischurie hystérique est un phénomène rare, du moins sous sa forme très-accentuée ; car il est possible, nous l'avons déjà dit, que souvent l'ischurie légère demeure inaperçue.

α. Ainsi M. Laycock, qui a consulté partout, n'a pu aligner que 27 cas, sur lesquels deux seulement lui appartiennent.

6. Ajoutons qu'une critique un peu sévère réduirait encore très-certainement ce chiffre. La majeure partie des observations est très-ancienne (seizième et dix-septième siècles) et elles ne présentent pas le caractère de précision que nous exigeons à notre époque. D'autres sentent l'imposture d'une lieu. A qui fera-t-on croire, par exemple, qu'une femme puisse rendre par l'oreille, en 24 heures, 2400 grammes d'un liquide qui, soumis à l'analyse, contenait de l'urée ? Et ceci n'est pas tout : la même femme rejetait simultanément par le nombril un liquide analogue qui s'écoulait par jet : « spirted out, » c'est l'expression qu'emploie le rédacteur de l'observation. Et cependant tous ces détails, et bien d'autres encore, sont consignés avec l'apparence du plus grand sérieux dans *The American Journal of the medical Science* (1828). Autorisez-moi, je vous prie, à passer sous silence le nom du médecin qui a pris ce fait sous sa responsabilité.

2° Ceci m'amène à vous dire un mot de la *simulation*. On la rencontre à chaque pas dans l'histoire de l'hystérie, et l'on se surprend quelquefois à admirer la ruse, la sagacité et la ténacité inouïes que les femmes, qui sont sous le coup de la grande névrose, mettent en œuvre pour tromper, ... surtout lorsque la victime de l'imposture doit être un médecin. Dans l'espèce, il ne me paraît pas démontré que la *parurie erratique* des hystériques ait été jamais simulée de toutes pièces et pour ainsi dire créée par les malades.

En revanche, il est incontestable que, dans une foule de cas, elles se sont plu à dénaturer, en les exagérant, les principales circonstances du cas, et à lui imprimer le cachet de l'extraordinaire, du merveilleux.

Voici, en général, comment les choses se passent. L'anurie ou l'ischurie avec les vomissements existent seuls pendant un certain temps, et le phénomène est réduit par conséquent à sa plus grande simplicité. Mais bientôt, principalement si les accidents semblent exciter l'intérêt et la curiosité des médecins, de l'urine pure sera expulsée par les vomissements, en quantité considérable ; il en sortira par les oreilles, par le nombril, par les yeux et même par le nez, ainsi que cela eut encore lieu dans le fait tiré du journal américain. Enfin, si l'admiration est poussée à son comble, il s'y joindra peut-être des vomissements de *matières fécales*.

Parmi les cas du dernier genre, celui qui, en France, a eu le plus de retentissement, est relatif à une nommée *Joséphine Roulier*, qui durant plus de quinze mois, figura, vers 1810, à la clinique du professeur Leroux. La malade avait offert d'abord les symptômes de l'ischurie simple avec parurie erratique. Nysten, qui rapporte le fait, avait analysé les matières vomies et y avait reconnu l'existence de l'urée. Peu après, survinrent l'écoulement d'urine par le nombril, les oreilles, les yeux, les mamelons, et enfin l'évacuation de matières fécales par la bouche. Vous voyez, Messieurs, que c'est constamment la même série — quels que soient le pays, le siècle, où les observations sont recueillies. La fraude fut découverte par Boyer. Il suffit d'user de la camisole de force pour faire cesser les phénomènes extraordinaires, et on trouva dans le lit de la malade des boulettes de matière fécale dures et toutes préparées ! Par malheur, les *Recherches de physiologie et de chimie pathologiques* venaient d'être publiées. Il fallut faire amende honorable. Une note fut insérée dans le *Journal général de médecine*, et une autre fut annexée à quelques-uns des exemplaires du livre de Nysten.

En face de ces faits, faut-il conclure que tout est imposture dans l'ischurie hystérique? Je ne le crois pas, Messieurs, et j'espère que vous vous rangerez à mon avis, quand vous aurez pris connaissance de toutes les particularités de l'histoire de ma malade.

Il est une dernière circonstance qui est bien propre à jeter aussi un jour défavorable sur les observations d'ischurie hystérique; c'est que, en dehors de l'hystérie, la suppression d'urine, pour peu qu'elle se prolonge au-delà de quelques jours (3, 4, 5 jours à peine), est un symptôme des plus graves et qui se termine à peu près nécessairement par la mort.

Laissant de côté les cas d'anurie dépendant d'une maladie de Bright aiguë ou chronique, qui sont trop complexes pour prendre place ici, je choisirai pour type l'*oblitération calculeuse des uretères* survenant chez des individus jusque-là en bonne santé. Dans ces conditions, tantôt l'un des reins a été réduit, par une maladie antérieure, à une coque fibreuse remplie de kystes et partant est devenu impropre à la fonction d'urination; tantôt, et c'est le cas le moins fréquent, les deux uretères sont oblitérés à la fois. Peu importe d'ailleurs, pour notre objet, que cette oblitération se produise avec ou sans accompagnement des douleurs de la colique néphrétique. Eh bien, Halfort (1), Abercrombie et tous les auteurs qui se sont attachés à l'étude de ces cas s'accordent à reconnaître que si l'anurie persiste plus de quatre à cinq jours, les symptômes comateux, avec ou sans convulsions, apparaissent inévitablement et sont bientôt suivis de mort. La vie se prolonge un peu, si une quantité même minime d'urine peut être rendue, mais le résultat final ne varie pas.

Il y a, toutefois, le chapitre des exceptions que nous devons d'autant moins négliger que nous en tirerons bénéfice.

_____

(1) *Med. Transact.*, published by the College of physicians, t. VI, 1820.

1° Dans le cas du docteur Laing, de Fochaber, cité par Robert Willis (1), l'anurie dura dix jours, et il y eut guérison.

3° Chez un malade de W. Robert (de Manchester) la somnolence ne survint que le huitième jour, quatre jours avant la mort (2).

3° Le plus remarquable exemple de prolongation de la vie, en semblable occurrence, est, à ma connaissance, celui qui a été publié récemment par M. Paget dans les *Bulletins de la Société clinique* de Londres (3). Bien que l'anurie fût absolue, les symptômes comateux ne se montrèrent que le quatorzième jour. Le quinzième, le malade évacua une certaine quantité d'urine. Les accidents s'aggravèrent néanmoins et la terminaison fatale eut lieu le vingt-troisième jour.

Quoi qu'il en soit, de même lorsqu'il s'est agi de l'expérimentation chez les animaux, ici encore, le contraste est frappant entre l'*ischurie calculeuse,* qui tue d'une manière à peu près certaine, et l'*ischurie hystérique,* qui laisse vivre, sans troubles notables de la santé générale, pendant de longs mois. Il y a là une difficulté sérieuse. Est-elle vraiment insurmontable? C'est ce que nous nous proposons de rechercher plus tard.

III.

Mais il est temps, Messieurs, d'aborder l'étude du fait clinique qui sert de fondement à notre entretien. En premier lieu, il faut bien établir sur quel terrain ont porté nos observations. Et, dans ce but, ce que j'ai de mieux à faire, c'est de vous montrer la malade et de faire ressortir d'abord

---

(1) *Urinary Diseases.* London, 1838, p. 35.
(2) Voy. l'histoire de ce malade in : Bourneville.—*Etudes clin. et therm. etc.,* p. 175, et la traduction du travail de M. Roberts in *Mouvement médical* 1871.
(3) J. Paget. — *Case of suppression of urine very slowy fatal.* In *Transact. of the clinical Society in London.* T. II. 1869.

devant vous les symptômes qui existent actuellement et parmi lesquels vous reconnaîtrez les traits de l'hystérie intense, invétérée, marquée par une réunion caractéristique de *symptômes permanents*.

Etch..., Justine, née dans les Basses-Pyrénées, est âgée de 40 ans. Elle a exercé la profession d'infirmière. Elle est entrée à la Salpétrière en 1869 ; nous suivons donc la marche de sa maladie depuis quatre ans.

Quelle est sa situation actuelle ? Ce qui frappe tout d'abord chez elle, c'est la *contracture* énorme qui affecte les membres supérieur et inférieur gauches. Cette contracture, qui ne cesse ni pendant le sommeil naturel, ni pendant le sommeil chloroformique, à moins qu'il ne soit poussé en quelque sorte à ses dernières limites, s'est développée subitement le 20 mars 1870, à la suite d'une grande attaque. Disons toutefois que, antérieurement, le membre supérieur était tout à fait paralysé, mais flasque, et déjà le membre inférieur correspondant était rigide. Cette dernière circonstance, jointe à la rapidité avec laquelle s'est produite la contracture, autorisa à déclarer, dans ce temps-là, qu'on n'avait pas affaire à une lésion cérébrale en foyer.

Un autre trait distinctif qui existe chez cette malade, c'est une *hémianesthésie* complète, occupant les deux membres contracturés, le tronc et la face du même côté. Non-seulement l'anesthésie intéresse le tégument externe, mais elle s'étend encore à la portion des membranes muqueuses et aux organes des sens situés dans la moitié gauche du corps. Ainsi, pour ce qui concerne la vision, on note chez cette femme de l'*hémiopie* et de l'*achromatopsie*, phénomène signalé, dans de semblables circonstances, par M. Galezowsky et sur lequel nous reviendrons.

Parvenue à ce degré, l'hémianesthésie nous fournit, dans l'espèce, un ensemble de symptômes presque spécifiques ; je dis *presque* et non pas *absolument* spécifiques parce que nous verrons bientôt que des lésions cérébrales grossières,

circonscrites à certains départements de l'encéphale, les reproduisent, au moins en partie.

Un symptôme très-important que nous offre encore Etch...,
c'est *une douleur siégeant au-dessus de l'aine gauche*.
M. Briquet a donné à cette douleur le nom de *cœlialgie*, et
il en place l'origine dans les muscles. Pour moi, d'accord en
cela avec Négrier, Schutzenberger et Piorry, je pense que
c'est l'*ovaire* qui est en jeu. Quoi qu'il en soit de son siége
exact, cette douleur, que j'appellerai *hyperesthésie ovarienne*, est jusqu'à un certain point pathognomonique. La
pression, en l'exaspérant, détermine des sensations irradiées,
toutes spéciales. Ces sensations partent de la région ovarienne et gagnent successivement : Iº l'épigastre ; 2º le cou,
en se traduisant dans ces régions par une oppression plus
ou moins considérable, la sensation bien connue de *boule* ou
de *globe* ; 3º la tête, où l'*irradiation* est caractérisée par des
bourdonnements, des sifflements, dans l'oreille gauche, de
la céphalalgie avec battements, que la malade compare à des
coups de marteau, occupant la tempe gauche, et enfin une
obnubilation de la vue dans l'œil correspondant. Je me contente, pour le moment, d'énumérer ces phénomènes qui méritent une description plus minutieuse.

Parmi les autres symptômes, je ne dois pas oublier la
rétention des urines et le *ballonnement du ventre* qui,
eux aussi, sont dans ce cas des phénomènes permanents.
Enfin, cette femme est sujette à des *attaques* spéciales,
tantôt tétaniformes, tantôt épileptiformes, d'autres fois se
rapprochant du type vulgaire de l'hystérie. Ainsi, ce matin, vous pouvez reconnaître un accident datant d'une
attaque survenue il y a deux jours : c'est le *trismus*,
convulsion qui empêche l'alimentation naturelle depuis ce
jour-là.

IV.

Le malade peut actuellement se retirer. Nous serons

plus libre, en son absence, pour vous raconter les autres particularités de son histoire. C'est une véritable odyssée. Aussi, serai-je souvent obligé d'abréger, en ayant soin, néanmoins, d'indiquer la filiation des accidents.

La première attaque convulsive a éclaté en 1855. Dans quelles circonstances, nous ne savons. Il y a là tout un roman, une affaire de viol (?), dans laquelle il est difficile de se débrouiller. Ce qui est plus sûr, c'est que cette attaque paraît avoir été d'une violence extrême : la malade est tombée dans le feu ; elle s'est brûlé la face, et vous avez pu voir les stigmates indélébiles qui sont résultés de cet accident. A partir de cette date, les attaques ont continué à se reproduire de temps à autre, avec le même caractère, mais assez rarement, deux ou trois fois par an environ.

Dix ans plus tard, la rétention d'urine apparaît. La malade est prise d'une hémiplégie avec flaccidité du côté gauche à la suite d'une attaque, et entre dans le service de M. Lasègue.

Admise la même année (1869) à la Salpétrière, nous constatons : 1° une hémiplégie gauche, avec flaccidité du membre supérieur et contracture du membre inférieur ; 2° une hémianesthésie et de l'achromatopsie du même côté. Les symptômes offerts alors par Etch.... sont consignés dans les thèses de MM. Hélot et Berger.

En 1870, les choses restent à peu près dans le même état, si ce n'est qu'une nouvelle attaque est suivie d'une contracture du membre supérieur gauche; et, lors de mes leçons, en 1870, je vous ai présenté cette malade comme un spécimen de la forme hémiplégique de la contracture hystérique (1).

Dans le mois de mars 1871, une attaque donne lieu à une hémiplégie flasque du *côté droit*. Au bout d'un mois, la contracture remplace la flaccidité. En avril, nous avions

(1) Cette leçon, que l'on trouvera plus loin, a été d'abord publiée dans la *Revue photographique des hôpitaux de Paris*. 1871,p. 103. La PLANCHE XXV de la *Revue* représente cette malade.

donc sous les yeux une contracture aussi intense que possible des quatre membres, contracturé absolue, persistant nuit et jour, pendant le sommeil et la veille, résistant même au sommeil chloroformique, ou, tout au moins, ne se résolvant qu'à la dernière limite.

Ainsi, cette femme, vous le voyez, était condamnée à un repos absolu au lit; elle était dans l'impossibilité de se servir de ses membres, conditions excellentes pour faciliter la surveillance. J'eus soin, en outre, de placer auprès d'elle deux infirmes dévouées, comme elle confinées au lit, et prêtes à tout me révéler si elles découvraient quelque supercherie. J'avais là la meilleure police, celle des femmes par les femmes; car vous savez que si les femmes font des complots entre elles, il est bien rare qu'ils réussissent. Ces renseignements suffisent, je crois, pour vous convaincre, Messieurs, que, dans cette première période, la simulation a été impossible. Mes amis, Messieurs les professeurs Brown-Séquard et Rouget, qui virent la malade à cette époque, se déclarèrent, d'ailleurs, satisfaits de toutes les précautions prises.

Il nous reste à vous montrer maintenant comment, au milieu de ces conditions favorables à une observation régulière, s'est produit le phénomène de l'ischurie.

L'ischurie a commencé dès le mois d'avril 1871. Antérieurement déjà, une femme, employée au service, qui sondait la malade plusieurs fois par jour, s'aperçut que parfois la quantité d'urine extraite par le cathétérisme était très-minime; que d'autres fois elle était nulle pendant deux ou trois jours et même davantage, sans que jamais les draps du lit fussent mouillés.

A ces symptômes qui persistèrent en mai et en juin, il s'adjoignit bientôt des vomissements s'effectuant, d'ailleurs, sans effort. Je fis mine tout d'abord de n'être point surpris de tous ces accidents. Je me bornai à recommander d'observer discrètement nuit et jour la malade: à aucun moment, elle ne fut prise en défaut.

Je vous prie de jeter les yeux sur les tableaux (Pl. V, VI et VII) que je vous présente, et où vous pourrez suivre dans les diverses phases de leur évolution les accidents qui se sont offerts à notre observation. Le tableau commence au 16 juillet 1871, époque à partir de laquelle je fis recueillir jour par jour, séparément, et les urines et les vomissements. Il s'arrête en octobre 1871. (Pl. V, VI.)

Du 16 au 31 juillet, la quantité des matières vomies a varié de 500 à 1,750 centilitres, la moyenne quotidienne étant de 1 litre. La quantité des urines a varié entre 0 et 5 grammes : moyenne, 2 grammes 50 en 24 heures. Pendant cette période, l'ischurie a été absolue de deux jours l'un. (Pl. V.)

En août, la moyenne des urines a été de 3 grammes ; celle des vomissements de 1 litre dans les 24 heures. Pendant ce mois, l'anurie s'est, à plusieurs reprises, montrée complète pendant plusieurs jours. Mais remarquez que jamais l'absence totale d'urines n'a persisté pendant plus de onze jours.

Du 1er au 30 septembre, la moyenne des vomissements a été de 1 litre 1/2 par jour, celle des urines ne s'élevant pas au-dessus de 2 grammes 50. (Pl. VI.)

Un fait mis en relief par l'examen et la comparaison des courbes consignées sur le tableau, c'est que la ligne des vomissements s'élève, d'une manière générale quand celle des urines s'abaisse et inversement. Il y a donc eu un balancement assez régulier entre les deux phénomènes.

Quel a été l'état général pendant cette longue période de quatre mois qu'a duré l'observation ? A aucune époque nous n'avons remarqué de troubles dignes d'être notés. L'alimentation, vous le comprenez sans peine, était très-restreinte ; l'estomac rejetait presque aussitôt, sans fatigue, — caractère relevé avec raison par M. H. Salter (1)

_____

(1) *The Lancet*, nos 1 et 2, t. II, 1868.

dans le vomissement hystérique, — la plus grande partie des aliments qui s'y introduisaient. Eh bien, malgré ces fâcheuses conditions, la nutrition ne souffrit guère. C'est là, du reste, un fait connu depuis longtemps, en dehors de l'anurie, dans les cas de vomissements incoercibles des hystériques.

J'avais pensé, dès l'origine, que les vomissements de notre malade devaient contenir de l'urée. Les premières recherches entreprises à cet effet demeurèrent infructueuses. Le procédé employé était insuffisant. J'invoquai alors le concours de M. Grehant, dont la compétence en ces matières est indiscutable. Il nous le prêta avec la plus grande obligeance.

22 centilitres cubes d'urine recueillis le 10 octobre, et représentant la totalité des urines rendues ce jour-là, donnèrent à l'analyse 0 gr. 179 d'urée. Le 11 octobre, la totalité des vomissements, s'élevant à 1,460 centimètres cubes, donna 3 gr. 699 d'urée.

Afin de déterminer si le sang de notre malade renfermait une plus forte portion d'urée qu'à l'état physiologique, nous nous décidâmes à pratiquer une petite saignée. Pour ce faire, et en raison des obstacles que la contracture opposait à l'opération, il fut indispensable d'endormir la malade. M. Gréhant retira 0 gr. 036 d'urée pour 100 grammes de sang obtenu chez Etchew..., et 0 gr. 034 pour 100 grammes de sang d'une personne saine, examinée comparativement. On voit que le résultat des deux analyses a été identique.

Par malheur pour nos investigations, l'emploi du chloroforme eut pour conséquence de modifier profondément les symptômes que nous observions avec tant d'intérêt ; il y eut à la suite, pendant plusieurs jours, une incontinence d'urine. La contracture disparut à droite : il ne fallait plus songer aux observations exactes. Les vomissements, d'ailleurs, se suspendirent bientôt, et les urines revinrent progressivement au taux normal.

V.

Tels sont, Messieurs, les résultats de la première série d'études qui nous ont décidé à entreprendre la réhabilitation de l'ischurie hystérique comme fait clinique réel. Les mêmes accidents, du reste, devaient reparaître bientôt, sous un aspect moins saisissant peut-être, mais tout aussi digne d'intérêt. Dans cette seconde phase, il n'y a pas eu d'anurie complète, même temporaire. Nous avons observé une simple oligurie. L'abondance des vomissements a été moindre. En un mot, si les accidents avaient été un peu moins accusés, et si nous n'avions pas été éclairé par l'observation antérieure, il eût pu se faire incontestablement que l'évacuation supplémentaire d'urée eût échappé.

Voyons succinctement ce qui s'est passé dans cette deuxième période. Après une rémission plus ou moins complète des symptômes, nous avons vu reparaître d'abord la rétention d'urine; c'était en janvier. Le mois suivant, à la suite d'une attaque, nous notons des alternatives de polyurie (2 litres d'urine par jour) et d'oligurie. En mars, la sécrétion urinaire diminue décidément, et, le 18 du même mois, les vomissements apparaissent de nouveau. Jusqu'au 31 mars, la moyenne quotidienne des matières vomies fut de 500 grammes. En avril, cette moyenne fut de 800 grammes pour les vomissements et de 100 grammes pour les urines. (PL. VII.)

Durant cette nouvelle phase d'expérimentation, nous n'étions pas dans des conditions aussi favorables que la première fois. Le membre supérieur droit était redevenu à peu près libre. Partant, il était urgent que nous nous missions à l'abri de toute cause d'erreur. Outre la surveillance ordinaire, dont on ne se départit pas un seul instant, nous eûmes recours aux précautions suivantes : de temps en temps, on visitait avec soin le lit de la malade ; on ne laissait à sa disposition ni vases, ni sondes, etc. Enfin, je parvins à lui persuader qu'il serait peut-être avantageux, pour remédier à sa contracture qui persistait à gauche, qu'on lui maintînt les bras à l'aide de la camisole ; elle y consentit. Le camisolement, toutefois, ne fut pas absolument continuel ; on le suspendait à l'heure des repas pendant lesquels la malade était surveillée par la personne qui la faisait manger.

M. Gréhant a analysé, à diverses époques du mois, les urines et les vomissements de douze jours. Durant ce laps de temps, la moyenne quotidienne des urines a été de 206 grammes, contenant 5 gr.09 d'urée. La moyenne quotidienne des vomissements, c'est-à-dire 362 grammes, renfermait 2 gr. 138 d'urée. En réunissant les deux quantités d'urée, nous avons un chiffre bien minime, 5 gr. 233. Je puis vous présenter un échantillon d'oxalate d'urée qui a été extrait par M. Gréhant des vomissements rendus pendant vingt-quatre heures. Nous utiliserons ce résultat dans un instant.

Pas plus que précédemment, nous n'avons constaté d'évacuation supplémentaire par l'intestin ou la peau. La malade est d'habitude constipée, et cette fois encore nous n'avons rien remarqué de particulier vers le tégument externe. La santé générale n'a pas éprouvé de changements notables, et la température ne s'est jamais élevée au-dessus de 37° et quelques dixièmes (1).

Ainsi, Messieurs, cette nouvelle épreuve ne fait que con-

---

(1) Etch..... a offert cette année même (1875), une nouvelle période d'ischurie hystérique. En examinant le tracé (Pl. X), qui représente la quantité d'urine rendue chaque jour et celui qui résulte des 112 analyses chimiques faites par M. P. Regnard, on remarque que, pendant trois mois, la malade rendait quotidiennement de 15 à 20 grammes d'urine, contenant de 3 à 4 décigrammes d'urée. Certains jours, pourtant, au milieu de crises douloureuses, la malade émettait en quelques heures jusqu'à quatre litres d'urine, renfermant 27 grammes d'urée — Pendant cette période, Etch.... n'a pas présenté de vomissements par où l'urée ait pu s'évacuer, comme cela avait eu lieu dans les périodes dont il est question dans la leçon. (Voir, à ce propos, une communication que nous avons faite avec M. P. Regnard à la *Société de biologie*, 3 juillet 1875). — Nous aurons l'occasion de dire plus loin dans quelles circonstances cette ischurie a cessé tout à coup. (Voir p. 356).

firmer la première, et tout concourt, comme vous le voyez,
à faire reconnaître l'*existence de l'ischurie hystérique*
avec *parurie erratique,* à titre de phénomène pathologique avéré, en dehors de toute simulation. Si cette conclusion est légitime, il est clair que les observations anciennes reprennent quelque valeur. Il est nécessaire seulement d'y dégager le faux du vrai ; d'en éliminer, par
exemple, certains symptômes extraordinaires, tels que
l'écoulement de l'urine par le nez , les yeux , etc.),
et les vomissements de matière fécale. Quelques-uns
de ces cas se présentent d'ailleurs dans tous leurs détails
avec les caractères d'un fait véridique. Dans cette catégorie, nous rangerons, par exemple, le fait du docteur Girld-
stone (de Yarmouth) et quelques autres encore.

VI.

Je voudrais maintenant rechercher avec vous, Messieurs,
si la contradiction que nous avons reconnue entre l'*anurie
ordinaire* qui s'observe chez l'homme ou l'*anurie expérimentalement* produite chez les animaux d'une part, et
l'*ischurie des hystériques*, de l'autre, est aussi absolue
qu'elle semble l'être au premier abord.

Dans le premier groupe de faits, la mort est à peu près
certaine dans un bref délai ; dans le second, la santé générale se maintient en quelque sorte parfaite pendant un
temps indéfini. L'opposition est on ne peut plus tranchée.
N'est-il pas possible, néanmoins, par un examen appro-
fondi de toutes les circonstances, de saisir la raison de ce
désaccord ? Je ne suis pas, tant s'en faut, en mesure de résoudre le problème d'une manière décisive. Aussi, dois-je
me contenter de vous présenter à cet égard une hypothèse
qui, peut-être, vous paraîtra plausible, mais que je vous
prie, en tout cas , de ne prendre que pour ce qu'elle
vaut.

Que les animaux succombent constamment à la suite de
la néphrotomie ou d'une ligature permanente des uretères,
il n'y a là rien que de fort naturel. Toutefois, on est en
droit de se demander ce qui arriverait si l'on pouvait ins-
tituer une expérience dans laquelle, par exemple, l'obstruction expérimentale des uretères serait intermittente. Pro-
longerait-on l'existence si, dans de pareilles conditions, il
s'établissait un balancement régulier entre la fonction rénale et la fonction supplémentaire ? Malgré tout l'intérêt
qu'il y aurait à résoudre ce problème, je l'abandonne pour
revenir à la pathologie de l'homme.

Reprenons donc l'exemple de l'obstruction calculeuse des
uretères que nous avons invoquée plus haut.

Une première remarque qui vient à l'esprit est celle-ci :
chez notre malade, l'anurie complète n'a jamais dépassé
une période de dix jours. Or, d'après les explications qui
précèdent, ce n'est pas encore là la limite extrême à laquelle, dans l'obstruction des uretères, les symptômes d'intoxication urémique se prononcent nécessairement,
puisque, dans l'observation de Paget, l'intégrité des fonctions, le maintien de la santé générale, ont persisté jusqu'au
quatorzième jour. Sans doute, chez Etchev.., la quantité
d'urine expulsée dans les jours intercalaires est très-minime ; mais, quelque minime qu'elle soit, elle a une véritable importance, car tous les auteurs, depuis Halford, ont
reconnu l'amendement, le soulagement considérables qui
surviennent dans l'ischurie urétérique des calculeux lors
de l'émission des plus petites quantités d'urine.

Autre particularité : le calculeux est frappé, surpris pour
ainsi dire en pleine santé, tandis que, si j'en juge d'après
notre observation, l'ischurie hystérique n'atteint son apogée
que d'une manière progressive. Peut-être y a-t-il là une
question d'*accoutumance* dont il est juste de tenir compte.
Loin de moi, toutefois, la pensée de croire que les hystériques jouissent d'une *immunité particulière*, d'une espèce
de *mithridatisme* à l'égard de l'intoxication urémique.

Cette résistance qu'elles offrent dans les conditions qui nous occupent tient vraisemblablement à une autre cause : il y a plutôt là une question de doses. Je m'explique.

Le chiffre presque insignifiant d'urée évacuée dans les vingt-quatre heures par notre malade, soit par l'urine, soit par les vomissements, a sans doute frappé votre attention. Durant une période de douze jours, avons-nous dit, elle n'a rendu quotidiennement que 5 grammes d'urée. Ce chiffre est bien inférieur, vous le voyez, à celui que Schérer a trouvé chez un aliéné qui jeûnait depuis trois semaines ; 9 à 10 grammes d'urée en vingt-quatre heures, voilà quel était ce chiffre. Nous avons vu d'ailleurs qu'il n'y a pas lieu de faire intervenir dans notre cas une évacuation supplémentaire par les selles ou les sueurs. Or, dans toute intoxication, et l'urémie n'échappe vraisemblablement pas à cette règle, il faut tenir compte de l'élément *dose.*

Eh bien, n'est-il pas vraisemblable que cette diminution même du chiffre de l'urée, à laquelle correspondait sans doute une diminution corrélative des matières dites extractives, doit rendre compte, chez notre malade, de l'absence de tout symptôme d'intoxication urémique ?

Nous sommes ainsi amené à admettre que, chez Etchev..., il a existé pendant tout le temps qu'a duré l'ischurie un ralentissement dans les phénomènes de désassimilation, se traduisant par une diminution absolue du chiffre des matières excrémentitielles.

Cette condition, d'ailleurs, est peut-être commune à tout un groupe d'hystériques. Il y a longtemps qu'on a remarqué, en effet, que certaines de ces malades résistent admirablement, dans le cas de *vomissements incoercibles,* à une alimentation très-restreinte, insuffisante, sans perdre de leur embonpoint et sans qu'il en résulte des troubles notables de la santé. Il serait assurément intéressant, en pareille occurrence, d'analyser comparativement, jour par jour, le sang et les urines afin d'y déterminer la propor-

tion de l'urée et des substances extractives. Il serait possible, qu'à l'aide de ce moyen, on obtînt la solution du problème, que je ne puis qu'indiquer aujourd'hui.

VII.

Quel est le mécanisme de l'ischurie hystérique? Où siége
l'obstacle qui s'oppose à l'accomplissement de l'excrétion
urinaire? L'urèthre et la vessie n'y sont certainement pour
rien. L'obstacle est-il dans l'uretère, dans le rein lui-même? Nul indice n'autorise à songer à une phlegmasie de
la glande rénale ou des uretères ; la composition des urines,
de même que les autres symptômes, protesteraient contre
une pareille hypothèse. Il est plutôt admissible qu'il faut
invoquer une action du système nerveux. L'influence du
système nerveux sur l'excrétion urinaire n'est pas dou-
teuse ; qu'il nous suffise de rappeler à titre d'exemple que,
chez les chiens dont le ventre est ouvert, il peut se produire par ce fait même une suppression momentanée des
urines, ainsi que l'a vu M. Cl. Bernard ; que, dans l'opération de la fistule vésico-vaginale, il arrive également
parfois que les urines soient supprimées pendant un certain laps de temps, c'est un fait sur lequel Jobert (de Lam-
balle) appelait l'attention.

S'agirait-il dans notre cas d'une oblitération spasmodique des uretères? On sait que ces conduits jouissent de
propriétés contractiles très-accusées; ainsi, Mulder les a
vus se contracter énergiquement chez un individu atteint
d'exstrophie de la vessie, et Valentin a dit avoir vu, de
son côté, survenir, sous l'influence d'une irritation des
centres nerveux, une contraction très-prononcée de ces
même canaux (1). L'analogie, à son tour, paraîtrait étayer
cette présomption : chez les hystériques, il est assez fré-

_____

(1) *Donder's Physiologie.*

quent de voir des contractures de la langue, de l'œso-
phage, etc., de longue durée. L'ischurie hystérique, d'après
cela, devrait être rapprochée de l'oblitération calculeuse
des uretères. Malheureusement des objections d'une certaine valeur sont contraires à cette vue.

Les recherches expérimentales de M. Max Hermann démontrent, vous le savez, que la proportion de l'urée diminue dans l'urine relativement au volume de celle-ci, lorsqu'on établit dans l'uretère une contre-pression. La pression
parvient-elle à $0^m,060$ millimètres de mercure, on ne trouve
plus d'urée dans l'urine.

M. Roberts (de Manchester) (1) a confirmé la réalité de
ce fait chez l'homme. Dans un cas d'obstruction calculeuse
de l'uretère, il s'échappa une petite quantité d'urine claire,
contenant seulement 0 gramme, 50 centigrammes d'urée
pour 1000 grammes. Or, chez notre hystérique, les urines
renferment 15 grammes d'urée pour 1000 grammes, chiffre
qui se rapproche, comme on voit, du chiffre normal.

D'après cela, Messieurs, ce ne serait pas dans l'uretère
que siégerait l'obstacle dans l'ischurie hystérique. Où ré-
side-t-il? Faut-il invoquer ici une influence du système
nerveux, analogue à celle que Ludwig a découverte à propos de la glande salivaire? En l'absence de tout renseignement à cet égard, nous ne pouvons que laisser la question
en suspens (2).

_____

(1) *The Pathology of Suppression of Urine.* In *The Lancet,* 1868, may 23
et 30; — 1870, june 18, *Mouvement méd.,* 1871, p. 22, 32 et 128.

(2) Depuis que cette leçon a été faite par M. Charcot (juin 1872), M. Ch.
Fernet a communiqué à la *Société médicale des hôpitaux* une note intitulée :
De l'oligurie et de l'anurie hystériques et des vomissements qui les accompa-
gnent. (*Union médicale,* 17 avril 1873, p. 566.) Après avoir résumé les opinions de M. Charcot, M. Ch. Fernet rapporte une observation intéressante dont voici l'analyse.

Marie L…, 19 ans, chloro-anémique, a été réglée à 16 ans. La menstruation
a toujours été irrégulière. Une sœur de la malade est sujette à de fréquentes
attaques d'hystérie. En janvier 1871, Marie L… eut une frayeur qui oc-
casionna une attaque d'hystérie. En mai, faiblesse extrême, malaise, douleurs dans les membres. (Régime fortifiant; quinquina, fer, bains de mer).

— A la fin du mois d'août, à la suite d'un bain de mer, Marie L... fut prise, pour la première fois, de vomissements. « Elle commença par rendre les aliments solides ; puis, au bout de quelques jours, elle arriva à vomir tout ce qu'elle prenait... Ces vomissements se répétèrent sans interruption jusqu'au mois d'octobre, puis se calmèrent pendant une quinzaine de jours pour reparaître avec leur intensité première et persister sans répit...• En mars 1872, L... entre à l'Hôtel-Dieu (service de M. Moissenet). Traitement : lotions froides ; glace et champagne ; vésicatoire morphiné à l'épigastre. Les vomissements diminuèrent peu à peu, ne reparurent plus que par intervalles, et la malade sortit de l'hôpital le 15 avril ne vomissant plus. — Durant les mois de mai et de juin, vomissements rares. Ils revinrent en juillet, après des contrariétés, et s'arrêtèrent de nouveau peut-être grâce au bromure de potassium. A la fin de juillet, une nouvelle émotion morale les fait reparaître avec leur fréquence et leur persistance antérieures.

Marie L... entre une seconde fois à l'Hôtel-Dieu le 18 août 1872. C'est alors que M. Ch. Fernet put l'observer. Elle présentait les symptômes suivants : faiblesse excessive, anémie très-marquée et caractérisée surtout par la décoloration de la peau et des muqueuses ; névralgie intercostale ; sensibilité ovarienne développée du côté gauche, douleur à la pression ; anesthésie en divers points de la peau ; anesthésie plantaire complète ; analgésie profonde des membres supérieurs ; achromatopsie de l'œil gauche qui ne distingue pas la couleur jaune ; vomissements. La malade assure que depuis leur apparition, elle ne rend qu'une minime quantité d'urine, que souvent elle reste plusieurs jours sans en rendre une seule goutte. — 4 Sept. Régime lacté exclusif. — Du 4 au 9 sept., il n'y eut qu'une émission d'urine (150 gr. environ). A partir de cette époque, M. Ch. Fernet fit mesurer exacment, d'une part les quantités des aliments ingérés, d'autre part la quantité de matières vomies et d'urine rendue et, après avoir indiqué dans un tableau ces quantités jour par jour, il ajoute : « L'examen du tableau qui précède permet d'établir une relation étroite entre l'état de la fonction urinaire et les vomissements. Dans une première période de temps comprise entre le 9 et le 16 septembre, c'est-à-dire pendant huit jours pleins, les urines sont complétement supprimées durant les six premiers jours et leur quantité est très-faible durant les deux derniers ; or, dans ce laps de temps, la malade, soumise au régime lacté, rejette par le vomissement la quantité de matières liquides équivalente d'abord à la moitié ou aux trois quarts des liquides ingérés pendant les quatre premiers jours, puis sensiblement égale à la quantité de lait qu'elle prend pendant les quatre derniers jours.

« Dans une seconde période comprenant neuf jours (du 18 au 26 septembre), la quantité des matières vomies semble avoir diminué ; mais il n'en est rien si on compare cette quantité à celle des aliments ingérés : en fait, le régime ayant été modifié et se composant maintenant de bouillon froid, de viande crue et de limonade, les vomissements représentent encore la presque totalité des aliments ingérés ; or, pendant ce temps, il y a un peu d'urine dans les deux premiers jours (15 gr. et 250 gr,), mais leur émission est de nouveau suspendue dans les sept jours qui suivent.

» Enfin, dans une troisième période qui dure quatre jours (du 27 au 30 sept.), nous voyons la fonction urinaire se rétablir et le chiffre de l'urine atteindre le taux normal (1,000 gr., 500 gr., 1,100 gr. les deux derniers jours), en même

temps, les vomissements diminuent le second jour et cessent le 3ᵉ et le 4ᵉ.»
Voulant s'assurer, comme l'a indiqué M. Charcot, si les vomissements ne
pourraient pas être imputés à l'élimination supplémentaire de l'urée par l'estomac, M. Ch. Fernet a fait analyser par M. E. Hardy l'urine et les matières
vomies. Du tableau récapitulatif de ces analyses, il ressort « que l'urée s'est
toujours présentée en quantité notable (de 0 gr., 55 à 1 gr., 87) dans les matières vomies ; en outre, que, quand la sécrétion urinaire a été supprimée, la
quantité d'urée contenue dans les matières vomies a été graduellement crois-
sante durant ce laps de temps, (du 19 sept. au 27, le chiffre s'est élevé de
0 gr. 62 à 1 gr. 08) ; enfin, que du jour où l'urine rendue par la vessie a atteint un chiffre qu'on peut considérer comme normal, l'urée a diminué dans la
sécrétion gastrique pour disparaître sans doute en même temps que les
vomissements. »

Une action morale, — la prescription de pilules dites *fulminantes* (*mica
panis*) a occasionné un changement brusque dans l'état de Marie L... à
partir du 27 septembre. Les vomissements se sont arrêtés, la sécrétion urinaire a repris son cours. Enfin, la malade est sortie en assez bon état de
l'hôpital dans le courant de novembre. M. Ch. Fernet a fait ressortir, en
terminant sa note, les nombreux points de contact qui existent entre la malade de M. Charcot et la sienne.

— Nous citerons encore une thèse de M. Secouet : *Des vomissements uré-
miques chez les femmes hystériques.* (Paris, avril 1873). On y trouvera une
observation qui, toute insuffisante qu'elle soit, à certains égards, paraît devoir être rattachée à l'ischurie hystérique. (B.)

DIXIÈME LEÇON

De l'hémianesthésie hystérique.

Messieurs,

Il est deux points de l'histoire de l'hystérie, sur lesquels je veux insister particulièrement dans cette leçon et dans la suivante. Ce sont, d'une part, l'*hémianesthésie hystérique*, et d'autre part l'*hyperesthésie ovarienne*. Si je rapproche ces deux phénomènes l'un de l'autre, c'est que, en général, on les trouve tous les deux associés chez les mêmes malades. A propos de l'hyperesthésie ovarienne, j'espère vous rendre évidente l'influence déjà signalée autrefois et, plus tard, mise en doute, de la *pression de la région ovarienne* sur la production des phénomènes de l'accès hystérique; je vous ferai voir que cette manœuvre

détermine, soit seulement les prodromes de l'attaque hystérique, soit l'attaque complète dans un certain nombre de
cas. Il en ressortira pour vous l'exactitude de l'assertion
émise naguère par le professeur Schutzenberger, à propos
de ce phénomène, malgré les dénégations opposées par
quelques observateurs.

Je vous indiquerai aussi un procédé que j'ai trouvé, ou
plutôt retrouvé, et qui permet d'arrêter, chez quelques
malades, les accès hystériques même les plus intenses. Il
s'agit de la *compression méthodique de la région ovarienne*. M. Briquet nie la réalité des effets de cette compression. Je ne puis être de son avis, et ceci me conduit à
vous présenter une remarque générale concernant le livre
de M. Briquet (1). Ce livre est excellent; c'est le fruit d'une
observation minutieuse, d'un labeur patient, mais il a peut-
être un côté faible : tout ce qui touche à l'ovaire et à l'utérus y est traité avec une disposition d'esprit singulière de
la part d'un médecin. C'est une sorte de pruderie, un sen-
timentalisme inexplicable. Il semble qu'à l'égard de ces
questions, l'auteur soit toujours dominé par une seule
préoccupation. « En voulant tout rapporter à l'ovaire et à
l'utérus, dit-il, par exemple, quelque part, on fait de l'hystérie une maladie de lubricité, une affection honteuse, propre à rendre les hystériques des objets de dégoût et de
pitié. »

En vérité, Messieurs, ce n'est pas là la question. Pour
mon compte, je suis loin de croire que la *lubricité* soit
toujours en jeu dans l'hystérie; je suis même convaincu
du contraire. Je ne suis pas non plus partisan exclusif de
la doctrine ancienne, qui place le point de départ de la maladie hystérique tout entière dans les organes génitaux;
mais, avec Schutzenberger, je crois qu'il est péremptoire-
ment démontré que, dans une forme spéciale de l'hystérie

(1) Briquet (P.). — *Traité clinique et thérapeutique de l'hystérie*. Paris,
1859.

— que j'appellerai, si vous voulez, *ovarienne* ou *ovarique*
— l'ovaire joue un rôle important. Cinq malades, que je
ferai passer tout à l'heure devant vous, sont, si je ne me
trompe, des exemples évidents de cette forme de l'hystérie;
vous pourrez, en les examinant, vous assurer de la véra-
cité de la description que je vais entreprendre.

I.

Vous connaissez tous l'*hémianesthésie des hystériques*.
Il y aurait quelque ingratitude à ne pas savoir en quoi consiste ce symptôme, car il a été révélé par des études toutes
françaises. Piorry, Macario, Gendrin, l'ont décrit tour à
tour et ont insisté sur ses caractères. Ce n'est que longtemps
après eux que Szokalsky l'a fait connaître en Allemagne,
et il n'a eu qu'à confirmer par des observations, d'ailleurs très-recommandables, les faits énoncés par nos com-
patriotes.

Afin de me restreindre, j'envisagerai seulement,— et cela
suffira pour le but que je me propose, — l'*hémianesthésie
complète*, telle qu'elle se présente dans les cas intenses. A
ce degré même, c'est encore un symptôme fréquent puisque,
suivant M. Briquet, il se rencontre 93 fois sur 400. Relativement au siége qu'il occupe, on trouve, toujours d'après
cet auteur, 70 cas pour le côté gauche et 20 pour le droit.

Vous savez de quoi il s'agit en pareille circonstance.
Les deux moitiés du corps étant supposées séparées par
un plan antéro-postérieur, tout un côté, — face, cou,
tronc, etc.— a perdu la sensibilité et, si très-souvent cette
perte de la sensibilité porte seulement sur les parties superficielles (tégument externe), elle envahit quelquefois aussi
les régions profondes (muscles, os, articulations).

L'*hémianesthésie hystérique* se montre, vous le savez,
sous deux aspects principaux : elle est complète ou incom-

plète. L'*analgésie*, avec ou sans insensibilité à la chaleur et au froid ou *thermo-anesthésie*, est, dans l'espèce, une des variétés les plus communes. La netteté avec laquelle les parties anesthésiées sont séparées des parties saines est encore un caractère important de l'hémianesthésie hystérique. Sur la tête, la face, le cou, sur le tronc, la délimitation est souvent parfaite et correspond, je le répète, à peu de chose près, à la ligne médiane. Un autre trait qui mérite bien d'être mentionné, c'est la pâleur et le refroidissement relatifs du côté anesthésié. Ces phénomènes, liés à une ischémie plus ou moins permanente, ont été observés maintes fois. Brown-Séquard et Liégeois (1) en ont cité des exemples. Cette ischémie peut être caractérisée dans les cas intenses par la difficulté qu'il y a à tirer du sang des parties anesthésiées à l'aide d'une piqûre d'épingle.

J'ai noté cette particularité dans le temps. Voici dans quelles circonstances : des sangsues ayant été appliquées sur une malade atteinte d'hémianesthésie hystérique, je remarquai que les piqûres fournissaient très-difficilement du sang du côté anesthésié, tandis qu'elles en donnaient comme d'habitude du côté sain. Grisolle qui était, vous le savez, un observateur très-sage et très-sévère, avait constaté la même chose. Cette ischémie, qui d'ailleurs poussée à ce degré est assez rare, peut expliquer certains faits réputés miraculeux. Dans l'épidémie de Saint-Médard, par exemple, les *coups d'épée* que l'on portait aux convulsionnaires ne produisaient pas, dit-on, d'hémorrhagie. La réalité du fait ne peut être repoussée sans examen ; s'il est exact que beaucoup de ces *convulsionnaires* se soient rendues coupables de jonglerie, on est obligé de reconnaître cependant, après une étude attentive de la question, que la plupart des phénomènes qu'elles ont présentés et dont l'histoire nous a transmis la description naïve (2), étaient, non pas simulés

---

(1) Liégeois. — *Mémoires de la Société de Biologie*, 3º série, t. I, p. 274.
(2) Carré de Montgeron.— *La Vérité des miracles opérés à l'intercession de M. de Pâris et autres Appelants*, etc., 1737.

de toutes pièces, mais seulement amplifiés, exagérés. Il s'a-
gissait là, presque toujours, la critique l'a démontré, de
l'hystérie poussée au plus haut point ; et pour que, sur ces
femmes frappées d'anesthésie, une blessure par instrument
piquant, tel qu'une épée, ne fut pas suivie d'écoulement de
sang, il suffisait, vous le comprenez d'après ce qui précède,
que l'instrument ne fut pas poussé trop profondément.

Il est encore d'autres caractères de l'hémianesthésie hys-
térique qui méritent tout notre intérêt,|tant au point de vue
clinique qu'au point de vue de la théorie. Les *membranes
muqueuses* sont atteintes d'un côté du corps comme le tégument externe. Les *organes des sens* eux-mêmes sont affectés à un certain degré du côté anesthésié. Le *goût* peut
avoir disparu sur la moitié correspondante de la langue,
depuis la pointe jusqu'à la base.L'*odorat* est émoussé. La
vue est affaiblie d'une manière très-notable et si l'amblyopie occupe le côté gauche, il peut se présenter un phénomène très-remarquable, sur lequel M. Galezowski a appelé
l'attention et qu'il a désigné sous le nom d'*achromatopsie*.
Nous reviendrons ailleurs sur ce point.

L'*hémianesthésie* hystérique ne semble pas toucher les
viscères. Ainsi, pour ne parler que de l'ovaire, au lieu d'une
anesthésie, c'est une hyperesthésie que l'on constate. Cet
organe peut être très-douloureux à la pression, alors que
la paroi abdominale correspondante est absolument insensible. Or, il existe, Messieurs, entre le siège de l'hémianesthésie et celui de l'hyperesthésie ovarienne, une relation
très-remarquable. Si celle-ci occupe le côté gauche, l'hémianesthésie siège à gauche et inversement. Quand l'hyperesthésie ovarienne est double, il est de règle que l'anesthésie se montre généralisée et occupe par conséquent la
presque totalité ou la totalité du corps.

Ce n'est pas seulement entre le siège de l'hémianesthésie
et celui de l'hyperesthésie ovarienne qu'une semblable re-

lation existe ; elle est aussi très-évidente en ce qui concerne la parésie ou la contracture des membres. Ainsi, lorsque la parésie ou la contracture doivent survenir, c'est toujours du côté de l'hémianesthésie qu'elle se manifeste.

L'hémianesthésie, telle qu'elle vient d'être décrite est, dans la clinique de l'hystérie, un symptôme d'autant plus important qu'il est à peu près permanent. Les seules variations qu'il présente sont relatives au degré, à l'intensité des phénomènes qui le composent et quelquefois aussi, nous devons le dire, à la fluctuation de quelques-uns d'entre eux.

L'achromatopsie est de ce nombre : constatée très-nettement, il y a quelques semaines, et à différentes reprises, chez une de nos malades, elle a disparu aujourd'hui.

Il importe de ne pas oublier, à ce propos, que l'hémianesthésie est un symptôme qu'il faut *chercher*, ainsi que M. Lasègue l'a fait remarquer très-judicieusement (1). Il est, en effet, beaucoup de malades qui se montrent toutes surprises quand on leur en révèle l'existence.

II.

Je veux rechercher maintenant jusqu'à quel point l'hémianesthésie, telle qu'elle vient d'être décrite, est un symptôme propre à l'hystérie. En réalité, il est très-rare qu'elle puisse être reproduite avec l'ensemble de tous ses caractères par une autre maladie. Son existence bien constatée est donc un indice précieux et qui fera reconnaître maintes fois la nature de bon nombre de symptômes qui, sans cela, seraient restés douteux. C'est là un point sur lequel M. Briquet a eu raison d'insister avec force : Pour montrer l'intérêt de cette notion, il a rappelé le cas où une femme, à la suite d'une émotion morale vive, serait tombée rapidement dans un coma plus ou moins profond, précédé ou non

---

(1) *Archives générales de médecine.* 1864, t. I, p. 385.

de convulsions (forme comateuse de l'hystérie) et chez
laquelle on aurait observé, au réveil, une hémiplégie du
mouvement plus ou moins complète. C'est là un ensemble
de circonstances qu'il n'est pas très-rare de rencontrer dans
la pratique. Or, en pareille occurrence, il peut arriver que
la situation soit très-embarrassante pour le médecin. Eh
bien ! la présence de l'hémianesthésie, revêtue de tous ses
caractères qui, alors, ne ferait vraisemblablement pas défaut, pourrait, dit M. Briquet, mettre sur la voie. Cette assertion est parfaitement exacte, je n'ai rien à y reprendre,
si ce n'est cependant sur un point.

S'il est vrai que l'hémianesthésie soit un symptôme presque spécifique, en ce sens qu'on ne le retrouve pas avec
les mêmes caractères dans l'immense majorité des cas de
lésions matérielles de l'encéphale (hémorrhagie, ramollissement, tumeurs), on ne saurait admettre que ce caractère
est absolu. Il est inexact, surtout, de dire que l'*hémianesthésie développée sous l'influence des lésions encéphaliques
diffère toujours de l'hémianesthésie hystérique en ce que
dans celle-là la peau de la face ne participe pas à l'insensibilité*, ou que, *quand elle existe elle ne siége jamais du
même côté que celle des membres*. C'est là une inexactitu-
de qu'on voit reproduite, à peu près avec les mêmes termes,
dans la thèse d'ailleurs très-intéressante de M. Lebreton (1).

J'éprouve quelque répugnance à m'attaquer encore à
l'œuvre si remarquable de M. Briquet, mais plus cette œuvre est estimable, et justement estimée, plus les inexactitu-
des qui ont pu s'y glisser acquièrent de gravité. Cette considération justifiera, je l'espère, ma critique.

Messieurs, dans des cas à la vérité exceptionnels, mais
parfaitement authentiques, certaines lésions cérébrales en
foyer peuvent reproduire l'hémianesthésie avec tous les
caractères qu'on lui connaît dans l'hystérie, *ou peu s'en*

---

(1) Lebreton. — *Des différentes variétés de la paralysie hystérique.* Thèse
de Paris, 1868.

faut. Permettez-moi d'entrer à ce sujet dans quelques développements.

La doctrine classique, du moins parmi nous, doctrine qui invoque d'ailleurs à la fois les données de l'observation clinique et celles fournies par l'expérimentation chez les animaux, veut que les lésions cérébrales en foyer qui affectent si profondément la motilité — en particulier quand elles occupent la région de la *couche optique* et du *corps strié* — restent à peu près sans effet sur la sensibilité. A ce point de vue, Messieurs, le résultat est, dit-on, toujours le même, qu'il s'agisse de lésions intéressant spécialement le corps strié, la couche optique, ou encore l'avant-mur.

Tout d'abord, lorsqu'il s'agit de lésions à développement brusque, déterminant une attaque apoplectique et portant sur l'un quelconque des points qui viennent d'être énumérés, le symptôme qui frappe, c'est une hémiplégie, plus accusée au membre supérieur qu'à l'inférieur et s'accompagnant de flaccidité. A la face, la paralysie affecte d'ordinaire le buccinateur et l'orbiculaire des lèvres ; le plus souvent aussi la langue est tirée du côté paralysé. A la paralysie du mouvement se surajoute une paralysie des nerfs vaso-moteurs qui se traduit par une élévation de la température du membre paralysé. Quelquefois cette paralysie vaso-motrice apparaît dès l'origine.

Quant à la sensibilité, elle n'est pas modifiée d'une manière appréciable ou, au moins, d'une manière *durable.* Les *sens spéciaux* n'offrent aucun changement sérieux, à moins de complication, par exemple l'*embolie de l'artère centrale de la rétine,* s'il s'agit d'un *ramollissement* consécutif à la migration d'une végétation valvulaire, ou encore la *compression,* par voisinage, d'une des bandelettes optiques, dans le cas d'un *foyer hémorrhagique* quelque peu volumineux. Tel est, en résumé, l'ensemble symptomatique que l'on rencontre dans l'immense majorité des faits d'hémorrhagie ou de ramollissement affectant les points de l'encéphale que nous avons indiqués.

Incontestablement, Messieurs, c'est bien ainsi que se passent les choses dans la grande majorité des cas. Mais, à côté de la règle, il y a le chapitre des exceptions. Il est des cas, et pour mon compte j'en ai observé plusièurs de ce genre, dans lesquels la sensibilité est affectée d'une façon prédominante et dans lesquels l'anesthésie persiste, même après la restauration du mouvement.

Ces altérations de la sensibilité peuvent se présenter avec les caractères suivants : L'anesthésie affecte toute une moitié du corps et s'arrête juste à la ligne médiane. La moitié correspondante de la face, la peau aussi bien que les membranes muqueuses (1), se montrent insensibles, absolument comme dans l'hémianesthésie hystérique. Il est possible d'observer alors l'*analgésie* et la *therm.o-anesthésie*, avec conservation de la sensibilité tactile, ainsi que l'ont constaté MM. Landois et Mosler (2). Enfin, il est encore des cas, plus rares à la vérité et jusqu'ici imparfaitement observés, mais qui, malgré tout, ont bien leur valeur, cas qui rendent probables les altérations, en pareille circonstance, des sens spéciaux du côté opposé à la lésion encéphalique, c'est-à-dire du même côté que l'hémianesthésie.

Les médecins du siècle dernier avaient déjà remarqué ces faits exceptionnels. Borsieri, entre autres, raconte l'histoire d'un malade qui, trois mois auparavant, avait été frappé d'apoplexie et chez lequel l'anesthésie existait encore quoique la motilité fût revenue. Il cite quelques autres observations du même genre, empruntées à divers auteurs (3).

Des faits analogues ont été rapportés par Abercrombie,

---

(1) Hirsch. — *Klinische fragments*, I, Abth., p. 207, Koenigsberg, 1857.
(2) Landois et Mosler. — *Berliner klin. Wochens.*, 1868, p. 401.
(3) Borsieri. — *Inst. pract.*, vol. III, p. 76.

Andral, plus récemment par Hirsch, Leubuscher, Broadbent, H. Jackson (1) et surtout par L. Türck. Seul, ce dernier a su donner, relativement au siége que les lésions
encéphaliques occupent dans ces cas-là, des notions décisives.

Presque toujours, lorsque l'hémianesthésie se présente
avec ces caractères, la couche optique est lésée d'une manière sinon exclusive du moins prédominante (Broadbent,
H. Jackson). En ce qui me concerne, j'ai vu l'hémianesthésie se surajouter à l'hémiplégie chez plusieurs sujets
atteints d'hémorrhagie cérébrale et toujours alors j'ai rencontré à l'autopsie la lésion de la couche optique dont, pendant la vie, j'avais cru pouvoir annoncer l'existence.

Faut-il, Messieurs, induire de ce qui précède que la lésion de la couche optique est la véritable cause organique
de l'hémianesthésie observée dans tous ces cas? C'est là
une question qui mérite de nous arrêter.

Je suis ainsi amené à vous parler de la théorie physiologique qu'on pourrait appeler *théorie anglaise*, puisque
ce sont deux auteurs anglais, Todd et Carpenter, qui l'ont
les premiers, je crois, émise et soutenue. D'après cette
théorie, la *couche optique* serait le centre de perception
des impressions tactiles : elle répondrait, en quelque sorte,
aux cornes postérieures de la substance grise de la moelle.
Le *corps strié*, lui, serait l'aboutissant du *tractus moteur*
et en rapport avec l'exécution des mouvements volontaires : il serait l'analogue des cornes antérieures de la
moelle.

Cette théorie, dont Schroeder Van der Kolk (2) s'est montré partisan déclaré, est, si l'on peut ainsi dire, l'antipod e

(1) H. Jackson. — *Note on the Functions of the optic Thalamus.* In *London Hospital Reports*, 1866, t. III, p. 373.
(2) Schœder van der Kolk. — *Pathol. und Therapie der Geistenkrankhei-
ten.* Braunschweig, 1863, p. 20.

de la doctrine française que vous trouverez exposée d'une manière très-complète dans les *Leçons* de M. Vulpian. D'après celle-ci, le centre où les impressions sensitives se transforment en sensations ne serait pas dans le cerveau proprement dit, puisqu'un animal auquel le cerveau, y compris la couche optique et le corps strié, a été enlevé continue à voir, à entendre, à ressentir la douleur, etc. Ce serait donc plus bas, dans la protubérance et peut-être aussi dans les pédoncules cérébraux, que résiderait le centre des impressions sensitives.

Suivant cette hypothèse, on apprécie comme il suit, dans le domaine pathologique, les faits bien avérés où une lésion de la couche optique coïncide avec la diminution ou l'abolition de la sensibilité sur le côté du corps, frappé d'hémiplégie. Souvent il s'agit là, dit-on, et cet argument est parfaitement fondé, de lésions récentes telles que l'*hémorrhagie intra-encéphalique* ou le *ramollissement*, ou bien encore de *tumeurs*, lésions par suite desquelles la couche optique se trouve distendue à l'extrême et qui peuvent, en conséquence, avoir pour effet de déterminer la compression des parties voisines, des pédoncules cérébraux, par exemple. Il est bien établi, d'un autre côté, que, dans nombre de cas, la couche optique peut être lésée, même profondément et dans une grande partie de son étendue, sans qu'il s'ensuive aucun trouble spécial, dans la transmission des impressions sensitives.

Au dernier argument, les auteurs anglais, M. Broadbent, entre autres (1), opposent que la couche optique, centre présumé des impressions sensitives, doit sans doute être assimilée à l'axe gris de la moelle épinière; celui-ci, comme on sait, continue à transmettre ces impressions, alors même qu'il a subi les désordres les plus graves, pour peu qu'un petit lambeau de substance grise subsiste, ca-

(1) Broadbent. — *Medical Society*, London, 1865, et *Med. chirurg. Review*.

pable de rattacher le bout inférieur au bout supérieur. J'avoue que la comparaison me paraît forcée, du moment surtout où l'on pose en principe que la couche optique doit être considérée comme un centre ; car, en ce qui concerne la transmission des impressions sensitives, l'axe gris de la moelle n'est évidemment qu'un conducteur.

Quoi qu'il en soit, voilà, Messieurs, où en sont les choses. A mon sens, la question en litige ne pourra être résolue d'une manière définitive qu'à l'aide de bonnes observations cliniques auxquelles viendra s'adjoindre le contrôle d'études anatomiques très-soignées, dirigées principalement dans le but d'établir, avec une grande précision, le siége des lésions encéphaliques auxquelles pourraient être rattachés les symptômes constatés pendant la vie. De plus, les circonstances de l'observation devront se montrer telles que l'influence de la compression ou de tout autre phénomène de voisinage puisse être complétement écartée. Or, Messieurs, dans l'état actuel de la science, les faits réunissant toutes ces conditions-là sont, autant que je sache du moins, excessivement rares. On peut citer toutefois, comme se rapprochant de cet idéal, les cas qui ont été présentés par L. Türck à l'Académie des sciences de Vienne (1) et auxquels j'ai déjà fait allusion. Ils sont au nombre de quatre.

Dans les faits relatés par L. Türck, il s'agit, Messieurs, soit d'anciens foyers hémorrhagiques représentés par des cicatrices ochreuses, soit de foyers de ramollissement parvenus à l'état d'infiltration celluleuse. Dans tous les cas, l'hémiplégie, liée à la présence des foyers, avait disparu depuis longtemps lors de l'autopsie ; mais l'hémianesthésie avait persisté jusqu'à la terminaison fatale. Les

---

(1) *Sitzungsber. der kais. Akademie der Wissenschaften zu Wien.* 1859. Voyez l'analyse de ces faits à la page 315 et aux pages suivantes.

parties de l'encéphale intéressées par l'altération sont indiquées avec soin.

La nomenclature germanique des diverses parties de l'encéphale, toute rebutante qu'elle nous paraisse en raison de la multiplicité et de la singularité des termes, présente cependant, à mon sens, un avantage incontestable : c'est, passez-moi la comparaison, une géographie très-complète, où le plus petit hameau se trouve désigné par un nom. La nomenclature française a le mérite, sans doute, de tendre à la simplification ; mais c'est parfois au détriment de l'exactitude absolue : elle est souvent incomplète. Or, pour les questions du genre de celle qui nous occupe, il n'est pas de détail si minutieux qu'il soit, qui doive être négligé. A tout prix, il faut tenir compte des moindres détails, car nous ignorons totalement, dans l'état où en est encore, à l'heure qu'il est, la physiologie du cerveau, si tel petit point, qui n'a pas de nom dans la nomenclature française, n'est pas une *position* de première importance.

Faisant appel à la nomenclature en usage de l'autre côté du Rhin, cherchons à nous orienter, afin de bien reconnaître le siége des parties lésées dans les observations de L. Türck.

Je mets sous vos yeux une coupe frontale faite au travers des hémisphères cérébraux, immédiatement en arrière des éminences mamillaires. (*Fig. 18.*) Vous reconnaissez sur cette coupe, immédiatement en dehors des ventricules moyens, le *noyau caudé* (noyau intra-ventriculaire du corps strié), qui, dans cette région, n'est plus représenté que par une toute petite masse de substance grise ; — au-dessous de lui, et en dedans, la *couche optique,* offrant ici un grand développement; — en dehors de la couche optique, la *capsule interne,* formée principalement par des tractus de substance blanche qui ne sont autres que le prolongement de l'étage inférieur du pédoncule cérébral, et qui vont s'épanouir dans le centre ovale pour concourir à la composition de la couronne rayonnante ; — plus en dehors, le *noyau extra-ventriculaire du corps strié* où l'on dis-

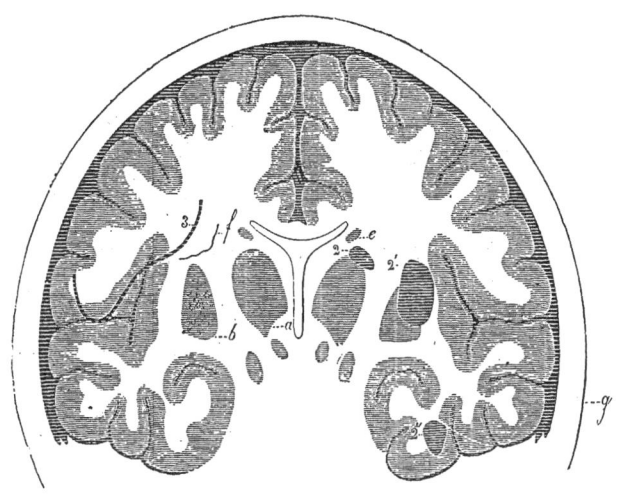

Fig. 18. — *Coupe transversale du cerveau.* — *a*, couche optique; — *b*, corps strié, noyau lenticulaire; — *c*, corps strié, noyau caudé; — *f*, indication de la couronne rayonnante de Reil; — 2, 2', 2'', foyers apoplectiques (obs. II du mémoire de M. Türck, p. 316); — 3, indication d'un foyer apoplectique. (Obs. III du mémoire de M. Türck. — Voir la note p. 317).

tingue trois noyaux secondaires désignés par les numéros 1, 2, 3 : le troisième, le plus externe, est désigné parfois sous le nom de *Putamen*. — Plus en dehors, encore, se trouve une mince lamelle de substance blanche, la *capsule externe*, et, enfin, une bandelette de substance grise, l'*avant-mur* (*Vormauer*).

Or, Messieurs, dans les cas de M. Türck, les lésions avaient envahi à la fois la partie supérieure et externe de la couche optique, le troisième noyau de la partie extra-ventriculaire du corps strié, la partie supérieure de la capsule interne, la région correspondante de la couronne rayonnante et la substance blanche avoisinante du lobe postérieur.

Il s'agit là par conséquent de lésions complexes; mais elles permettent tout au moins de circonscrire la région dans laquelle devront être dirigées les recherches. Des études ultérieures et suffisamment multipliées nous feront bientôt connaître l'altération fondamentale, celle à laquelle devra être rattachée l'existence de l'hémianesthésie.

Quelques autres faits d'hémianesthésie de cause cérébrale, publiés postérieurement à ceux de Türck, signalent des altérations portant sur la même circonscription de l'encéphale et n'ajoutent d'ailleurs rien d'important aux résultats obtenus par cet observateur. Tel est entre autres le cas de M. Hughlings Jackson (1); ici encore l'altération n'était pas limitée au *thalamus* ; elle s'étendait au noyau extra-ventriculaire du corps strié, et par conséquent la capsule interne avait dû être lésée dans sa partie postérieure. Il en a été de même dans le fait observé par M. Luys (2): le *centre médian* de la couche optique était lésé, mais l'altération avait envahi le corps strié (vraisemblablement le noyau extra-ventriculaire).

En résumé, on peut conclure, je crois, de ce qui précède que, dans les hémisphères cérébraux, il existe une région complexe dont la lésion détermine l'hémianesthésie; on connaît approximativement les limites de cette région; mais actuellement, la localisation ne saurait être poussée plus loin, et personne n'est en droit de dire si c'est, dans la région indiquée, la couche optique qui doit être incriminée plutôt que la capsule interne, le centre ovale, ou encore le troisième noyau du corps strié.

---

(1) The disease was not strictly limited to the thalamus... Outwards the disease extended through the small tongue of corpus striatum, which curves round the outside of the thalamus, and thence up to the grey matter of the circunvolutions of the Sylvian fissure. (*London Hospital Reports*, loc. cit., t. III, p. 376.)

(2) Luys. — *Iconographie photographique des centres nerveux*, p. 16.

Quant à présent l'anesthésie de la sensibilité générale
paraît seule avoir été signalée, en conséquence d'une altération des hémisphères cérébraux; de telle sorte que
l'*obnubilation des sens spéciaux* resterait comme caractère distinctif de l'hémianesthésie des hystériques. Mais
il est permis de douter que les organes de sens aient été
attentivement explorés dans les faits d'hémianesthésie par
lésion cérébrale publiés jusqu'à ce jour; les observations
ne contiennent aucune mention à cet egard (1). Je suis

(1) Nous ne connaissions, à l'époque où cette leçon a été faite, les observations de L. Türck, que par la mention très-brève qui en a été donnée
dans le *Traité des maladies du système nerveux* de M. Rosenthal. Depuis
lors, nous avons pu nous procurer, grâce à l'obligeance de M. Magnan, la
traduction complète du mémoire de Türck (*Ueber die Beziechung gevisses
Kranheitsherde des grossen Gehirnes zur Anesthesie.* Aus dem xxxvi Band
S. 191 des Jahrganges 1859 des Sitzungsberichte der mathem. naturw. Classe
der Kais. Akademie der Wissenschaften). Nous croyons utile de donner
la substance de ce travail. Après avoir rappelé que d'ordinaire, dans l'hémiplégie déterminée par la formation des foyers apoplectiques dans le cerveau (hémorrhagie et ramollissement), la sensibilité reparaît, en règle générale, très-promptement, l'auteur rapporte quatre cas dans lesquels l'anesthésie a persisté au contraire à un degré très-accusé.

CAS I. — Fr. Amerso, 78 ans. En août 1858, hémiplégie gauche. Bientôt
la motilité reparaît.—12 *nov.* Les mouvements du membre supérieur gauche
sont énergiques et rapides ; ceux du membre inférieur correspondant présentent une légère parésie. Il existe une anesthésie très-intense du côté gauche
(membres, tronc, etc.). A la face, la sensibilité est, de ce côté seulement,
diminuée. De temps en temps, fourmillements dans tout le côté gauche. Mort
le 1er mars 1859.
Autopsie. Au pied de la couronne radiée de l'hémisphère droit, immédiatement en dehors de la queue du corps strié, on trouve une lacune de la
dimension d'un pois (*infiltration cellulaire*). La paroi antérieure de cette lacune
siége à deux lignes en arrière de l'extrémité antérieure de la couche optique.
A deux ou trois lignes plus loin, on voit une autre lacune, moins grande,
qui s'étend jusqu'à quatre ou cinq lignes en arrière de l'extrémité postérieure
de la couche optique, de telle sorte que, comme la longueur habituelle de la
couche optique est de 18 lignes, la portion de la couronne radiée qui avoisine
immédiatement la queue du corps strié était perforée d'avant en arriere par
l'ancien foyer de ramollissement dans une étendue de onze lignes. Un foyer
semblable intéresse la partie externe de la troisième partie du noyau lenticulaire. Il commence à peu près à deux lignes en arrière du bord antérieur
de la couche optique et finit à quatre lignes environ de l'extrémité postérieure
de la couche optique. Dans son long trajet de un pouce, il occupait la plus

porté à croire, pour mon compte, que la participation des
sens spéciaux sera, en pareil cas, reconnue quelque jour,
lorsqu'on aura pris soin de la chercher. Voici sur quoi je
me fonde.

Il existe dans la clinique des maladies organiques des
centres nerveux un appareil symptomatique peu connu,
peu remarqué encore, je le crois du moins, et dont j'aurai
l'occasion de vous entretenir quelque jour en détail. Il
s'agit là d'une sorte de convulsion rhythmique qui occupe
tout un côté du corps, la face y compris, du moins fort
souvent, et qui revêt tantôt les apparences de la secousse
clonique de la chorée, tantôt celles du tremblement de la
paralysie agitante. Ce tremblement hémilatéral se montre

---

grande longueur du côté interne de la troisième partie du noyau lenticulaire
et une partie de la capsule interne. Dans la moitié postérieure de leur parcours, ces deux foyers n'étaient plus éloignés, en un point, que d'une ligne.
Il en résultait que, à cet endroit, presque toute la couronne radiée était séparée de la capsule interne et de la couche optique. — *Moelle épinière :* Amas
de corps granuleux, assez abondants dans le cordon latéral gauche, rares
dans le cordon antérieur.

Cas II. — S. Jean, 55 ans. Attaque suivie d'hémiplégie, le 25 octobre 1851.
Deux mois plus tard, la paralysie des extrémités disparaît de telle sorte que
le malade avait la possibilité d'étendre le bras, de serrer avec assez de vigueur
et de marcher sans appui, mais en boîtant. — *Octobre* 1855.Depuis l'attaque,
anesthésie des membres du côté gauche (face, tronc également anesthésiés,
quoique à un moindre degré). La motilité est revenue ; toutefois, les membres
du côté gauche sont moins forts que ceux du côté droit. Mort le 31 oct. 1858.
Autopsie. Cicatrice ancienne, plate, ayant 5 lignes environ de largeur et
8 de longueur, située à la partie supérieure et externe de la couche optique
droite. La cicatrice commence à quatre lignes et demi en arrière de l'extrémité antérieure gauche de la couche optique et finit huit lignes plus loin.
Parallèlement à cette cicatrice, on en voit une autre, longue d'un pouce, occupant la troisième partie du noyau lenticulaire : elle commence à deux
lignes en arrière de l'extrémité antérieure de la couche optique et se termine
à peu près trois lignes en avant de l'extrémité postérieure de la couche
optique. (*Fig. 18*, 2 et 2'). Il y avait en outre une lacune dans le lobe inférieur droit (*Fig. 18*, 2''), une autre dans le lobe antérieur du même côté,
deux de la grosseur d'une tête d'épingle dans la partie antérieure de la
couche optique droite ; deux dans le pont de Varole ; enfin une dans la
portion droite et supérieure de l'hémisphère gauche du cervelet. On n'a pas
note de dégénération secondaire de la moelle.

quelquefois primitivement; d'autrefois il succède à une
hémiplégie dont le début a été subit, et il commence à apparaître, dans ce dernier cas, à l'époque où la paralysie
motrice commence à s'amender. La lésion consiste dans
la présence, soit d'un foyer d'hémorrhagie ou de ramollissement, soit d'une tumeur; dans tous les cas de ce genre
que j'ai observés jusqu'ici, et dans les faits analogues
que j'ai recueillis dans les auteurs, elle occupait la région postérieure de la couche optique et les parties adja-
centes de l'hémisphère cérébral situées en dehors de celle-
ci.

Or, l'hémianesthésie est un accompagnement assez ha-

CAS III. — Fr. Hasvelka, 22 ans. 1ᵉʳ *nov.* 1852. Attaque apoplectique,
hémiplégie à droite avec anesthésie intense de la moitié correspondante du
corps. Au bout de cinq semaines, la paralysie motrice diminua. — 3 *fév.*
1853. Les mouvements sont tout à fait libres à droite. Toute la moitié droite
du corps est le siége d'une anesthésie très-prononcée (cuir chevelu, oreille,
face et tronc. L'anesthésie est tout aussi accusée aux paupières, à la narine,
à la moitié droite des lèvres et cela non-seulement à l'extérieur mais encore
à l'intérieur. La conjonctive oculaire droite est moins sensible que la gauche.
Le chatouillement est moins bien perçu dans la narine droite que dans
l'autre. Même différence pour les conduits auditifs. Sur la moitié droite de
la bouche (langue, palais, genciyes, joue), la sensation de chaleur est moins
vive que sur la moitié gauche. A la pointe de la langue, à droite et dans
une longueur d'un pouce, le malade ne sent pas le *goût* du sel. Même
chose pour la partie droite du dos et de la racine de la langue. A droite,
encore, l'*odorat* est affaibli et la vision est moins nette. Lorsqu'on a fait ré-
trécir les pupilles en approchant une lumière des globes occulaires, la pupille
droite se dilate ensuite plus que la gauche. L'*ouïe* est normale des deux
côtés. — 26 *fév.* L'anesthésie a diminué; les mouvements sont plus énergiques. — 15 *mars.* Amélioration temporaire de la vue : il n'y a pas de différence entre les deux yeux. —3 *avril.* L'anesthésie existe encore sur toute
la moitié droite du corps (attouchement, pincement). L'affaiblissement de la
vue a fait des progrès à droite. — Mort le 4 avril.

Autopsie. Dans la substance blanche du lobe supérieur gauche, on découvrit un foyer de ramollissement de la longueur de deux pouces et de la
largeur d'un pouce. Il s'enfonçait dans les circonvolutions inférieures de l'o-
percule et gagnait la surface du cerveau. Son extrémité postérieure correspondait à celle de la couche optique ; sa partie antérieure dépassait de
beaucoup celle de la couche optique. Dans sa portion la plus large le foyer
n'était séparé que de trois lignes de la queue du corps strié. Les circonvolutions cérébrales placées au-dessous étaient, sur une étendue égale à celle
d'un florin, jaunes, ramollies et déprimées. (*Fig. 18,* 3). Couche optique,

bituel — mais non constant toutefois — de cet ensemble de symptômes, et elle siége du même côté que le tremblement (1).

Elle existait à un haut degré chez un homme dont M. Magnan a communiqué récemment l'histoire à la *Société de Biologie*, et chez lequel la forme de tremblement, dont j'ai voulu vous donner une idée sommaire, se montrait des plus accusées. Tout porte à croire — je ne puis

saine. Peut-être un petit fragment de la 3º partie du noyau lenticulaire a-t-il été touché. Le foyer avait détruit une longueur assez considérable de la substance blanche et les deux tiers externes du pied de la couronne radiée. — *Moelle :* légère agglomération de noyaux dans la partie la plus postérieure du cordon latéral.

CAS IV. — Anne B.., femme âgée, morte le 22 février. Elle avait, depuis plusieurs années, une hémiplégie du côté droit, avec une anesthésie intense dans la même partie du corps. En outre, anesthésie sensorielle (vue, odorat, goût) du même côté et fourmillements.

Autopsie. Foyer apoplectique ancien, pigmenté de brun, situé le long de la partie externe de la couche optique gauche et tout près de la queue du corps strié. Il commence à six lignes en arrière de l'extrémité antérieure de la couche optique et s'étend jusqu'à deux ou trois lignes en avant de l'extrémité postérieure de la couche optique. En avant, il est à une demi ligne et en arrière à deux ou trois lignes au-dessus de la face supérieure de la couche optique qui est considérablement enfoncée à ce niveau. Long d'un pouce, profond de quatre à cinq lignes, le foyer touche une grande étendue de la partie postérieure du rayonnement du pédoncule cérébral, une partie de la capsule interne et peut-être aussi une portion du noyau lenticulaire. — *Moelle :* accumulation de corps granuleux dans la partie postérieure du cordon latéral droit.

En résumé, les foyers siégeaient à la périphérie externe des couches optiques, s'étendaient d'avant en arrière suivant l'axe longitudinal du cerveau sans atteindre le plus souvent les extrémités de la couche optique. Ils avaient de huit lignes à un pouce de longueur, atteignant dans la substance blanche jusqu'à deux pouces. Les régions lésées étaient : la partie supérieure et externe de la couche optique ; la 3ᵉ partie du nucléole lenticulaire ; la partie postérieure de la capsule interne comprise entre la couche optique et le noyau lenticulaire ; la portion correspondante de la substance blanche du lobe supérieur qui lui est opposée. Toujours plusieurs de ces régions étaient affectées en même temps. Les fibres qui vont de la substance blanche de l'hémisphère dans la partie externe de la couche optique étaient constamment lésées.

(1) Voyez, dans le *Progrès médical* des 23 janvier et 6 février 1875, une leçon de M. Charcot, sur l'*Hémichorée post-hémiplégique*. (*Note de la 2ᵉ édition.*)

être plus affirmatif, l'autopsie n'ayant pas été pratiquée — que la lésion encéphalique était, chez cet homme, du même genre, quant au siége, que celle que j'ai rencontrée chez mes malades. Eh bien, dans ce cas, M. Magnan a reconnu, de la manière la plus nette, que la sensibilité tactile n'était pas seule en cause ; les sens spéciaux étaient eux-mêmes affectés, comme ils le sont dans l'hémianesthésie hystérique. Du côté frappé d'hémianesthésie, l'œil était atteint d'amblyopie, l'odorat perdu, le goût complétement aboli.

Il devient vraisemblable par là, si je ne me trompe, que l'hémianesthésie complète, avec troubles des sens spéciaux, et telle, par conséquent, qu'elle se présente dans l'hystérie, peut être produite, dans certains cas, par une lésion en foyers des hémisphères cérébraux (1).

(1) Les vues exposées dans cette leçon, relativement à l'hémianesthésie d'origine encéphalique, ont trouvé une nouvelle confirmation clinique dans un cas que nous avons recueilli dans le service de M. Charcot (*Progrès médical*, 1873, p. 244), et dans les expériences faites chez les animaux par M. Veyssière. (*Recherches cliniques et expérimentales sur l'hémianesthésie de cause cérébrale.* Paris, 1874. — Ce travail contient aussi des observations cliniques intéressantes.) (*Note de la 2e édition.*)

ONZIÈME LEÇON

De l'hyperesthésie ovarienne.

Messieurs,

Par la dénomination assez pittoresque et certainement très-pratique d'*Hystérie locale* ou partielle, *local hysteria*, les médecins anglais ont l'habitude de désigner la plupart des accidents qui persistent d'une manière plus ou moins permanente dans l'intervalle des attaques convulsives chez les hystériques, et qui permettent presque toujours, en raison des caractères qu'offrent ces accidents, de reconnaître la grande névrose pour ce qu'elle est, même en l'absence des convulsions.

L'*hémianesthésie,* la *paralysie,* la *contracture,* les *points douloureux fixes,* siégeant sur diverses parties du corps (rachialgie, pleuralgie, clou hystérique) appartiennent, d'après cette définition, à l'hystérie locale.

I.

Parmi ces symptômes, il en est un qui, en raison du rôle prédominant qu'à mon sens il joue dans la clinique de certaines formes de l'hystérie, me paraît mériter toute votre attention. Je veux parler de la douleur qui siége dans l'un des flancs, surtout dans le gauche, mais qui peut occuper aussi les deux flancs, *aux limites extrêmes de la région hypogastrique.* Je fais allusion à la *douleur ovarienne* ou *ovarique*, dont je vous ai dit un mot dans la dernière séance ; mais je ne veux pas employer sans réserve cette dénomination avant d'avoir justifié, et j'espère que cette tâche me sera facile, l'hypothèse qu'elle consacre implicitement.

Cette douleur, je vous la ferai pour ainsi dire toucher du doigt, dans un instant ; je vous en ferai reconnaître tous les caractères, en vous présentant cinq malades qui forment la presque totalité des hystériques existant actuellement parmi les 160 malades qui composent la division consacrée dans cet hospice aux femmes atteintes de maladies convulsives, incurables, et réputées exemptes d'aliénation mentale.

II.

Vous voyez déjà par cette simple indication que la douleur iliaque est chose fréquente dans l'hystérie ; c'est là un fait reconnu depuis longtemps par la majorité des observateurs.

Qu'il me suffise de citer, pour les temps déjà éloignés de nous, Lorry et Pujol, qui ont plus particulièrement relevé l'existence des douleurs hypogastriques et abdominales chez les hystériques.

Il est singulier, après cette mention, de voir que Brodie, qui, le premier peut-être, a reconnu tout l'intérêt clinique de l'étude de l'*hystérie locale*, ne traite pas d'une manière spéciale de la douleur abdominale (1).

Il semble être de tradition que le sens pratique des chirurgiens anglais soit attiré par les difficultés cliniques que présentent les symptômes locaux de l'hystérie. M. Skey, qui à cet égard s'est fait le continuateur de Brodie, dans une série très-intéressante de leçons sur les *formes locales* ou *chirurgicales de l'hystérie* (2), comme il les appelle, décrit avec complaisance la douleur iliaque ou de la *région ovarienne*, très-commune à son avis, et qui, suivant lui encore, contrairement du reste à la réalité, se rencontrerait surtout dans le côté droit.

Vous savez que, en France, Schutzenberger, Piorry et Négrier ont insisté tout spécialement sur ce symptôme qu'ils rattachent sans hésitation à la sensibilité anormale de l'ovaire.

En Allemagne, Romberg a, sur ce point, suivi Schutzenberger ; toutefois, il y a lieu de remarquer que, parmi nos contemporains, les auteurs allemands pour la majeure partie, passent à peu près complétement sous silence tout ce qui est relatif à la douleur hypogastrique. Tels sont, par exemple, Hasse et Valentiner. Il est clair par là que ce symptôme, après avoir joui d'une certaine faveur, en raison sans doute des considérations théoriques qui s'y rattachent se trouve aujourd'hui en quelque sorte démodé.

Les symptômes aussi, vous le voyez, ont leur destin : *Habent sua fata...* Je ne serais pas étonné que l'influence, d'ailleurs si légitime, exercée par le livre de M. Briquet, ne soit pour beaucoup dans ce résultat. Il convient maintenant de voir jusqu'à quel point nous devons suivre cet auteur éminent dans la voie qu'il nous trace.

---

(1) Brodie. — *Lecture illustrative of certain local nervous Affections,* 1837.
(2) F. C. Skey. — *Hysteria,.. Local or surgical forms of hysteria,*etc., six lectures, etc. London, 1870.

III.

Ce n'est pas, tant s'en faut, que M. Briquet n'ait pas reconnu l'existence très-fréquente de douleurs abdominales, fixes, chez les hystériques. Il a même créé un mot pour désigner ces douleurs — *cœlialgie*, de κοιλος ventre, et un mot, bien que ce ne soit qu'un mot, c'est déjà quelque chose qui arrête l'esprit. Dans 200 cas d'hystérie sur 430, M. Briquet a rencontré la cœlialgie. Toutefois, je dois vous faire remarquer que, sous ce nom, il comprend à la fois les douleurs de la partie supérieure de l'abdomen et les douleurs hypogastrique et iliaque ; mais il est convenu que ces dernières comptent parmi les plus communes.

Au premier abord, il semble donc qu'il n'y ait qu'un désaccord apparent entre M. Briquet et ses prédécesseurs. Or. il n'en est rien, et voici où est l'abîme qui les sépare.

Tandis que MM. Schutzenberger, Piorry et Négrier placent dans l'ovaire le siége principal, le foyer, pour ainsi dire de la douleur iliaque, M. Briquet n'y voit qu'une simple douleur musculaire, une *myodynie hystérique*. Suivant lui : 1° la douleur du pyramidal ou de l'extrémité inférieure du muscle droit a été prise bien à tort pour une *douleur utérine* ; 2° la douleur de l'extrémité inférieure du muscle oblique répondrait à la prétendue *douleur ovarique*, — telle est la thèse de M. Briquet.

IV.

Recherchons ensemble, Messieurs, sur quel fondement elle repose. Pour arriver à ce but, je vais faire appel aux observations que j'ai été à même de recueillir dans cet hospice sur une grande échelle. Je vais donc décrire cette douleur telle que j'ai appris à la connaître.

1º Tantôt, c'est une douleur vive, très-vive même : les malades ne peuvent supporter le moindre attouchement, le poids des couvertures, etc.; elles s'éloignent brusquement, par un mouvement instinctif, du doigt investigateur. Joignez à cela un certain degré de gonflement de l'abdomen, et vous aurez l'ensemble clinique de la *fausse péritonite*, — *spurious peritonitis* des médecins anglais. Il est évident qu'ici les muscles et la peau elle-même sont de la partie. La douleur occupe alors une assez grande étendue en surface, et, partant, il est assez difficile de la localiser. Cependant Todd (1), et c'est là une remarque dont j'ai reconnu plusieurs fois l'exactitude, signale dans certains cas une hyperesthésie cutanée circonscrite à une portion arrondie de la peau, ayant 2 à 3 pouces de diamètre. Cette hyperesthésie siégerait en partie dans l'hypogastre, en partie dans la fosse iliaque, et répondrait, selon cet auteur, à la région de l'ovaire.

2º D'autres fois, la douleur n'est pas spontanément accusée ; il faut la rechercher par la pression, et, en pareille circonstance, on note les phénomènes suivants : *a*) la *peau* est partout anesthésiée ; — *b*) les *muscles*, s'ils sont lâches, peuvent être pincés et soulevés sans douleur ; — *c*) cette première exploration montre que le siége de la douleur n'est pas dans la peau ni dans les muscles. Il est par conséquent indispensable de pousser l'investigation plus loin, et, en pénétrant en quelque sorte dans l'abdomen, à l'aide des doigts, on arrive sur le véritable foyer de la douleur.

Cette manœuvre permet de s'assurer que le siége de la douleur en question est à peu près fixe, qu'il est toujours à peu près le même : aussi n'est-il pas rare de voir les malades le désigner avec une concordance parfaite. Sur une ligne horizontale passant par les épines iliaques antérieures et supérieures, faites tomber les lignes perpendiculaires qui limitent latéralement l'épigastre et à l'intersection des

_____

(1) Todd. — *Clinical Lect. nervous System.* Lect. **xx**, p. 448. London, 1856.

lignes verticales avec l'horizontale se trouve le foyer douloureux qu'accusent les malades et que la pression exercée
à l'aide du doigt met d'ailleurs en évidence.

L'exploration profonde de cette région fait reconnaître
aisément la portion du détroit supérieur qui décrit une
courbe à concavité interne : c'est là un point de repère.
Vers la partie moyenne de cette crête rigide, la main
rencontrera le plus souvent un corps ovoïde, allongé
transversalement et qui, pressé contre la paroi os-
seuse, glisse sous les doigts. Lorsque ce corps est tuméfié,
ainsi que cela se présente fréquemment, il peut offrir le
volume apparent d'une olive, d'un petit œuf, mais avec un
peu d'habitude, sa présence peut être facilement constatée,
alors même qu'il reste bien au-dessous de ces dimensions.

C'est à ce moment de l'exploration que l'on provoque
surtout la douleur, et qu'elle se révèle avec des caractères
pour ainsi dire spécifiques. Il ne s'agit pas là d'une douleur banale, car c'est une sensation complexe qui s'accompagne de tout ou partie des phénomènes de l'*aura hyste-
rica,* tels qu'ils se produisent d'eux-mêmes à l'approche
des crises, et cette sensation provoquée, les malades la reconnaissent pour l'avoir ressentie cent fois.

En somme, Messieurs, nous venons de circonscrire le
foyer initial de l'aura, et du même coup, nous avons provoqué des irradiations douloureuses vers l'épigastre (*premier nœud* de l'aura, dans le langage de M. Piorry), com-
pliquées parfois de nausées et de vomissement; puis, si la
pression est continuée, surviennent bientôt des palpitations
de cœur avec fréquence extrême du pouls, et enfin se développe au cou la sensation du globe hystérique (*deuxième
nœud.*)

En ce point, s'arrête dans les auteurs la description
des irradiations ascendantes qui constituent l'aura hystérique. Mais, d'après ce que j'ai observé, l'énumération ainsi
limitée serait incomplète, car une analyse attentive permet
de reconnaître, le plus souvent, certains troubles céphali-

ques qui ne sont évidemment que la continuation de la même série de phénomènes. Tels sont, s'il s'agit par exemple de la compression de l'ovaire gauche, des sifflements intenses qui occupent l'oreille gauche et que les malades comparent au bruit strident que produit le sifflet d'un chemin de fer; une sensation de coups de marteau frappés sur la région temporale gauche; puis, en dernier lieu, une obnubilation de la vue marquée surtout dans l'œil gauche.

Les mêmes phénomènes se montreraient sur les parties correspondantes du côté droit, dans le cas où l'exploration porterait, au contraire, sur l'ovaire droit.

L'analyse ne peut être poussée plus loin; car, lorsque les choses en sont à ce point, la conscience s'affecte profondément, et dans leur trouble, les malades n'ont plus la faculté de décrire ce qu'elles éprouvent. L'attaque convulsive éclate d'ailleurs bientôt, pour peu qu'on insiste.

A part les phénomènes qui ont trait à la dernière phase de l'aura hystérique (*phénomènes céphaliques*), je viens de vous rappeler, Messieurs, toute la série de phénomènes obtenus dans l'expérience de Schutzenberger, et nous sommes ainsi conduit à reconnaître, avec cet éminent observateur, que la pression du flanc dans la région ovarienne ne fait que reproduire artificiellement la série des symptômes qui se développent spontanément chez les malades dans le cours naturel des choses.

Je n'ignore pas que, suivant M. Briquet, l'aura hystérique débuterait, dans l'immense majorité des cas, par le *nœud* épigastrique; je n'ignore pas non plus que, à l'appui de son assertion, cet auteur cite des chiffres imposants. Mais il ne faut pas toujours courber la tête devant les chiffres, et l'on est en droit de se demander si M. Briquet, qui s'est montré quelque peu sévère à l'égard des *ovaristes*, ne s'est pas laissé à son tour entraîner par quelque préoccupation qui lui aura fait négliger d'inscrire dans la série des phénomènes de l'aura la douleur iliaque initiale.

Si j'en juge d'après mes propres observations, toujours

le *point iliaque* précède en date, de si peu que ce soit, dans le développement de l'aura, le point épigastrique, et constitue par conséquent le premier anneau de la chaîne.

V.

Il me reste, Messieurs, à établir que ce point particulier où réside la douleur iliaque des hystériques correspond au siége même de l'ovaire, et j'aurai par là rendu très-vraisemblable, sinon démontré d'une façon absolue, que le corps ovalaire, douloureux, d'où partent les irradiations de l'aura hystérique spontanée ou provoquée, est bien l'ovaire lui-même.

On se fait, en général, je le crois du moins, une idée imparfaite du lieu exact qu'occupe l'ovaire pendant la vie. Lorsque l'abdomen étant ouvert, les intestins relevés, on trouve dans le petit bassin, derrière l'utérus, en avant du rectum, les annexes de l'utérus flasques, flétries, comme ratatinées, il ne s'agit pas là évidemment d'un état répondant aux conditions vitales ; et il est clair qu'après la mort les plexus artériels des trompes et des ovaires, dont la richesse et les propriétés érectiles ont été si bien mises en lumière par mon ami le professeur Rouget (de Montpellier), ont depuis longtemps cessé leur rôle. Il ne faut pas oublier, d'un autre côté, que l'ouverture du corps change très-certainement les rapports réels des annexes de l'utérus. Cela est si vrai que, sur les cadavres congelés (1), l'ovaire occupe une situation moins inférieure, et qui rappelle dans une certaine mesure celle qu'on lui reconnaît chez le nouveau-né. Sur cette coupe, empruntée à l'Atlas de M. Legendre, coupe pratiquée perpendiculairement au grand axe d'un cadavre d'une femme de 20 ans, supposé couché, et

_____

(1) E. Q. Legendre. — *Anatomie chirurgicale homolographique*, etc., pl. X. Paris, 1858.

qui passe à 2 centimètres au-dessus du pubis, vous voyez
un des ovaires coupé en deux, tandis que l'autre est resté
au-dessus de la surface de section ; d'après cela, chez la
femme adulte, l'ovaire serait situé à la hauteur et même un
peu au-dessus du détroit supérieur, débordant avec la
trompe vers les fosses iliaques. Ce résultat concorde de
tous points avec celui que donne la palpation pratiquée pendant la vie. J'ajouterai que si, sur un cadavre reposant sur
la table d'autopsie, au niveau du point correspondant à
celui où nos hystériques accusent la douleur iliaque, on
enfonce, d'avant en arrière et de haut en bas, une longue
aiguille, on a grand'chance, — je m'en suis assuré plusieurs
fois. — de transfixer l'ovaire.

Cette situation de l'ovaire paraît d'ailleurs avoir été implicitement reconnue par M. le Dr Chéreau dans ses excellentes *Études sur les maladies de l'ovaire* (1), lorsqu'il dit
que chez les femmes, dont les parois abdominales ne sont
pas trop résistantes, on peut reconnaître la tuméfaction ou
même seulement la sensibilité de l'ovaire. L'introduction
du doigt par le rectum ne serait, d'après notre auteur, un
moyen d'exploration supérieur que dans les cas où la paroi
abdominale oppose des obstacles insurmontables.

Messieurs, après toutes les explications dans lesquelles
je viens d'entrer, je crois pouvoir conclure que c'est bien
à l'*ovaire*, à l'*ovaire seul*, qu'il faut rapporter la *douleur
iliaque fixe des hystériques*. A la vérité, à de certaines
époques, et dans les cas intenses, la douleur, par un mécanisme que je n'ai pas à indiquer pour le moment, s'étend
jusqu'aux muscles, à la peau elle-même, de manière à satisfaire à la description de M. Briquet ; mais je ne saurais
trop le répéter, ainsi limitée aux phénomènes extérieurs,
la description serait incomplète, et le véritable foyer de la
douleur resterait méconnu.

_____

(1) Paris, 1841.

VI.

Il conviendrait de rechercher maintenant quel est l'état anatomique de l'ovaire dans le cas où il devient le siége de la douleur iliaque des hystériques. Sur ce point, dans l'état actuel des choses, nous ne pouvons malheureusement vous donner que des renseignements assez vagues. Il existe parfois une tuméfaction plus ou moins prononcée de l'organe, ainsi que cela avait lieu dans le fait d'ovarite blennorrhagique rapporté dans le mémoire de M. Schutzenberger. Mais c'est là une circonstance plutôt exceptionnelle, et il importe de remarquer que l'inflammation commune de l'ovaire peut exister avec tous ses caractères, sans que les *irradiations* décrites plus haut surviennent, soit spontanément, soit sous l'influence des provocations. M. Briquet n'a pas failli à faire ressortir cette circonstance, et, cette fois, il était parfaitement dans son droit. Il faut donc reconnaître hautement que toute *inflammation ovarienne* n'est pas indistinctement propre à provoquer le développement de l'aura hystérique. Le gonflement ovarien chez les hystériques fait parfois complétement défaut ; d'autres fois, il est peu prononcé ; et il parait assez vraisemblable que la tuméfaction dont l'ovaire est le siége, en pareil cas, résulte d'une turgescence vasculaire analogue à celle qui se montre à la suite de certaines névralgies. L'anatomie pathologique ne nous a fourni, jusqu'ici, aucune donnée positive à cet égard : on pourra donc, quant à présent, désigner indifféremment l'état de l'ovaire dont il s'agit, sous les noms d'*hyperkinésie* (Swediaur), d'*ovaralgie* (Schutzenberger), d'*ovarie* (Négrier), car peu importe le nom, en définitive, lorsque le fait est bien constaté.

VII.

L'ovaire étant accepté pour point de départ de l'aura hystérique — au moins dans un groupe de cas — il n'est pas sans intérêt de montrer actuellement qu'une relation importante, en quelque sorte intime, existe entre la *douleur ovarienne* et les autres accidents de l'hystérie locale.

Vous pouvez reconnaître, en effet, Messieurs, chez les malades que je vous présente, une concordance remarquable du siége de la douleur iliaque et du mode de localisation des symptômes concomitants. Je ne reviendrai pas sur les phénomènes céphaliques de l'aura qui, ainsi que je vous le faisais remarquer tout à l'heure, s'accusent du même côté que la douleur ovarienne : je me bornerai à faire ressortir que l'*hémianesthésie*, la *parésie* et la *contracture des membres* occupent le côté gauche, lorsque l'*ovarie* siége à gauche , et inversement lorsqu'elle siége à droite. Je vous ferai remarquer aussi que, quand la douleur ovarienne siége à la fois à droite et à gauche, les autres accidents se montrent *bilatéraux*, prédominant toutefois du côté où la douleur iliaque est le plus intense.

A plusieurs reprises, nous avons assisté chez quelques-unes de nos malades à un brusque changement de siége de la douleur ovarienne, entre autres, chez la nommée Ler.... Lorsque chez cette femme l'ovarie venait à prédominer du côté gauche, les symptômes céphaliques de l'aura, la contracture des membres, etc., offraient temporairement leur maximum de développement de ce même côté, pour prédominer ensuite du côté droit, alors que l'ovaire droit se montrait de nouveau le plus douloureux.

Il ne faut pas oublier que l'ovaralgie paraît être un phénomène constant, permanent par excellence, dans la forme d'hystérie qui nous occupe, de telle sorte que, jointe à quelque autre indice de la même catégorie, elle pourra vous conduire sur la voie du diagnostic dans les cas difficiles.

VIII.

Il me reste, Messieurs, à entrer dans l'exposition de faits

qui seront peut-être considérés par vous comme la partie
la plus saillante de cette étude. Ces faits, en réalité, sont de
nature, si je ne me trompe, à mettre encore davantage en
relief le rôle vraiment prédominant de l'ovaralgie dans
l'*une des formes de l'hystérie.*

Vous venez de voir comment la compression méthodique
de l'ovaire peut déterminer la production de l'aura, ou même parfois de l'accès complet. Je veux essayer de vous démontrer maintenant qu'une compression plus énergique est
capable d'enrayer le développement de l'accès lorsqu'il en
est à son début ou même d'y couper court, lorsque déjà
l'évolution des accidents convulsifs est plus ou moins avancée. C'est du moins ce que vous pourrez observer très-nettement chez deux des malades que j'ai mises sous vos yeux.
— Chez elles, l'arrêt déterminé par la compression, lorsque
celle-ci a été convenablement pratiquée, est total, définitif.
Chez deux autres, cette manœuvre modifie seulement les
phénomènes de l'accès, à un degré variable, sans en amener
toutefois la cessation. Et veuillez bien remarquer qu'il ne
s'agit pas, chez elles toutes, de l'hystérie convulsive commune, vulgaire, si je puis m'exprimer ainsi, mais bien de
l'hystérie convulsive considérée dans son type unanime-
ment reconnu comme le plus grave, je veux parler de l'*Hystéro-épilepsie.*

Supposons que, chez une de ces femmes, l'accès vienne
d'éclater. La malade est tombée à terre tout à coup, en
poussant un cri ; la perte de connaissance est complète. La
rigidité tétanique de tous les membres qui, en général,
inaugure la scène, est poussée à un haut degré ; le tronc
est fortement recourbé en arrière, l'abdomen proéminent,
très-distendu et très-résistant.

La meilleure condition, pour une démonstration parfaite
des effets de la compression ovarienne, en pareil cas, est
que la malade soit étendue horizontalement sur le sol, ou,
si cela est possible, sur un matelas, dans le décubitus dor-
sal. Le médecin, alors, ayant un genou en terre, plonge le

poing fermé dans celle des fosses iliaques que l'observation
antérieure lui aura démontré être le siége habituel de la
douleur ovarienne.

Tout d'abord, il lui faut faire appel à toute sa force, afin
de vaincre la rigidité des muscles de l'abdomen. Mais, dès
que celle-ci une fois vaincue, la main perçoit la résistance
offerte par le détroit supérieur du bassin, la scène change,
et la résolution des phénomènes convulsifs commence à se
produire.

Des mouvements de déglutition plus ou moins nombreux,
et parfois très-bruyants, ne tardent guère à se manifester ;
la conscience alors presque aussitôt se réveille, et à cet instant, tantôt la malade gémit et pleure, criant qu'on lui fait
mal, — tel est le cas de Marc... ; — tantôt, au contraire,
elle accuse un soulagement, dont elle témoigne sa recon-
naissance: — « Ah! c'est bien ! cela fait du bien ! » s'écrie
toujours, en pareille circonstance, la nommée Gen....

Le résultat, quoi qu'il en soit, est en somme toujours le
même, et pour peu que vous insistiez sur la compression,
pendant deux, trois ou quatre minutes, vous êtes à peu
près assurés que tous les phénomènes de l'accès vont se
dissiper comme par enchantement. Vous pourriez, d'ailleurs, varier l'expérience, et à votre gré, en suspendant un
moment la compression pour la reprendre, arrêter l'accès
ou le laisser se reproduire, en quelque sorte, autant de fois
que vous le voudriez.

Une fois que l'on a définitivement triomphé de la résistance, très-sérieuse du reste, qu'offrent toujours, à l'origine, les parois abdominales, il n'est pas nécessaire d'user
de toutes ses forces et l'application des deux premiers
doigts de la main sur le siége présumé de l'ovaire suffit
pour obtenir l'effet désiré. Toutefois, la manœuvre, surtout si elle doit être prolongée durant quelques minutes,
est toujours assez fatigante pour l'opérateur. J'ai songé à
la modifier. Peut-être pourrait-on avoir recours au sac
rempli de grains de plomb que M. Lannelongue a mis en

usage dans un tout autre but, ou encore à l'application d'un bandage approprié : c'est une question à étudier. Quant à présent, les personnes du service, au courant du procédé, le mettent journellement en pratique chez les malades auxquelles il est réellement utile.

IX.

Il est assez singulier, Messieurs, qu'un procédé dont l'exécution est aussi simple, et qui, incontestablement, peut rendre des services réels, soit tombé, comme il l'est de nos jours, en désuétude complète. Ainsi que je vous l'ai laissé pressentir, l'invention de ce procédé, tant s'en faut, ne m'appartient pas ; peut-être remonte-t-elle aux temps les plus antiques ; toujours est-il qu'elle est certainement antérieure au xvie siècle. Voici d'ailleurs ce que quelques recherches, faites un peu à la hâte parmi les livres les plus poudreux, et par conséquent les moins fréquentés de ma bibliothèque, m'ont appris à ce sujet.

Willis, dès le xviie siècle, dans son *Traité des maladies convulsives* (1), s'exprimait ainsi qu'il suit : « Il est certain, dit-il, que le spasme convulsif qui vient du ventre est arrêté et qu'on l'empêche de monter au cou et à la tête, par une *compression de l'abdomen*, faite à l'aide des bras enlacés autour du corps, ou à l'aide de draps bien serrés. » Il raconte ailleurs être parvenu lui-même à arrêter un accès, par une pression énergique exécutée avec les deux mains réunies sur le bas-ventre. Mais déjà Mercado (1513) avait depuis longtemps conseillé les *frictions sur le ventre*, dans le but de réduire la matrice, qu'il supposait se déplacer, suivant la doctrine ancienne (2). Un de ses compa-

---

(1) Willis. — *De morbis convulsivis*, t. II, p. 34.
(2) D. L. Mercatus. — *Opera*, tit. III. — *De virginum et viduarum affectionibus*, p. 546. Francof. 1620.

triotes, Monardès, procédait, paraît-il, plus résolûment (1) : il plaçait, pendant l'accès, sur le ventre des malades, une grosse pierre.

Il ne paraît pas, toutefois, que cette pratique se soit beaucoup répandue ; je ne la vois, en effet, mentionnée ni dans Laz. Rivière, ni dans F. Hoffmann. Boerhaave, seul, au commencement du xviii° siècle, insiste de nouveau sur la compression de l'abdomen dans l'attaque hystérique ; elle doit être produite, suivant lui, à l'aide d'un coussin, fortement serré par des draps placés entre les fausses côtes et la crête iliaque. On soulage ainsi, dit-il, presque à coup sûr les malades, pourvu que la sensation de globe n'ait pas encore dépassé le diaphragme (2).

Dans les temps modernes, Récamier, remettant en honneur cette méthode, comme vous le voyez déjà fort ancienne, plaçait sur le ventre des malades un coussin sur lequel un aide venait s'asseoir. Son exemple n'a guère été suivi, que je sache, que par Négrier, directeur de l'École de médecine d'Angers, dont le *Recueil de faits pour servir à l'histoire des ovaires et des affections hystériques chez la femme,* publié en 1858, ne paraît pas avoir eu d'ailleurs un bien grand retentissement. Le procédé de Négrier est plus méthodique que celui mis en œuvre par ses prédécesseurs ; c'est l'ovaire qui, dans la compression, devient pour lui le point de mire. « Une forte et large pression, exercée par l'intermédiaire de la main *sur la région ovarienne,* suffit, dit Négrier, dans plusieurs cas pour enrayer et supprimer complétement l'attaque convulsive. »

Mais laissons pour un instant de côté la pratique régulière, et recherchons quels ont été les procédés à l'aide desquels, dans certaines *épidémies hystériques* célèbres,

---

(1) Négrier. — *Recueil de faits pour servir à l'histoire des ovaires et des affections hystériques de la femme.* Angers, 1858, p. 168, 169.
(2) Van Swieten. — *Comm.,* t. III, p. 417.

les assistants portaient *secours* aux convulsionnaires. Parmi ces moyens de secours mis en œuvre, nous trouvons signalée une pratique fort curieuse à étudier, et dont l'idée première, selon toute vraisemblance, aura dû être suggérée par quelque convulsionnaire. Je veux parler de la *compression du ventre*. Il est, en effet, des hystériques qui, en proie aux premiers tourments de l'aura, mettent instinctivement d'elles-mêmes en action la compression ovarienne. Tel est le cas, par exemple, d'une de nos malades, la nommée Gen..., dont je vous ai entretenu déjà. Cette femme a pris depuis longtemps l'habitude d'arrêter le développement de ses accès par la compression de l'ovaire gauche ; elle y réussit le plus souvent lorsque l'invasion du mal n'a pas été par trop rapide. Dans le cas contraire, elle fait appel aux assistants et les prie de l'aider dans cette manœuvre.

Examinons d'un peu plus près ces faits empruntés à l'histoire des épidémies convulsives : il y a là matière à une étude rétrospective qui n'est pas sans intérêt.

Le savant Hecker, parlant des individus atteints de la danse de Saint-Jean (1), dit qu'ils se plaignaient fréquemment d'une grande anxiété épigastrique, et demandaient qu'on leur comprimât le ventre avec des draps.

Mais, c'est surtout l'épidémie, dite de Saint-Médard, qui nous fournit sur ce sujet les documents les plus intéressants. Vous n'ignorez pas comment elle survint, alors que l'exaltation religieuse des jansénistes, persécutés à propos de la bulle *Unigenitus*, était portée à son comble. L'épidémie, qui prit naissance sur le tombeau du diacre Pâris, mort en 1727, a présenté deux périodes bien distinctes (2).

La première a été remarquable surtout — du moins à

(1) Hecker. — *Danse de Saint-Jean,* à Aix-la-Chapelle, 1874. — *Epidémie de Saint-Witt,* à Strasbourg, 1438.
(2) Carré de Montgeron, *loc. cit.*

notre point de vue— par la guérison d'un certain nombre
de malades, parmi lesquels figurent plusieurs cas bien
avérés de contracture permanente des hystériques (1) ;
dans la seconde, ont prédominé des convulsions plus ou
moins singulières, mais qui, en somme, ne diffèrent en
rien d'essentiel de celles qui appartiennent à l'hystérie
lorsqu'elle revêt la forme épidémique. Or, c'est à ce mo-
ment-là qu'apparaît, dans l'épidémie de Saint-Médard, la
pratique des *secours*.

En quoi ces secours consistaient-ils ? Pour la plupart des
cas, il s'agissait là de manœuvres ayant pour but de déterminer une forte compression de l'abdomen ou de le frapper
violemment à l'aide d'un instrument ou d'un objet quelconque. Ainsi, il y avait : 1° le secours administré à l'aide
d'un pesant chenet dont on frappait le ventre à coups re-
doublés ; 2° le secours dit du *pilon*, qui ne s'éloigne guère
du précédent ; 3° dans un autre cas, un homme joignait
les deux poings et les appuyait de toutes ses forces sur le
ventre de la convulsionnaire, et, pour mieux faire encore,
il appelait d'autres hommes à son aide ; 4° trois, quatre ou
même cinq personnes montaient sur le corps de la malade ;
— une convulsionnaire appelée par ses coreligionnaires
sœur Margot, affectionnait plus particulièrement ce mode
de secours ; 5° il est un cas, enfin, où l'on disposait de longues bandes que l'on tirait fortement à droite et à gauche,
afin de comprimer l'abdomen. — Ces *secours*, quel que
fût d'ailleurs leur mode d'administration, étaient toujours,
paraît-il, suivis d'un grand soulagement.

Hecquet, médecin de l'époque, ne voulait voir dans ces
convulsions, rapportées par d'autres à une influence divine,
qu'un phénomène naturel, — et en cela il avait parfaitement raison. Mais je ne puis plus être de son avis, lorsque,
dans son livre intitulé « *Du Naturalisme des convulsions*, »

---

(1) Bourneville et Voulet. — *De la contracture hystérique permanente*,
p. 7-17. Paris, 1872.

il prétend que les *secours* n'étaient au tre s que des pratique
dictées par la « lubricité. » Je ne vois pas trop, pour mon
compte, ce que la lubricité pouvait avoir à faire avec ces
coups de chenet et de pilon, administrés avec une extrême
violence, bien que je n'ignore pas ce qu'est capable d'en-
fanter, dans ce genre, un goût dépravé. Je crois qu'il est
beaucoup plus simple et beaucoup plus légitime d'admettre
que les *secours*, — à part les amplifications suggérées par
l'amour de la notoriété, — répondaient à une pratique tout
empirique et dont le résultat était de produire un amendement réel dans les tourments de l'attaque hystérique.

X.

Vous avez certainement saisi, Messieurs, les analogies qui
existent entre cet arrêt des convulsions hystériques ou
hystéro-épileptiques, déterminé par la compression de l'abdomen et l'arrêt qu'on obtient quelquefois des convulsions
par la compression ou la *ligature des membres* d'où partent, en pareil cas, les phénomènes de l'aura ; et c'est ici
peut-être le lieu de vous rappeler qu'une brusque flexion
du pied fait cesser tout à coup, ainsi que l'a montré Brown-
Séquard, la trépidation convulsive de l'*épilepsie spinale*,
observée dans certains cas de myélite. Vous n'ignorez pas
qu'en *pathologie expérimentale* ces faits cliniques trouvent
jusqu'à un certain point leur interprétation. Je ne puis entrer dans les détails, pour le moment; qu'il me suffise de
vous remettre en mémoire que, chez les animaux, de nombreuses expériences mettent en évidence la suspension de
l'excitabilité réflexe de la moelle épinière par le fait de
l'irritation des nerfs périphériques. Ainsi, l'expérience de
Herzen nous montre que chez une grenouille décapitée,
c'est-à-dire placée dans une condition excellente pour
exalter à son maximum l'excitabilité réflexe de la moelle
si cette partie des centres nerveux est irritée dans sa partie

CHARCOT, T. I.   22

inférieure, il sera impossible, tant que l'excitation subsistera, de mettre en jeu l'excitabilité des membres supérieurs. Et, inversement, si chez une grenouille, préparée de la même façon, vous entourez d'un lien fortement serré les membres supérieurs, tant que la ligature persistera, l'excitation des membres inférieurs ne sera pas suivie de mouvements réflexes. C'est du moins ce que démontre une expérience de Lewisson.

Toujours est-il que si ces faits expérimentaux sont d'une analyse plus facile, ils ne sont pas encore, dans l'état actuel de la science, plus aisément explicables que les phénomènes correspondants observés chez l'homme.

XI.

Je ne puis insister plus longuement, car le temps me presse. J'aurais voulu cependant vous montrer l'intérêt qu'il y a, au point de vue pratique, à supprimer les accès d'hystérie grave ou à en modérer, tout au moins, l'intensité. Mais ce côté de la question sera plus convenablement mis en lumière quand j'aurai fait ressortir, dans une des prochaines séances, les conséquences qu'entraîne la répétition des accès, ou autrement dit l'*état de mal hystéroépileptique*. Je me bornerai, quant à présent, à formuler ainsi qu'il suit une des conclusions qui ressortent de la présente étude :

La compression énergique de l'ovaire douloureux n'a pas d'influence directe sur la plupart des symptômes permanents de l'hystérie, tels que contracture, paralysie, hémianesthésie, etc.; mais elle a une action souvent décisive sur l'attaque convulsive dont elle peut diminuer l'intensité et, parfois même, déterminer l'arrêt.

XII.

Je dois, en terminant, Messieurs, faire passer devant vos yeux les malades que j'ai eues surtout en vue dans la description qui précède, et faire ressortir les particularités les plus saillantes qu'elles offrent à l'observation.

CAS I. — Marc..., 23 ans, atteinte d'hystéro-épilepsie depuis l'âge de 16 ans. On ne sait trop à quelle cause, il faut, chez elle, rattacher l'affection. Quoi qu'il en soit, au point de vue de l'hystérie locale, elle nous offre : une *hémianesthésie*, de l'*ovarie*, de la *parésie*, tout cela du côté gauche. Elle est, de plus, sujette à des *vomissements fréquents* et a présenté de l'*achromatopsie* dans l'œil gauche.

Les attaques sont précédées par une aura caractéristique ; les phénomènes prodromiques partent de l'ovaire gauche et les symptômes céphaliques sont très-accusés. Quant aux attaques elles-mêmes, elles se composent de trois périodes : *a*) convulsions tétaniformes, épileptiformes, écume ; — *b*) grands mouvements du tronc et des membres inférieurs (période des contorsions) ; dans ce temps la malade prononce des paroles bizarres, et paraît être en proie à un délire sombre ; — *c*) pleurs, rires, annonçant la fin de l'accès. Chez elle, on détermine un arrêt prompt et absolu de tous les phénomènes par la compression de l'ovaire gauche.

CAS II. — Cot..., 21 ans, a vu l'hystérie débuter à 15 ans. Les mauvais traitements qu'elle subissait de la part de son père, adonné aux excès de boisson, et plus tard la prostitution, ont sans doute exercé une certaine action étiologique. L'hystérie locale, ici, est encore plus marquée que dans le premier cas. Nous avons à observer à droite une *hémianesthésie*, une *douleur ovarienne*, une *contracture permanente* avec *trépidation* du membre inférieur.

L'attaque s'annonce par une aura bien nette, partant de l'ovaire droit et se terminant par des symptômes céphaliques très-évidents. Les convulsions, surtout toniques, se compliquent d'accidents épileptiformes; C.... se mord la langue, écume, etc. La période des contorsions vient ensuite et est très-accentuée. Souvent, l'attaque se termine par des mouvements de bassin, avec constriction laryngée, pleurs, urines abondantes. Chez elle, aussi, la pression ovarienne modère l'intensité des phénomènes de l'accès sans toutefois l'arrêter. Dans les premiers mois de l'année, cette malade a été atteinte d'un *état de mal hystéro-épileptique* sur lequel nous reviendrons dans une prochaine leçon (1).

CAS III. — Legr... Geneviève est née à Loudun; singulière coïncidence! C'est, vous le savez, le pays ou s'est passé le triste drame dont Urbain Grandier a été la victime.

Geneviève est âgée de 28 ans; l'hystérie date de l'époque de la puberté. Parmi les symptômes permanents de l'hystérie locale, nous observons chez elle une *hémianesthésie gauche*, bien accusée, une *douleur ovarienne* gauche avec une tumeur facile à constater; enfin un état mental bizarre.

L'*aura* est très-caractérisée, et, ce qui prédomine, ce sont les palpitations cardiaques et les symptômes céphaliques. En ce qui concerne les attaques elles-mêmes, elles se divisent en trois périodes : 1° convulsions épileptiformes, écume et stertor; — 2° puis, grands mouvements des membres et de tout le corps; — 3° enfin, période de délire, pendant laquelle elle raconte tous les événements de sa vie, à la fin des grands accès.

Parfois la malade, dans cette dernière phase, a des hallucinations; elle voit des corbeaux, des serpents; de plus, elle s'abandonne à une sorte de danse, et alors elle nous

(1) Voir l'observation complète de cette malade dans : Bourneville et Voulet. — *De la contracture hystérique permanente*, OBS. VIII, p. 41.

offre, à l'état embryonnaire pour ainsi dire et sous la forme sporadique, un spécimen de ces danses du moyen-âge décrites sous le nom d'*épidémies saltatoires*. A ce propos, je vous ferai remarquer que certains cas d'hystérie, constituant en quelque sorte des variétés dans l'espèce, présentent à l'état rudimentaire les diverses formes convulsives qui se montrent à un degré beaucoup plus accentué dans les épidémies. C'est du reste là un point qu'a parfaitement développé Valentiner dans son intéressant travail sur l'hystérie (1).

Chez Geneviève, la compression de l'ovaire détermine un arrêt, pour ainsi dire soudain, de l'attaque. Elle se rend nettement compte de cette influence, car elle-même essaie de comprimer la région qui donne naissance à l'aura ou, lorsqu'elle n'y peut parvenir, elle réclame, ainsi que nous l'avons déjà dit, le secours des assistants.

CAS IV. — Ler..., âgée de 48 ans, est une malade bien connue de tous les médecins qui depuis plus de 20 ans ont fréquenté cet hospice à divers titres. C'est, en d'autres termes, un cas célèbre dans les annales de l'hystéro-épilepsie. Vous trouverez relatée, dans la thèse de M. Dunant (de Genève), la première partie de son histoire. Ler... a cessé d'être réglée, il y a quatre ans, et malgré cela les accidents nerveux persistent. Nous vous faisions reconnaître, tout à l'heure, dans Geneviève, le *tarentisme* sous un aspect rudimentaire ; Ler... est une *démoniaque*, une *possédée ;* ou encore elle présente l'image à peine affaiblie d'une de ces femmes qu'on nommait *Jerkers* dans les *Camp-meetings méthodistes* et qui offraient dans leurs crises les attitudes les plus effrayantes. (Voy. *Fig. 19, 20* et *21.*)

L'origine vraisemblable des accidents nerveux chez Ler... mérite d'être signalée. Elle a eu, comme elle le dit, une

---

(1) Valentiner (Th.).— *Die Hysterie und ihre Heilung.* Voir l'extrait publié dans les numéros de juin 1872 du *Mouvement médical.*

série de *peurs* : 1º à 11 ans, elle a été épouvantée par un chien enragé ; 2º à 16 ans, elle a été saisie d'effroi à la vue

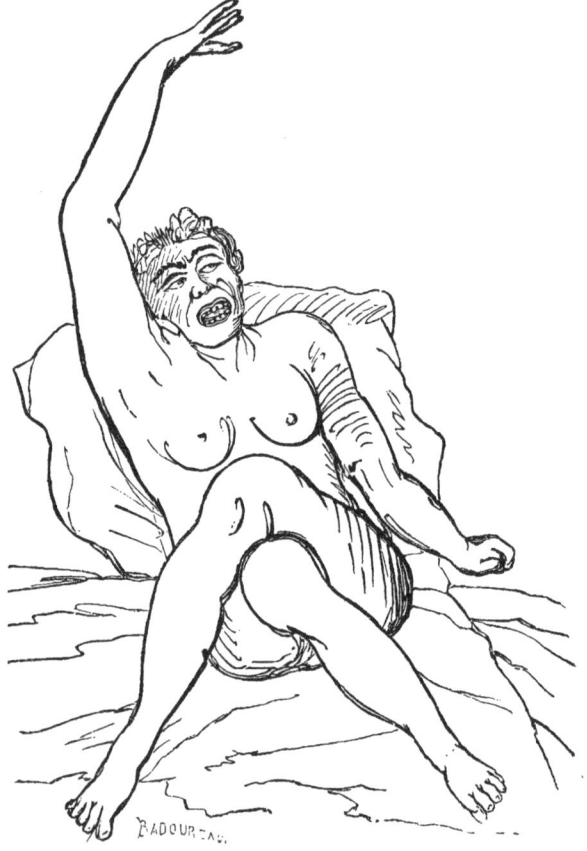

Fig. 19. — Attitude de Ler... pendant l'attaque : période des contorsions.
(Fac-simile d'un croquis fait d'après nature).

du cadavre d'une femme assassinée ; 3º à 16 ans, nouvelle frayeur déterminée par des voleurs qui, au moment où elle traversait un bois, se précipitèrent sur elle pour lui enlever l'argent qu'elle portait.

L'hystérie locale se compose, chez elle, d'une *hémianes-*

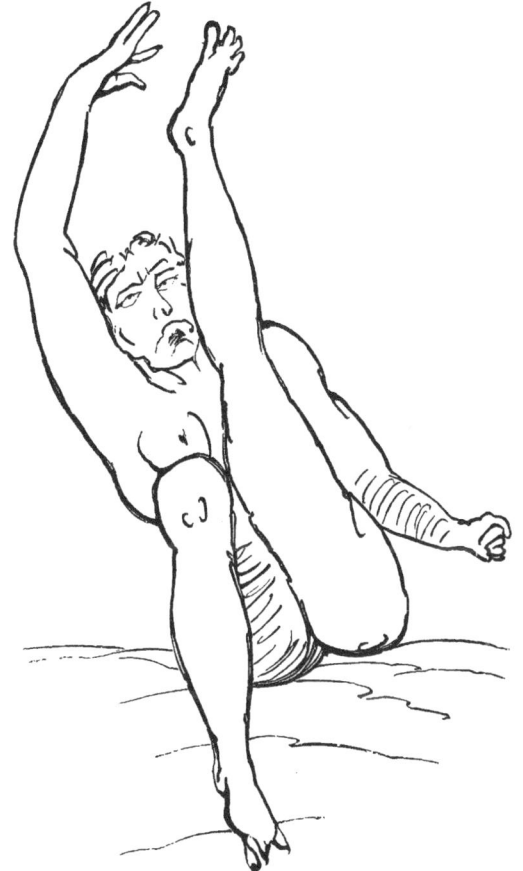

Fig. 20. — Attitude de L er... pendant l'attaque : période des contorsions.
(Fac-simile d'un croquis fait d'après nature).

thésie, d'*ovarie*, de *parésie* et par moments de *contracture*
des membres supérieurs et inférieurs, occupant le côté droit.
Parfois les phénomènes envahissent le côté gauche, et,
alors, conformément à notre description, se présente une
ovarie double avec anesthésie double, etc.

Les attaques, qui s'annoncent par une *aura* ovarique
bien caractérisée, sont marquées d'abord par des convulsions épileptiformes et tétaniformes ; après quoi se produisent de grands mouvements, à caractère intentionnel,
dans lesquels la malade, prenant les poses les plus ef-

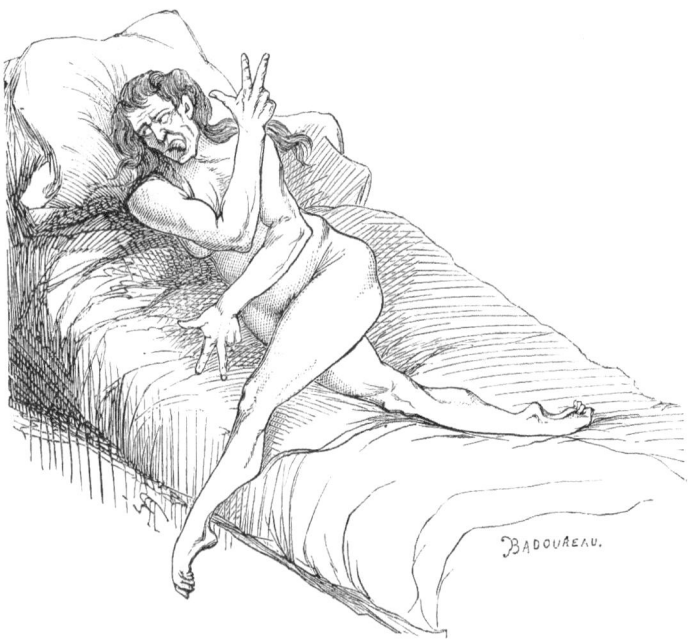

Fig. 21. — *Attaque hystéro-épileptique:* Période des contorsions. (Dessin fait par
M. P. Richer, d'après un croquis de M. Charcot.)

frayantes, rappelle les attitudes que l'histoire prête aux
démoniaques. [Période des contorsions. (*Fig. 19, 20* et *21.*)]
A ce moment de l'attaque, elle est en proie à un délire qui
roule évidemment sur les évènements qui paraissent avoir
déterminé les premières crises : elle adresse des invectives
furieuses à des personnes imaginaires : Scélérats ! voleurs ! brigands ! Au feu ! au feu ! Oh les chiens ! on me

mord ! Autant de souvenirs, sans doute, des émotions de la jeunesse.

Lorsque la partie convulsive de l'accès est terminée. il survient en règle générale : 1º des hallucinations de la vue ; la malade voit des animaux effrayants, des squelettes, des spectres ; 2º une paralysie de la vessie ; 3º une paralysie du pharynx ; 4º enfin, une contracture permanente plus ou moins prononcée de la langue.

Ces derniers accidents rendent parfois nécessaire pendant plusieurs jours le cathétérisme vésical et l'alimentation par la sonde œsophagienne.

La compression de l'ovaire, chez Ler., est presque de nul effet sur les convulsions (1).

CAS V. — Vous connaissez déjà cette malade ; il s'agit d'Etchev..., qui nous a fourni les éléments de notre leçon sur l'*ischurie hystérique* (2). Nous relevons encore, dans ce cas, une *hémianesthésie*, de l'*achromatopsie*, de la *contracture* et de l'*ovarie* à gauche. Les attaques sont surtout tétaniformes, toniques. Nous n'avons pas eu, jusqu'ici, l'occasion d'essayer chez elle l'influence de la compression ovarienne sur les convulsions.

_____

(1) Nous avons publié l'observation complète de cette malade dans le *Progrès médical* (Nᵒˢ 16-33, 1875).

(2) Voir LEÇON IX, p. 375.

DOUZIÈME LEÇON

De la Contracture hystérique.

Messieurs,

Dans son traité fondamental sur l'hystérie, M. Briquet, bien qu'il n'accorde pas à l'histoire de la *contracture permanente* dont un ou plusieurs membres, chez les hystériques, peuvent être atteints, tout le développement qu'à mon sens elle comporte, trace cependant avec une grande sûreté de main les traits les plus saillants de ce symptôme. C'est là, écrit-il, une complication rare. Il ne l'avait, en effet, rencontrée que six fois à l'époque où il a publié son ouvrage. Dans un cas, la contracture occupait un seul membre ; dans deux autres, elle se présentait sous *forme hémiplégique*, et dans les trois derniers elle revêtait la *forme paraplégique*. Il est parfaitement exact que la contracture hystérique peut offrir tous ces aspects. Vous allez, du reste, vérifier le fait par vous-mêmes, car je suis assez heureux pour pouvoir faire passer sous vos yeux deux malades qui présentent l'une la forme hémiplégique, l'autre la forme paraplégique de la contracture hystérique. Nous sommes ainsi mis à même de vous faire toucher du doigt les particularités les plus intéressantes relatives, à cette manifestation singulière de l'hystérie.

I.

Etch...., aujourd'hui âgée de 40 ans, est atteinte depuis vingt mois d'hémiplégie gauche. Vous voyez le *membre*

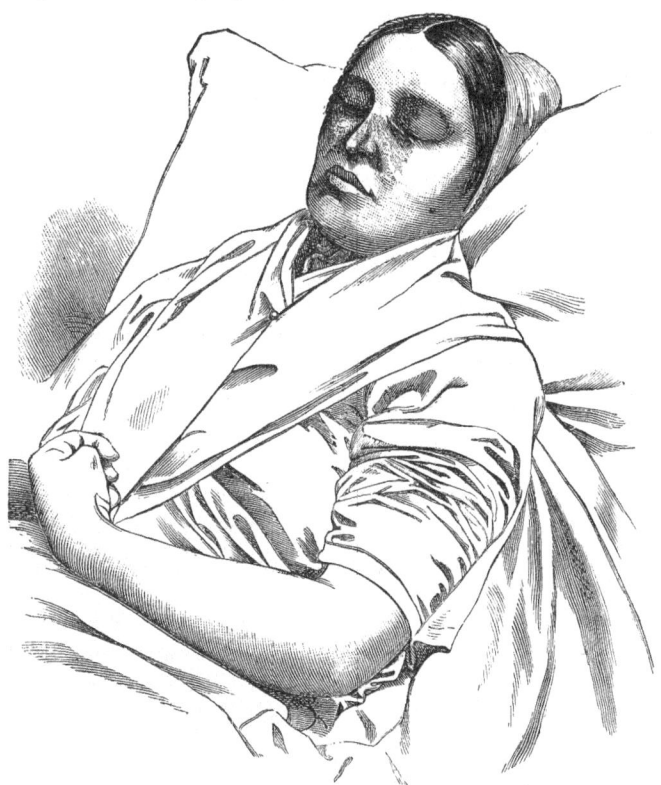

Fig. 22. — Contracture du membre supérieur gauche.

supérieur de ce côté dans la demi-flexion (*Fig. 22*); il est le siége d'une rigidité considérable, ainsi qu'en témoignent la difficulté que l'on éprouve à exagérer la flexion et l'impossibilité d'obtenir l'extension complète (1).

Le *membre inférieur* gauche est dans l'extension; ses diverses parties sont, pour ainsi dire, dans une attitude forcée. Ainsi la cuisse est fortement étendue sur le bassin, la jambe sur la cuisse. Le pied offre la déformation de l'*équin varus* le plus prononcé. En outre, les muscles adducteurs de la cuisse sont, eux aussi, fortement contracturés. En somme, toutes les jointures sont également rigides, et le membre, dans son ensemble, forme comme une barre inflexible, car, en le saisissant par le pied, vous pourriez soulever tout d'une pièce la partie inférieure du corps de la malade. J'insiste sur cette attitude du membre inférieur, parce qu'elle est très-rare dans l'hémiplégie liée à l'existence d'une lésion cérébrale en foyer, et qu'elle est au contraire, pour ainsi dire la règle dans la contracture hystérique. Dans ce dernier cas, la flexion permanente de la cuisse et de la jambe, si j'en juge d'après mes observations, est un fait réellement exceptionnel.

Il s'agit là d'une *contracture permanente* dans l'acception rigoureuse du mot ; je me suis assuré qu'elle ne se modifie en rien pendant le sommeil le plus profond ; elle ne subit pas, dans la journée, d'alternatives d'aggravation et de rémission. Seul, le sommeil provoqué par le chloroforme la fait disparaître pour peu que l'intoxication ait été poussée un peu loin.

Bien que chez notre malade la contracture hémiplégique date, je le répète, de près de deux ans, vous voyez que la nutrition des muscles n'a pas souffert sensiblement. J'ajouterai encore que la contractilité électrique est restée à peu près normale.

Je vous ferai remarquer, en passant, qu'en redressant

---

(1) Aujourd'hui (juillet 1873), la contracture des membres gauches, chez E.. se retrouve avec tous les caractères qu'elle offrait à l'époque où la présente leçon a été faite, c'est-à-dire en juin 1870.

fortement la pointe du pied, on détermine dans le membre inférieur contracturé une *trépidation* qui persiste quelquefois pendant longtemps, alors que le pied, abandonné à lui-même, a repris son attitude primitive. Vous savez que cette même trépidation se rencontre très-habituellement dans la paralysie avec contracture, liée à une lésion organique spinale, lorsque, par exemple, les cordons latéraux sont sclérosés; mais je l'ai observée également dans nombre de cas où la contracture hystérique s'est terminée tout à coup par la guérison. Vous voyez par là que ce phénomène n'a pas, au point de vue du diagnostic anatomique, une valeur absolue (1).

_____

(1) Dès 1868, dans mes leçons de la Salpétrière, j'ai appelé l'attention sur le tremblement particulier qui, chez certains sujets atteints de paralysie ou seulement de parésie des membres inférieurs, se produit dans le pied lorsque, saisissant avec la main l'extrémité de celui-ci, on le redresse brusquement. (Voir A. Dubois. *Etude sur quelques points de l'ataxie locomotrice progressive*. Thèse de Paris, 1868.)

La trépidation ainsi provoquée s arrête, en général, aussitot qu'on cesse de maintenir le pied dans la flexion dorsale; elle persiste cependant quelquefois un peu après. Limitée au pied dans beaucoup de cas, elle s'étend souvent au membre tout entier et se propage même quelquefois au membre inférieur de l'autre côté. Dans le cas où le tremblement dont il s'agit peut être provoqué par la manœuvre indiquée plus haut, il se manifeste fréquemment aussi, soit spontanément, du moins en apparence, soit sous l'influence des mouvements que fait le malade pour se dresser dans son lit, pour en descendre et mettre le pied à terre, ou encore pour marcher.

La *trépidation provoquée* ou spontanée du pied se montre dans les circonstances variées, où les faisceaux latéraux de la moelle épinière sont devenus, dans une certaine étendue, le siége d'un travail lent de prolifération conjonctive. Ces conditions sont, on le voit, les mêmes que celles, où plus tardivement que le tremblement, se produit la *contracture permanente*. Ainsi, la trépidation spontanée ou provoquée, soit limitée au pied, soit généralisée, s'observe dans la *sclérose symétrique des cordons latéraux*, dans la *sclérose en plaques* toutes les fois que les foyers spinaux occupent les faisceaux latéraux dans une étendue de plusieurs centimètres en longueur; on les observe lorsque la *sclérose descendante* s'est établie consécutivement à la compression de la moelle déterminée par une tumeur, à la *myélite transverse* aiguë ou subaiguë, ou encore dans la *sclérose latérale consécutive à certaines lésions du cerveau*, telles, entre autres, que le ramollissement en foyer ou l'hémorrhagie des corps opto-striés, intéressant la capsule interne. La trépidation en question n'est donc pas l'apanage d'une maladie en particulier; elle se lie à des maladies d'origine très-diverse, mais auxquelles la sclérose

A part la différence que nous avons signalée à propos de l'attitude du membre inférieur, toutes les particularités que nous venons de rappeler pourraient, à la rigueur, s'appliquer à un cas d'hémiplégie organique, résultant d'une lésion profonde de l'encéphale, hémorrhagie ou ramollissement, par exemple.

Un nouveau trait de ressemblance est celui-ci : l'hémiplégie, chez Etch…, a débuté tout à coup, pendant une attaque. La malade, à la suite de cette attaque, est restée sans connaissance durant plusieurs jours.

Après avoir indiqué les analogies, il faut faire ressortir les différences. Elles sont nombreuses, péremptoires et de fait, le plus souvent, rien n'est plus simple, en s'aidant de ces caractères presque toujours présents, que de rapporter la contracture hystérique à sa véritable origine.

1° Remarquez en premier lieu, Messieurs, l'absence de paralysie faciale et de déviation de la langue, lorsque celle-

---

latérale est un trait commun. Toutefois, sa présence dans des cas de contracture hystérique, terminée brusquement par la guérison, montre qu'elle ne saurait être rattachée toujours à l'existence d'une lésion matérielle appréciable des faisceaux latéraux. (Dubois, *loc. cit.* — Charcot et Joffroy. *Arch. de Physiologie*, 1869, pp. 632 et suiv. — Charcot, *Leçons sur les Maladies du Système nerveux.* 1re édition, 1872-1873, pp. 218, 307, 319.)

Tout récemment, M. Westphal et M. Erb ont consacré chacun, à l'étude de cesymptôme, un travail accompagné de vues physiologiques ingénieuses. Suivant ces auteurs, la *trépidation provoquée* du pied (laquelle est désignée par M. Westphal sous le nom de *Füsphänomen*), serait un phénomène réflexe ayant son point de départ dans les tendons. (W. Erb. *Sehnenreflexe bei Gesunden ùnd bei Rückenmarkshranken.* Archiv für Psychiatrie. IV Bd. 3˙ hest., p. 792, 1875. — C. Westphal. *Ueber einige Bewegungs-Erscheimungen an gelähmten Gliedern.* — Même recueil, p. 883. — W. Erb. *Ueber einen wenig bekannten spinalen Symptomencomplex.* In *Berliner Klin. Woschenschrift.* 1875, n⁰ 26.)

Dans quelques cas de paralysie des membres supérieurs, lorsqu'il s'agit par exemple d'une hémiplégie consécutive à une lésion de la capsule interne, et que la contracture permanente n'est pas trop accentuée, on réussit à produire, en redressant vivement les doigts, un tremblement spasmodique de la main en tout semblable à la *trépidation provoquée du pied.* (J.-M. C.)

ci est tirée hors de la bouche. Vous savez que ces phénomènes existent au contraire toujours à un certain degré dans l'hémiplégie, par lésion en foyer du cerveau (1).

2° Notez ensuite l'existence d'une analgésie et même d'une anesthésie pour ainsi dire absolue, étendue à toute la moitié du corps, répondant au côté paralysé, occupant par suite la face, le tronc, etc. Cette altération de la sensibilité intéresse non-seulement la peau, mais encore les muscles et peut-être les os ; elle s'arrête exactement à la ligne médiane.

Cette sorte de généralisation de l'anesthésie à tout un côté du corps, tête, tronc et membres, cette limitation, en quelque sorte géométrique, des parties anesthésiées par un plan vertical qui divise le corps en deux moitiés égales, appartiennent pour ainsi dire en propre à l'hystérie (2). Quoi qu'il en soit, ce symptôme ne s'observe que très-rarement dans l'*hémiplégie* de cause *cérébrale*, et s'il s'agissait de l'*hémiplégie spinale*, c'est-à-dire résultant de la lésion d'une moitié unilatérale de la moelle épinière, l'anesthésie, ainsi que l'a montré Brown-Séquard, occuperait le côté du corps opposé à la paralysie motrice.

3° Nous avons à relever encore bien d'autres caractères distinctifs. La malade est intelligente et rien n'autorise a suspecter sa sincérité ; elle peut donc nous renseigner d'une façon véridique sur le mode d'évolution de son affection. Voici, en quelques mots, son histoire.

Il n'y aurait pas eu chez elle, semble-t-il, d'antécédents

(1) Suivant M. Hasse (*Handb. der Pathol*, etc., 2 Auflag. Erlangen, 1869) où devrait à M. Althaus d'avoir signalé l'absence de la paralysie faciale et de la déviation de la bouche et de la langue dans l'hémiplégie hystérique. Il n'en est rien ; ce caractère se trouve déjà mis en relief dans les *Leçons sur le système nerveux*. de R. B. Todd.
(2) Voir la LEÇON X, sur l'*Hémianesthésie*.

hystériques. La maladie a débuté à 34 ans, après une violente secousse morale, par une attaque avec perte de connaissance. Cette attaque, selon toute vraisemblance, a pris
la forme épileptique de l'hystérie, Etch..., en effet, pendant l'accès est tombée dans le feu, et elle porte sur la figure des traces de la brûlure qu'elle s'est faite dans cette
circonstance. De nouvelles attaques, tantôt franchement
hystériques, tantôt prenant quelques-uns des aspects de
l'épilepsie, sont survenues, à plusieurs reprises, durant
les années suivantes ; mais c'est à 40 ans que sont apparus
les symptômes permanents de l'hystérie que nous avons à
étudier aujourd'hui. Nous devons indiquer au milieu de
quel concours de circonstances ils se sont développés, car
nous trouverons là quelques traits caractéristiques.

a) Les règles, jusque-là régulières, se dérangent ; la malade a de temps en temps des vomissements de sang (1); son
ventre est le siége d'un ballonnement considérable avec
douleur vive à la pression de la région ovarienne gauche,
douleur d'un caractère spécial, s'accompagnant de sensations particulières qui s'irradiaient vers la région épigastrique et que la malade reconnaissait comme précédant
la plupart de ses attaques. Ces douleurs, comme d'ailleurs
le ballonnement et la rétention d'urine, existent encore aujourd'hui.

b) Presque en même temps, Etch... est affectée d'une
rétention d'urine persistante, qui nécessite habituellement le cathétérisme.

c) Les choses en étaient là lorsque, en octobre 1868, survient une attaque très-intense, accompagnée de convulsions

---

(1) C'est là un accident fréquent chez les hystériques lorsque la menstruation est notablement troublée.

et suivie d'un état apoplectiforme avec respiration stertoreuse ; c'est alors que débuta tout à coup l'*hémiplégie*.

Eh bien, Messieurs, *ce ballonnement considérable du
ventre,* ces *douleurs de la région ovarienne,* cette *rétention des urines,* constituent un ensemble de symptômes
dont l'importance, au point de vue du diagnostic, est à peu
près décisive. Rien de semblable ne s'observe dans les prodromes des hémiplégies de cause cérébrale, et il est au contraire très-habituel de voir ces symptômes précéder l'apparition des phénomènes permanents de l'hystérie : hémiplégie ou paraplégie. C'est un point que M. Briquet n'a pas
manqué de faire ressortir ; on le trouve également relevé
comme il convient, du moins en ce qui concerne la paraplégie hystérique, par M. Laycock, dans les termes suivants:
« La paralysie plus ou moins prononcée des extrémités
inférieures, dans l'hystérie, est toujours accompagnée —
il aurait pu ajouter : « et précédée » — par un degré correspondant de perturbation dans les fonctions des organes
pelviens; cette perturbation se traduit par la constipation,
la tympanite, la paralysie vésicale, l'accroissement ou la
diminution de la sécrétion urinaire, l'irritation ovarienne
ou utérine, etc. (1).

d) Lorsque Etch..., est entrée à la Salpétrière il y a un
an (juin 1869), l'hémiplégie datait déjà de sept ou huit
mois. Indépendamment de toutes les particularités, si
caractéristiques, qui viennent d'être rappelées, l'état des
membres paralysés pouvait, lui aussi, être invoqué en faveur de l'origine hystérique de la paralysie. Ainsi, tandis
que le membre supérieur était dans un état de flaccidité
complète, absolue, le membre inférieur présentait au genou une rigidité très-marquée. Ce serait là une anomalie
considérable dans un cas d'hémiplégie consécutive à
une lésion cérébrale, car en pareil cas la rigidité tardive

---

(1) *Treatise on the nervous Diseases of Women*. London, 1840, p. 240.

se manifeste toujours de préférence dans le membre supérieur.

e). La contracture, qui aujourd'hui, occupe le membre
supérieur, remonte à quelques mois seulement, et elle s'est
développée tout à coup, sans transition, à la suite d'une
attaque. Ce n'est pas de la sorte, vous le savez, que procède la contracture tardive dans l'hémiplégie due à l'hémorrhagie ou au ramollissement du cerveau ; constamment,
dans ce dernier cas, la contracture s'établit lentement,
d'une manière progressive.

Ainsi, Messieurs, en tenant compte de toutes les circonstances qui viennent d'être énumérées, rien n'est plus
facile que de reconnaître chez Etch..... la véritable
cause du mal. Il en sera de même encore dans le fait
suivant, qui est relatif à un cas de paraplégie hystérique (1).

II.

Alb....., âgée de 21 ans, enfant trouvé, est atteinte
depuis deux ans environ d'une contracture permanente
des membres inférieurs, qui sont, comme vous pouvez le
constater, dans l'extension et tout à fait rigides. De même
que chez Etch..., la contractilité musculaire n'est pas
amoindrie. Les membres sont amaigris, mais d'une façon
générale, et cet amaigrissement tient à ce que la malade
est affectée de vomissements presque incoercibles qui
l'empêchent de s'alimenter suffisamment. On note, en
outre, une analgésie à peu près complète des membres paralysés.

---

(1) Il a déjà été question de cette malade dans la LEÇON XI, p. 345. —
On trouvera son histoire complète dans notre mémoire intitulé : *Compte-
rendu des observations recueillies à la Salpétrière, concernant l'épilepsie et
l'hystéro-épilepsie.* (B

Voici maintenant des circonstances vraiment décisives qui permettent d'établir le diagnostic.

a) Alb.... a des attaques hystériques depuis l'âge de 16 ans ; — *b*) elle est atteinte, depuis quatre ans, d'une rétention d'urine réclamant ordinairement le cathétérisme ; — *c*) elle présente un ballonnement énorme de l'abdomen ; — *d*) les régions ovariennes sont douloureuses à la pression, et en insistant un peu dans l'exploration, on ne tarderait pas à provoquer une attaque hystérique ; — *e*) la contracture des membres inférieurs est survenue tout d'un coup, sans transition, et c'est là un point que nous avons fait ressortir déjà dans l'observation précédente. Or, de semblables symptômes ne s'observent pas dans la progression de la sclérose des cordons latéraux....

III.

Ainsi, Messieurs, rien de plus simple, je le répète, que l'interprétation clinique de ces deux cas, en ce qui concerne le diagnostic. Mais voici le point où, dans ces cas mêmes et dans les cas analogues, des difficultés sérieuses peuvent surgir ?

Qu'adviendra-t-il de ces malades ? Depuis deux ou trois ans, la paralysie avec contracture a persisté, chez elles, sans amendement. Cette contracture pourra-t-elle se résoudre quelque jour, ou, au contraire, doit-elle persister indéfiniment et constituer de la sorte une infirmité incurable ? Voilà des questions que nous devons poser sans nous engager, toutefois, à y répondre d'une façon catégorique.

A. Il est possible que, malgré sa longue durée, cette contracture disparaisse sans laisser de traces, demain peut-être, dans quelques jours, dans un an; on ne peut rien préjuger à cet égard. *En tout cas, si la guérison a lieu, elle pourra être soudaine* (1). Du jour au lendemain, tout peut rentrer dans l'ordre ; et s'il se trouve qu'à cette épo-

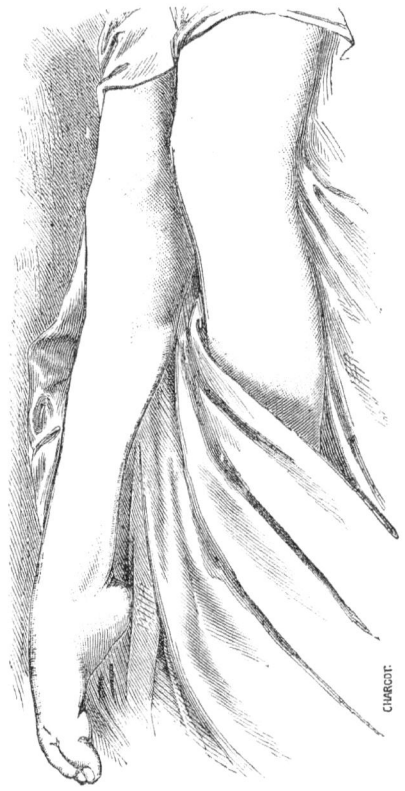

Fig. 23. — Contracture hystérique du membre inférieur droit.

que la diathèse hystérique soit épuisée, ces malades reprendront la vie commune.

---

(1) « Une femme sera restée confinée au lit pendant plusieurs mois, tout à fait incapable de se servir de ses membres inférieurs ; le médecin aura abandonné tout espoir de lui être secourable, lorsque, tout à coup, sous l'influence d'une cause morale puissante, on la verra sortir de son lit « *no lon-*

A ce propos, Messieurs, je ne puis pas ne point m'arrêter un instant devant ces guérisons rapides, inespérées
souvent, d'un mal qui, pendant si longtemps, se sera fait
remarquer par sa ténacité et par sa résistance à tous les
agents thérapeutiques. Une émotion morale vive, un ensemble d'événements qui frappent fortement l'imagination,
la réapparition des règles depuis longtemps supprimées, etc., sont fréquemment l'occasion de ces promptes
guérisons.

J'ai vu dans cet hospice trois cas de ce genre, que je
vous demande la permission de résumer brièvement.

---

ger the victim of nerves but the vanquisher, » comme dit Thomas Carlyle, et
se mettre à marcher tout aussi bien que si elle n'eut jamais été atteinte de
paraplégie. C'est là une des terminaisons de la paraplégie hystérique que le
médecin ne doit pas perdre de vue et qui montre bien le danger qu'il y aurait pour lui à décréter l'incurabilité dans les cas de ce genre. » (Th.Laycock,
A Treatise on the nervous Diseases of Women. London, 1840, p. 289.) (*Note
de la* 1re *édition.*)

— Cette prévision, s'est réalisée cette année même pour la première des
deux malades auxquelles il est fait allusion dans ce passage, souligné dans
la première édition. La situation d'Etchv..., à la date du 21 mai, pouvait
se résumer ainsi qu'il suit : rétention d'urine, avec périodes d'ischurie, depuis neuf ans ; — contracture du membre inférieur droit ; — contracture des
membres du côté gauche datant de six ans ; — contracture des mâchoires,
nécessitant l'emploi de la sonde œsophagienne, et qui remontait à près
d'une année ; — aphonie qui durait depuis dix mois. Le 22 mai à 7 h. 1/4
du soir, attaque marquée surtout par de l'oppression, une contracture des
muscles du cou à gauche, lesquels portent le menton derrière l'épaule gauche.
La malade n'a pas perdu connaissance, elle croit qu'elle va mourir; elle
crie, la contracture des mâchoires a disparu. Elle s'agite, on cherche à la
contenir : avec son bras droit redevenu libre, elle repousse ceux qui la
tiennent. Elle veut aller à la fenêtre pour avoir de l'air; comme on s'y
oppose sa colère augmente et, sous cette influence, on voit cesser successivement la contracture de la jambe droite, puis celle de la jambe gauche,
enfin celle du bras gauche. On laisse Etch..... se lever ; elle marche :
à 8 heures la guérison était complète, ou peut s'en faut. Dès le lendemain,
la sécrétion urinaire était redevenue normale (PLANCHE X). L'amblyopie,
l'anesthésie, n'ont disparu complétement qu'au bout de quelques jours, et la
malade n'a conservé, comme trace de sa contracture permanente, que quelques
craquements dans les jointures, principalement celle du membre inférieur
gauche. Finalement, les seules vestiges des anciens accidents sont aujour-
d'hui des craquements, d'ailleurs peu prononcés, se montrant dans les jointures des membres autrefois contracturés. (B.) (*Note de la* 2e *édition.*)

1º Dans le premier cas, il s'agissait de la contracture d'un membre inférieur (*Fig.* 25) datant de quatre ans au moins. En raison de l'inconduite de la malade, je fus obligé de lui adresser une vigoureuse semonce et de lui déclarer que je la renvoyais. Dès le lendemain, la contracture avait entièrement cessé. Ce fait est d'autant plus important que l'hystérie convulsive n'existait plus que dans les souvenirs de cette femme. Depuis deux ou trois ans, la contracture était la seule manifestation de la grande névrose.

2º Le second cas concerne une femme également atteinte d'une contracture limitée à un seul membre. Les crises hystériques proprement dites avaient depuis longtemps disparu. Cette femme fut accusée de vol : la contracture qui avait duré plus de deux ans se dissipa tout à coup à l'occasion de l'ébranlement moral que produisit cette accusation.

3º Dans le troisième cas, la contracture avait pris la forme hémiplégique ; elle affectait le côté droit et était surtout prononcée au membre supérieur. La guérison survint presque tout à coup, dix-huit mois après le début, à la suite d'une vive contrariété. Il n'y avait pas alors d'anesthésie ; la malade, tout en avouant avoir éprouvé des troubles nerveux bizarres, niait l'existence passée de véritables attaques hystériques.

Il faut bien connaître, Messieurs, la possibilité de ces guérisons qui, aujourd'hui encore, font crier au *miracle*, mais dont les charlatans seuls se font gloire. Avant notre siècle, ces faits-là étaient souvent invoqués lorsqu'il s'agissait d'établir devant les plus incrédules l'influence du surnaturel en thérapeutique. A ce point de vue, vous lirez avec intérêt un article publié dans la *Revue de philosophie positive* (1er avril 1869) par le vénérable M. Littré (1). Je fais

---

(1) *La Philosophie positive*, Revue, etc., t. V, 1869, p. 103.

allusion à un écrit intitulé : *Un fragment de médecine rétrospective* (*Miracles de saint Louis*), et dans lequel on
trouve l'histoire de plusieurs cas de *paralysie* guérie après
des pélerinages faits à Saint-Denis, au tombeau où les restes
du roi Louis IX venaient d'être déposés. Trois de ces cas
surtout sont intéressants pour nous à cause de la précision
des détails. Ils se rapportent à des femmes, jeunes encore,
frappées subitement de contracture de l'un des membres inférieurs ou des deux membres du même côté du corps, lesquels présentaient en outre une anesthésie considérable.
Chez ces femmes, la guérison était survenue tout d'un
coup, au milieu de circonstances bien propres à émouvoir
l'imagination. Vous voyez, Messieurs, que les choses ont
peu changé depuis la fin du XIIIe siècle (1).

B. Mais si la guérison de ces malades est possible, vraisemblable même, elle n'est pas nécessaire, et il peut se
faire que la contracture persiste à titre d'infirmité incurable. Voilà une assertion qu il ne me sera pas difficile de
justifier. Mais, permettez-moi de vous faire remarquer
tout d'abord que vous ne trouverez dans la plupart des auteurs sur ce sujet que des assertions vagues, incertaines,
vraiment peu satisfaisantes.

a.) Je vous présente une femme, âgée maintenant de
55 ans et qui, il y a dix-huit ans, fut prise à la suite d'une
attaque hystérique de la paraplégie avec contracture, dont
vous pouvez encore aujourd'hui reconnaître les principaux
caractères. La contracture à l'origine s amendait de temps
à autre temporairement. Mais depuis plus de 16 ans, elle
n'a jamais subi la moindre modification ; il s'agit ici d'une

---

(1) Bien peu changé; en effet, car les guérisons prétendues miraculeuses,
dont on a voulu faire tant de bruit dans ces derniers temps, ne diffèrent par
aucun caractère appréciable des miracles de saint Louis. C'est ce dont on pourra
se convaincre par la lecture de l'ouvrage qu'a récemment publié M. Diday,
sous ce titre : *Examèn médical des miracles de Lourdes.* Paris, 1873. (B.)

véritable rigidité des muscles avec prédominance de l'action des extenseurs et des adducteurs ; même après seize ans d'immobilité des membres inférieurs, les parties ligamenteuses n'y sont pour rien, du moins aux genoux, ainsi qu'une exploration faite alors que la malade avait été soumise à l'anesthésie du chloroforme nous a permis de le vérifier. Seule, la déformation des pieds, qui rappelle celle du

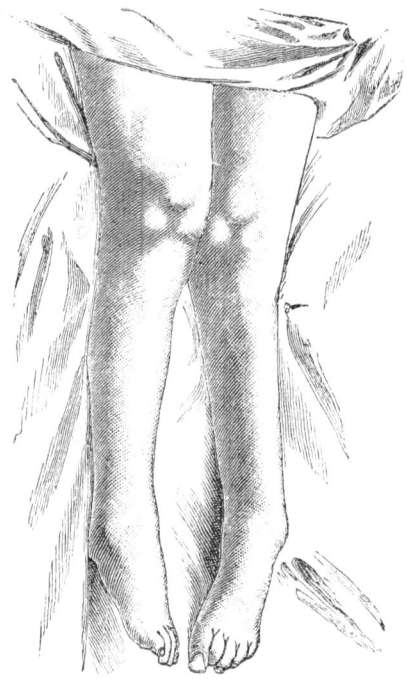

Fig. 24. — Contracture hystérique des deux membres inférieurs.

varus équin, ne s'est point modifiée pendant le sommeil chloroformique. Les muscles des jambes et des cuisses sont notablement atrophiés ; la contractilité faradique y est amoindrie. Depuis plusieurs années, l'hystérie paraît com-

plétement épuisée chez cette femme, et il est devenu fort
peu probable qu'aucun événement puisse, chez elle, rien
changer désormais à l'état des membres inférieurs
(*Fig. 24*) (1).

b) Quelle condition est donc survenue et a entretenu
ainsi l'existence de cette paraplégie avec rigidité des
membres? Évidemment, dans les cas récents de contracture hystérique, la modification organique, quelle qu'elle
soit, quelque siége qu'elle occupe, qui produit la rigidité
permanente, est très-légère, très-fugace, puisque les symptômes qui lui correspondent peuvent disparaître tout à
coup, sans transition. Il est certain qu'avec les moyens
d'investigation dont nous disposons aujourd'hui, la nécroscopie la plus minutieuse ne serait pas en état de retrouver,
en pareil cas, les traces de cette altération. Mais en est-il
de même dans les cas invétérés? Non, Messieurs ; je crois
pouvoir avancer, en me fondant sur la connaissance d'un
fait analogue, que, chez cette femme, il s'est produit, à une
certaine époque, une lésion scléreuse des cordons latéraux,
lésion que la nécroscopie permettrait actuellement de reconnaître.

Il m est arrivé, en effet, d'observer une fois, chez une
femme hystérique, atteinte, depuis une dizaine d'années, de
contracture des quatre membres, et dont le début avait été
subit, une sclérose qui occupait symétriquement, et à peu
près dans toute la hauteur de la moelle, les cordons latéraux. A diverses reprises, cette femme avait vu la contracture céder temporairement, mais après un dernier accès,
celle-ci était devenue définitive (2).

_____

(1) Voir l'observation complète de cette malade à la page 53 de notre
mémoire intitulé : *De la contracture hystérique permanente* ou *Appréciation
scientifique des miracles de Saint-Louis, de Saint-Médard*, etc. (B.)

(2) *Société médicale des Hôpitaux*. Séance du 25 janvier 1865.
De même que, parfois, on observe une lésion spinale anatomiquement
appréciable dans les cas invétérés de contracture hystérique, de même aussi

Des faits qui précèdent (1), il est sans doute légitime de tirer quelques inductions relatives à la physiologie pathologique de la contracture hystérique. D'après les considérations que nous avons émises, les cordons latéraux, ou tout au moins leur partie postérieure — celle qui tient sous sa dépendance la contracture permanente dans les cas de sclérose en plaques ou fasciculée — ces cordons, dis-je,

les troubles de la vision peuvent quelquefois s accompagner de lésions du fond de l'œil que l'ophthalmoscopie fait reconnaître. Un élève de la Salpêtrière, M. A. Svynos, a consigné dans sa thèse inaugurale (*Des amblyopies et des amauroses hystériques ;* Paris, juillet 1873) à peu près tout ce qui a trait à ce sujet. Il a, en particulier, décrit tout au long les phénomènes ophthalmoscopiques, recueillis à plusieurs reprises chez Etchev...

Pendant longtemps, chez cette malade, dont il a été question à diverses reprises (LEÇON IX, p. 275; LEÇON XI; p. 345), on n'avait découvert sur le fond de l'œil gauche, frappé d'amblyopie hystérique, aucune lésion ; mais, un dernier examen pratiqué le 20 mars 1873 par M. Galezowski a fait reconnaître les altérations suivantes : 1° la papille est uniformément rouge dans toute son étendue, phénomène qui est la suite d'une congestion papillaire ; — 2° les *contours de la papille* sont effacés, troubles, en raison d'une *exsudation séreuse* diffuse qui s'étend sur la rétine le long des vaisseaux; — 3° la branche principale de l'artère centrale qui se distribue dans la partie inférieure de la rétine présente une dilatation fusiforme, tandis que près de la papille elle paraît être en état de contraction spasmodique. Selon M. Galezowski, « il y a lieu de supposer que tous ces désordres sont dus à la contraction spasmodique des artères par places et à leur dilatation dans d'autres endroits. De là des congestions papillaires sur certains points et des anémies sur d'autres, ce qui amène une infiltration séreuse péri-papillaire. » (B.) — Voir aussi l'observation rapportée par M. Bonnefoy dans le *Mouvement médical* (1873, p. 276). (*Note de la* 1re *édition.*)

Chez toutes les malades atteintes d'*amblyopie hystérique*, examinées récemment par M. Landolt à la Salpétrière, le champ visuel pour le blanc et pour les couleurs est rétréci concentriquement, même dans les cas où l'acuité visuelle et la perception centrale des couleurs sont normales dans l'œil du côté non anesthésié. Toutes les fonctions de la rétine de l'œil du côté malade ont diminué proportionnellement. Pour les détails relatifs au rétrécissement du champ visuel pour les couleurs, chez les hystériques, voir la PLANCHE IX, *Fig. 2*, qui représente les phénomènes observés chez Marc... et les détails qui l'accompagnent. (*Note de la* 2e *édition.*)

(1) Aux observations rappelées par M. Charcot, il convient d'ajouter la suivante recueillie à la Salpétrière dans son service, et qui confirme en tous points son enseignement.

Berthe Chat..., âgée de dix-huit ans et demi (juillet 1873), a été sujette depuis son enfance jusqu'à douze ans à des épistaxis survenant toujours par la *narine droite*, et de douze ans jusqu'à quinze ans à des céphalalgies à peu près mensuelles. A quinze ans, sans cause connue, en dehors de toute in-

sont désignés comme étant le siége de modifications organiques, d'abord temporaires, et qui donneraient lieu aux contractures hystériques. A la longue, ces modifications, quelles qu'elles soient, font place à des altérations matérielles plus profondes : une sclérose véritable s'établit. Peut-être n'est-elle pas au-dessus des ressources de l'art ; mais, dans tous les cas, elle ne permet très-certainement plus d'espérer cette brusque disparition des contractures qui constitue un des caractères les plus frappants de la maladie lorsqu'elle n'est pas parvenue encore aux phases les plus avancées de son évolution.

---

lluence héréditaire appréciable, elle eut tout à coup une attaque convulsive avec perte de connaissance. Rares pendant la seizième et la dix-septième année, les attaques se sont multipliées dans le cours de la dix-huitième année. Les unes, appartenant à l'hystérie simple, reviennent tous les deux ou trois mois ; les autres, relevant de l'hystéro-épilepsie se montrent assez régulièrement tous les mois. L apparition des règles (janvier 1873) n'a pas modifié, d'une façon appréciable, la fréquence et les caractères des convulsions.

Au moment de son entrée à la Salpétrière (sept. 1872), cette jeune fille présentait à droite : 1° une hémianesthésie complète ; 2° de l'hyperesthésie de l'ovaire.

8 *octobre*. A la suite d'une attaque accompagnée de délire pendant douze heures environ, *contracture du membre inférieur droit* avec pied bot varus équin ; la contracture se complique d'un tremblement presque constant (*épilepsie spinale*). — Du 10 au 25 octobre, la situation reste la même, inalgré l'apparition d'un accès hystéro-épileptique.

30 *octobre*. Crises convulsives dans lesquelles l'hystérie prédomine. Durant la deuxième crise, les personnes qui maintenaient la malade de peur qu'elle ne se blessât, ont senti la jambe droite, qui jusqu'alors avait toujours été dans l'extension, se fléchir brusquement sur la cuisse et, lorsque la malade est revenue à elle, la contracture avait cessé. Chat... a conservé pendant quelques jours un certain degré de faiblesse dans le membre inférieur droit, principalement dans le pied qui se renversait en dedans.

Novembre. Berthe marche sans boiter ; le pied droit se renverse encore quelquefois en dedans et la pointe du pied bute, par instants, contre le pied gauche. Parfois aussi, la jambe droite est prise d'un tremblement qui dure 5 à 6 minutes et auquel succède une sorte d'engourdissement qui se prolonge en général pendant toute la journée : Alors, je ne sens plus ma jambe, dit la malade.

1873. La faiblesse musculaire a diminué progressivement. Aujourd'hui (8 juillet), Chat... est aussi forte d'un côté du corps que de l'autre ; l'hémianesthésie et la douleur ovarienne droite n'ont pas changé. Ce fait nous montre une fois de plus que la paralysie hystérique avec contracture peut disparaître subitement sans le secours d'aucune intervention. (B).

Existe-t-il quelque signe qui permette d'indiquer, à coup sûr, le caractère du cas, de savoir par exemple si la sclérose a définitivement ou non élu domicile dans les cordons latéraux ? Je ne crois pas, Messieurs, que l'on puisse, dans l'état actuel de la science, signaler un seul symptôme qui présente à cet égard une valeur pronostique absolue.

La *trépidation convulsive* des membres contracturés, provoquée ou survenant spontanément (*épilepsie spinale tonique*), un certain degré d'émaciation des masses musculaires, un peu d'amoindrissement dans l'énergie de la contractilité électrique, ne devraient pas, si j'en juge d'après les observations qui me sont propres, faire désespérer complétement de voir la contracture disparaître sans laisser de traces. Au contraire, l'atrophie limitée plus particulièrement à certains groupes de muscles, surtout s'il s'y joignait des contractions fibrillaires, analogues à celles qu'on observe dans l'atrophie musculaire progressive ou un affaiblissement très-notable de la contractilité faradique, devrait faire supposer non-seulement que les cordons latéraux sont profondément lésés, mais que, en outre, les *cornes antérieures de la substance grise* ont été envahies. Je n'ai observé, jusqu'à présent, ces derniers symptômes que dans des cas de contracture hystérique de date très-ancienne et qui ne laissaient plus guère d'espoir de voir les membres affectés reprendre jamais leurs fonctions normales.

J'ajouterai enfin que l'existence d'une lésion organique spinale plus ou moins profonde serait mise à peu près hors de doute si, sous l'influence du sommeil déterminé par le chloroforme, la rigidité des membres ne s'effaçait que lentement ou persistait même à un degré prononcé.

A mon avis, tant que ces symptômes ne sont pas nettement accusés, il ne faut désespérer de rien. Il importe, d'ailleurs, de ne pas oublier que la *sclérose latérale*, alors même qu'elle est parfaitement établie, n'est pas, tant s'en faut, j'espère vous en donner bientôt la preuve, une affection incurable.

Chez les malades sur lesquelles je viens d'appeler votre attention, la contracture occupait soit la totalité d'un membre, soit même deux membres, ou plus encore. Mais il est des cas où la rigidité spasmodique reste limitée à quelque partie d'un membre, au pied par exemple et produit une sorte de *pied bot hystérique* (*Talipedal Distorsions* de T. Laycock). Tout récemment le docteur R. Boddaert a communiqué à la Société de médecine de Gand (1) un cas de ce genre fort intéressant. La contracture avait donné lieu à la déformation connue sous le nom de pied bot varus. Des faits analogues ont été recueillis et publiés par le docteur Little (2), par C. Bell (3), par M. F. C. Skey (4) et par quelques autres auteurs.

Si je ne me trouvais retenu par certaines convenances, je pourrais, Messieurs, rapporter à mon tour dans tous ses détails l'histoire d'un cas qui rappelle celui qu'a publié M. Boddaert.

Qu'il me suffise de vous dire qu'une jeune fille âgée actuellement de 22 ans, très-nerveuse et appartenant à une famille où les affections nerveuses prédominent, fut prise, il y a trois ans, tout à coup, sans cause connue et sans avoir offert jusque-là de symptômes caractérisés d'hystérie, d'une contracture douloureuse des muscles de la jambe gauche. Cette contracture, qui imprime au pied l'attitude du varus équin le plus accentué, avait cédé d'abord, pendant la première année, à plusieurs reprises ; mais, depuis près de deux ans, elle paraît définitive (juin 1870).

---

(1) *Annales de la Société de médecine de Gand*, 1859, p. 93.

(2) *A Treatise on the Nature and Treatment of club Foot and analog. Distorsions.* London, 1839, Case 25.

(3) *The nervous System of the human Body*, 3e édit. 1836. case 177.

(4) *Hysteria*, etc. *Six Lectures dilivered to the Students of St-Bartholomew's Hospital.* 1866, 3e édit. London 1870, p. 102.

Plusieurs des muscles de la jambe ont subi une atrophie profonde ; ils présentent, en outre, des contractions fibrillaires très-accusées et répondent mal aux excitations électriques. Je crois, par conséquent, qu'il y a peu de chances de voir la contracture se résoudre, d'autant plus qu'elle ne s'amende que très-imparfaitement durant le sommeil produit par le chloroforme. Je signalerai encore une particularité fort intéressante, au point de vue clinique : chez cette jeune malade, les attaques hystériques se sont manifestées seulement dans le courant des derniers mois...

TREIZIÈME LEÇON

De l'hystéro-épilepsie.

Messieurs,

Dans la courte description clinique que je vous ai donnée à propos de chacune des malades qui ont passé sous vos yeux, lors de nos dernières réunions, j'ai eu soin de mettre en relief les principaux caractères que présentent les attaques convulsives dont elles sont atteintes.

Vous avez pu reconnaître aisément qu'il ne s'agissait pas chez elles d'attaques vulgaires, rentrant du premier coup, sans discussion, dans le type classique. Ce n'est pas, d'ailleurs, seulement par l'intensité que ces accidents convulsifs se distinguent, c'est encore par la forme qu'ils revêtent, et, ce qui frappe le plus l'observateur, témoin de ces attaques, c'est de retrouver parmi les convulsions cloniques de l'hystérie certains traits plus ou moins prononcés qui rappellent l'*épilepsie*.

De fait, la forme convulsive, qui s'observe chez toutes ces femmes, est celle qu'on a désignée dans ces derniers temps sous le nom d'*hystéro-épilepsie*, et, remarquez-le

bien, c'est la seule forme qu'on rencontre chez elles. Toutes
ces femmes ne seraient donc pas simplement des hystériques, ce seraient des *hystéro-épileptiques*. En quoi diffè-
rent-elles des hystériques ordinaires? C'est là un point sur
lequel il importe d'être fixé, et, pour atteindre ce but, je
vous demande la permission d'entrer dans quelques développements.

I.

A s'en tenir aux termes mêmes de la dénomination mise
en usage — *hystéro-épilepsie* — il paraît ne pouvoir exister aucune équivoque. Cela veut dire que chez les malades
auxquelles ce nom est affecté, l'hystérie se montre combi-
née avec l'épilepsie, de manière à constituer une forme
mixte, une sorte d'hybride composé mi-partie d'hystérie et
d'épilepsie. Mais cette appellation répond-elle à la réalité
des choses? A ne les regarder qu'à la surface, il semble
en être ainsi, puisque nous avons reconnu dans les attaques
quelques-uns des traits de l'épilepsie. C'est de cette façon,
du reste, que paraissent l'entendre la plupart des auteurs
modernes. L'hystéro-épilepsie serait pour eux un mélange,
une combinaison, à doses variables selon les cas, des deux
névroses; ce n'est pas seulement l'épilepsie, ce n'est pas
seulement l'hystérie; c'est à la fois l'une et l'autre.

Telle est, je le répète, la doctrine la plus répandue. Toutefois, elle n'est pas, tant s'en faut, universellement accep-
tée, et le camp des opposants est nombreux encore. Là, on
se refuse à admettre la légitimité de cet hybride, moitié
épilepsie, moitié hystérie.

A la vérité, on ne nie pas que l'épilepsie et l'hystérie puissent se rencontrer chez un même individu. L'observation
la plus superficielle protesterait contre une semblable assertion. Rien n'autorise non plus à croire qu'il y ait anta-
gonisme des deux névroses, et il serait possible même, bien
que cela ne soit pas démontré, que les sujets qui sont sous

le coup de l'une d'elles soient, par là même, prédisposés à contracter l'autre. Mais, en pareil cas, ajoute-t-on, les accidents convulsifs restent distincts, séparés, sans s'influencer réciproquement d'une façon notable et surtout sans se confondre au point de justifier la création d'une espèce mixte, intermédiaire, en un mot, d'un *hybride*.

Quelle est donc, dans cette opinion, la signification de ces attaques dont l'existence est si nettement établie par les cas mêmes qui servent de fondement à notre étude et où l'épilepsie semble s'entremêler avec les symptômes ordinaires de l'hystérie convulsive ?

L'épilepsie ne serait là que dans la forme extérieure; elle ne serait pas dans le fond des choses. En d'autres termes, dans ces cas, il s'agirait uniquement et toujours de l'hystérie, revêtant l'apparence de l'épilepsie. Le nom d'*hystérie épileptiforme*, employé, si je ne me trompe, par Louyer-Villermay, l'un des premiers, conviendrait à désigner ces attaques mixtes. La convulsion à forme épileptique y apparaîtrait comme elle apparaît dans tant d'autres affections du système nerveux, à titre d'élément accessoire, sans rien changer à la nature de la maladie primitive.

II.

Voilà, Messieurs, la thèse à laquelle je me rattache pleinement. Elle a été soutenue déjà par quelques auteurs très-compétents. Parmi eux, je puis citer Tissot, Dubois (d'Amiens), Sandras, M. Briquet, qui se montrent sous ce rapport très-explicites. « Les accès d'hystérie, » dit M. Tissot, « ressemblent quelquefois beaucoup à l'épilepsie. Aussi, en a-t-on fait une forme particulière de l'hystérie, sous le nom d'*hystérie épileptiforme*. Mais ces accès n'ont pas, néanmoins, le vrai caractère de l'épilepsie (1).»

(1) Tissot. — *Maladies des nerfs*, t. IV, p. 75.

M. Dubois (d'Amiens) considère l'hystérie épileptiforme comme de l'hystérie ayant un degré de plus dans l'intensité des symptômes (1). Sandras exprime la même opinion (2).

M. Briquet, qui a écrit sur ce sujet un article marqué au coin de la plus saine observation, dit que cette espèce d'*hystérie à attaques mixtes* n'est qu'une forme particulière de l'hystérie; ce n'est que de l'hystérie très-intense; le pronostic ne s'en trouve pas essentiellement modifié; le genre de la cause qui a occasionné l'hystérie, les conditions spéciales à l'individu affecté, seraient la source de ces modifications dans la forme des attaques. La nature même de l'hystérie n'en est pas foncièrement changée.

Veuillez remarquer, Messieurs, qu'il n'y a pas là seulement une question de mots, il y a aussi une question de nosographie, et par conséquent une question de diagnostic et de pronostic. Ces circonstances suffiront, je l'espère, pour justifier à vos yeux les détails dans lesquels je suis obligé d'entrer afin de faire pénétrer dans vos esprits la conviction qui m'anime à cet égard.

III.

Recherchons donc sur quels fondements s'appuie la doctrine régnante. L'hystérie et l'épilepsie, dit-on, peuvent se combiner de diverses manières chez un même sujet. Sur 276 malades, M. Beau, qui a étudié dans cet hospice, aurait relevé cette combinaison chez 32 d'entre elles. Elle se fait d'après des modes variés et il y a lieu d'admettre les catégories suivantes.

A. Dans un premier groupe, les attaques hystériques et

----

(1) Voy. Dunant : *De l'hystéro-épilepsie*, p. 11.
(2) Sandras. — *Maladies nerveuses*, t. I, p. 205.

les accès d'épilepsie restent distincts : c'est ce que M. Landouzy a proposé d'appeler *hystéro-épilepsie à crises distinctes*. Eh bien, Messieurs, ce serait là le cas le plus fréquent, car on en compte 20 exemples sur les 32 cas de M. Beau. Il convient d'ailleurs d'établir dans l'espèce deux subdivisions.

1° L'épilepsie est la maladie primitive ; sur elle, l'hystérie vient ensuite se greffer, à son heure, c'est-à-dire, et le plus souvent, à l'époque de la puberté sous l'action de certaines causes et, en particulier, des émotions morales.

Un cas de Landouzy, cité par M. Briquet, mérite à ce propos d'être résumé devant vous. Une jeune femme, épileptique depuis l'enfance, se marie à l'âge de 18 ans. Bientôt la maladie, qu'elle avait dissimulée, se révèle. De là, des contrariétés vives qui engendrent l'hystérie. Les attaques propres aux deux névroses étaient disjointes et conservaient, sans s'influencer, leurs caractères spécifiques. Un rapprochement, entre la malade et son mari, rapprochement occasionné par une grossesse, en ramenant le calme dans le ménage, fait cesser l'hystérie, mais l'épilepsie persiste.

2° D'autres fois l'épilepsie succède à l'hystérie. Cette condition paraît être beaucoup plus rare que la précédente. M. Briquet, cependant, en rapporte un exemple qui lui est personnel et dans lequel les accès étaient nettement séparés. Chez les malades de cette catégorie, l'intelligence s'obnubile à la longue incontestablement par le fait de l'épilepsie.

3° On a encore mentionné d'autres combinaisons d'ordre secondaire. Ainsi : *a*) l'hystérie convulsive coexiste avec le petit mal (Beau, Dunant); *b*) l'épilepsie convulsive est surajoutée à quelques-uns des accidents de l'hystérie non convulsive (contracture, anesthésie, etc.). Nous possédons, par devers nous, un cas de ce genre.

Mais ces diverses associations ne changent rien au fond des choses. Le plus souvent, les deux affections, dans l'hystéro-épilepsie, existent simultanément et marchent sans agir l'une sur l'autre d'une manière sérieuse, chacune d'elles conservant ses allures et le pronostic qui lui est propre. A l'égard de cette première forme de l'hystéro-épilepsie, tout le monde est d'accord. Le débat ne porte que sur la seconde.

B. Dans celle-ci, *l'hystérie et l'épilepsie sont coévales;* elles se sont développées en même temps. Les crises, ici, ne demeurent pas distinctes; elles ne l'ont jamais été. Dès l'origine, le mélange s'est effectué et, dans les attaques ultérieures, les deux formes convulsives se montreront toujours combinées, bien qu'à des degrés divers, sans être jamais à aucun moment complétement disjointes.

On a encore donné à cet état le nom d'*hystéro-épilepsie à crises combinées*. Dans le jargon depuis longtemps usité, dans le service spécial de la Salpétrière, les crises sont en pareil cas désignées sous le nom d'*attaques-accès*.

IV.

Y a-t-il véritablement *de l'épilepsie* dans les crises mixtes ? Telle est la question que nous devons maintenant discuter. A cet effet, il convient de prendre la description de l'hystéro-épilepsie à crises mixtes consentie par les auteurs et de l'examiner sous tous ses aspects. J'emprunte à M. Briquet surtout cette description de l'*attaque-accès*. Elle me paraît concorder de tous points avec les résultats de mon observation personnelle.

a) Dès l'origine, l'attaque mixte revêt son caractère propre; dès cet instant, c'est de l'hystérie épileptiforme. Je rappellerai à votre souvenir la malade Etchev... qui, dans son premier accès, est tombée dans le feu et s'est abîmé la figure (1).

b) Il y a toujours des prodromes constitués par l'*aura* hystérique telle que nous l'avons décrite. Cette aura, en général de longue durée, occupe l'abdomen, l'épigastre et n'affecte pas, en tout cas, la tête seule et d'emblée, ou l'une des extrémités, ainsi que cela a lieu dans l'*épilepsie avec aura*; aussi est-il parfaitement exact de dire que les hystéro-épileptiques à crises mixtes sont à peu près toujours averties assez à temps pour qu'elles puissent, lors du développement d'un accès, se garantir, trouver un abri.

c) Dans l'attaque convulsive, *la phase dite épileptique* ouvre en général la scène. Tout à coup, cri, pâleur extrême, perte de connaissance, chute, distorsion des traits de la physionomie ; puis une rigidité tonique s'empare de tous les membres. Cette rigidité est, remarquez-le bien, rarement suivie de secousses cloniques, brèves, à courtes oscillations, et prédominant dans un côté du corps, comme dans l'épilepsie vraie. Cependant, la face peut être à un haut degré tuméfiée, violette ; il s'écoule de la bouche une écume quelquefois sanguinolente, occasionnée par la morsure de la langue ou des lèvres. Enfin, il peut y avoir un relâchement général des muscles, du coma et une respiration stertoreuse pendant un espace de temps plus ou moins prolongé.

d) A cette première phase sur laquelle, je le répète, porte principalement la discussion, succède la *phase clonique*. Alors, tout est hystérie; on voit survenir les grands mouvements à caractère intentionnel, des contorsions qui expriment parfois les passions les plus variées, l'effroi, la haine, etc. (2) ; en même temps éclate le *délire de l'accès*.

---

(1) Il s'agit là encore de la malade do.it il est question Leç .n IX, p. 275.
(2) Voir plus haut figures 19, 20 et 21.

c) La fin de l'attaque est marquée par des sanglots, des pleurs, des rires, etc.

Ces diverses phases ne se suivent pas toujours d'une façon aussi régulière; elles s'enchevêtrent parfois et, tantôt l'une, tantôt l'autre, prédomine. Chez la nommée C..., entre autres, la phase tonique l'emporte à un haut degré sur les autres et quelquefois se montre presque exclusive.

V.

Nous voici parvenus, Messieurs, au point délicat. En quoi cette hystérie à crises complexes se sépare-t-elle de l'hystérie ordinaire, si elle s'en sépare réellement? en quoi se rapproche-t-elle de l'épilepsie vraie, s'il y a lieu d'établir un tel rapprochement.

L'apparition de convulsions du type tonique est-elle donc un fait nouveau, insolite, dans la description classique de l'attaque hystérique vulgaire? Certainement non. Il n'est pas vraiment exceptionnel de voir dans l'attaque d'hystérie commune, — alors que personne ne songe à faire intervenir l'élément épilepsie — de voir, dis-je, s'ébaucher des convulsions toniques à caractère épileptiforme, particulièrement au début de l'attaque; tous les auteurs sont d'accord sur ce point. Ces convulsions sont parfois même tellement accentuées, que M. Briquet a été, par là, conduit à établir à côté de l'attaque d'hystérie clonique, ou classique, une sorte d'attaque dans laquelle prédomine une *roideur semi-tétanique*, du tronc et des membres. Ne paraît-il pas d'après cela vraisemblable déjà, que la forme dite épileptique, n'est à proprement parler que l'exagération, le plus haut degré de développement de cette *variété* de l'hystérie ordinaire?

IV.

Si, d'un autre côté, nous tournons nos yeux vers l'épilepsie vraie, nous rencontrons un certain nombre de traits distinctifs qu'il nous sera facile de mettre à profit.

Nous ferons remarquer, en premier lieu, que, d'après la description que nous avons donnée, le type épilepsie n'est jamais représenté dans les attaques-accès, que d'une manière incomplète, et pour ainsi dire à l'état d'ébauche ; mais, à la vérité, ce ne serait pas là encore un argument péremptoire. Voici un caractère plus significatif.

Jamais vous ne voyez apparaître soit le *petit mal,* soit le *vertige épileptique* dans les descriptions de l'hystéro-épilepsie à attaques mixtes. Nous pourrions ajouter encore, car il y a là matière à une importante distinction, que dans cette forme de l'hystéro-épilepsie, l'attaque épileptiforme, même la plus intense, est d'après nos observations, modifiée, parfois même arrêtée dans son développement par la *compression de l'ovaire,* ce qui n'a jamais lieu, — nous nous en sommes assurés maintes fois — dans l'épilepsie vraie (1).

Dans les attaques mixtes, alors même que leur retour est très-fréquent, jamais — c'est là encore un fait reconnu par les auteurs — jamais, dis-je, l'obnubilation de l'intelligence et la démence ne sont l'aboutissant des attaques, contrairement à ce qui aurait lieu, d'une manière presque fatale, s'il s'agissait réellement de l'épilepsie. Je ne crois pouvoir mieux faire que de vous rappeler à ce propos le cas de la malade Ler..., qui, depuis près de 40 ans, est sujette à l'hystérie épileptiforme la plus violente. Cette femme est, sans doute, bizarre, singulière dans ses allures, mais son intelligence est demeurée ce qu'elle était à l'origine. Les renseignements que nous avons pris ne peuvent laisser subsister aucun doute à cet égard (2). En somme, dans les cas de ce genre, et telle est aussi l'opinion de M. Briquet, le pronostic n'est pas autre que celui de l'hystérie intense.

---

(1) Voy. Leçon XI, p. 320.
(2) Nous avons déjà parlé de cette malade, p. 341.

De cette considération découle une conséquence d'ordre pratique qui est bien de nature à fixer votre attention.

Il est enfin un dernier caractère sur lequel je vous demande la permission d'insister, parce qu'il n'a pas, à ma connaissance, été relevé jusqu'ici et que, selon moi, il est décisif. Il s'agit d'un caractère fourni par l'exploration thermométrique : je saisis, non sans empressement, l'occasion qui se présente de vous montrer, par un nouvel exemple, le parti qu'on peut tirer de ce mode d'exploration dans la clinique des maladies du système nerveux.

Ce n'est pas, Messieurs, que, sous le rapport des modifications imprimées à la température centrale, les convulsions toniques épileptiformes des hystériques diffèrent en quoi que ce soit des convulsions de l'attaque épileptique. L'attaque hystérique tonique, pour peu qu'elle ait quelque intensité, élève la température d'un degré, voire même d'un degré et quelques dixièmes (38° — 38°,5), tout comme le fait l'attaque d'épilepsie vraie. C'est là un résultat dont nous avons eu nombre de fois, dans ce service, l'occasion de contrôler l'exactitude (1).

Mais si, en ce qui concerne le caractère thermique, l'accès d'hystérie épileptiforme et l'accès d'épilepsie vraie se confondent, il n'en est plus de même lorsqu'il s'agit d'accès qui s'agrègent et s'enchevêtrent de manière à constituer ce que, pour l'épilepsie, on appelle les *séries* ou l'*état de mal*.

Il y a d'ailleurs, dans cet *état de mal* des épileptiques, à distinguer ce qu'on nomme les *petites séries*, composées de 2 à 6 accès, et les *grandes séries*, où l'on compte jusqu'à 20, 30 accès ou même plus dans les vingt-quatre heures. C'est à ces dernières que je m'adresserai exclusivement, parce que le phénomène sur lequel je veux insister se montre alors dans son type de complet développement. En

_____

(1) Bourneville. — *Études cliniques et thermométriques sur les maladies du système nerveux*, p. 247.

pareil cas, Messieurs, c'est-à-dire lorsque les accès de l'é-
pilepsie vraie se répètent en grand nombre, dans un court
espace de temps, la température centrale s'élève d'une manière très-remarquable ; et très-certainement cette élévation thermique ne peut pas être rattachée exclusivement à
la répétition non plus qu'à l'intensité des contractions musculaires toniques, car les convulsions peuvent cesser com-

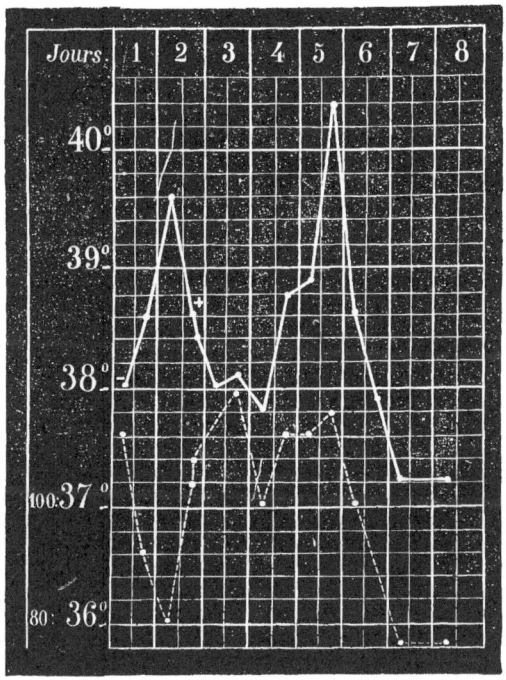

Fig. 25. — Température prise un peu après le 11ᵉ accès. Du 1ᵉʳ jour (soir) au 2ᵉ
jour (matin), 31 accès. + Température après une rémission de 4 heures. A partir
de là, les accès s'éloignent et cessent le 3ᵉ jour. La ligne ponctuée répond au
pouls.

plétement pendant plusieurs jours et la température néanmoins se maintenir, pendant ce temps-là, à un taux très-
élevé. Nous pouvons reconnaître et suivre ces particula-

rités sur le tableau que je mets sous vos yeux, et qui nous montre les modifications qu'a présentées la température centrale chez la nommée Cheval.., pendant le cours de l'*état de mal* épileptique qu'elle vient de subir tout récemment (*Fig. 25*).

Il ne faut pas ignorer que cette élévation de la température est, dans la grande majorité des cas, même après toute cessation des convulsions, un indice du plus fâcheux augure ; elle s'accompagne d'ailleurs le plus souvent d'un état général qui, par lui-même déjà, donne beaucoup à penser ; ainsi, tantôt il existe un délire plus ou moins accusé, — que M. Delasiauve rapporte à la *congestion méningitique*, — tantôt au contraire un coma plus ou moins profond, — *congestion apoplectiforme* des auteurs ; — dans les deux cas il y a prostration des forces, sécheresse de la langue, tendance à la formation rapide d'eschares au sacrum ; quelquefois enfin, production d'une hémiplégie transitoire, dont la raison n'a pas encore été révélée par l'autopsie. Cependant, et c'est là une donnée fort importante à consigner, cette élévation de la température, alors même qu'elle dépasse 41°, et qu'elle s'accompagne des symptômes graves qui viennent d'être énumérés, n'est pas un signe annonçant *nécessairement* une terminaison fatale. Vous voyez par l'observation même de Cheval..: qu'on peut guérir, encore, au milieu de toutes ces fâcheuses circonstances. L'élévation de la température au-dessus de 41° n'est donc pas nécessairement *terminale*, en pareil cas ; et il y a par conséquent quelque chose à rabattre des assertions émises à cet égard par M. Wunderlich d'abord, et après lui par M. Erb (1).

---

(1) L'observation de la nommée Chevall.. est consignée tout au long, jusqu'à la date du 26 mars 1872, dans nos *Études cliniques et thermom. sur les maladies du système nerveux*. (Obs. XXXIII, p. 285.) Depuis cette époque, Chev... Edmée a été prise de nouveaux accidents qui ont eu une issue fatale. Nous pensons d'autant plus utile de les relater ici que, outre qu'ils com-

Je vous rappellerai, en passant, que cette élévation rapide de la température n'appartient pas en propre, tant s'en
faut, à l'état de mal épileptique ; on l'observe encore, par
exemple, dans les attaques dites congestives, apoplectiformes ou épileptiformes de la paralysie générale progres-

---

plètent l'observation ancienne, ils apportent une nouvelle preuve à l'appui
des opinions émises par M. Charcot dans la présente leçon.

1873. — 9 *février*. — Depuis une semaine environ Ch... est agacée,
irritable ; parfois même elle devient violente au point qu'on est obligé de
l'attacher (excitation maniaque).

10 *fév.* La nuit dernière l'agitation a encore augmenté : Ch... a empêché,
par ses cris, les autres malades de dormir. Elle s'est calmée cependant à partir de 3 heures du matin. On a compté trois accès durant la nuit. De 1 heure
de l'après-midi à 3 heures, les accès se sont multipliés. A 3 heures : P. 104 ;
T. R. 38°, 6.

11 *fév.* Hier, de 1 heure à 9 heures du soir, on a compté 43 accès ; depuis
lors, jusqu'à ce matin à 7 heures, 70 accès. De 7 heures à 11 heures, moment
où cette note a été prise, 35 accès. Voici la description des accès :

Cinq ou dix secondes avant leur arrivée, les pupilles, surtout la droite, se
dilatent largement. Quelquefois, à ce phénomène, s'ajoutent de petites plaintes,
des grincements de dents et, par exception, un léger cri. Alors commence
l'accès : les globes oculaires sont animés de convulsions très-accusées (nystagmus), la face pâlit et se dévie à gauche ; le regard, d'abord fixe et dirigé
en avant, se porte à gauche. Le bras correspondant se soulève, puis se
roidit en même temps que le bras droit qui, lui, reste appuyé sur le lit. La
roideur tétanique gagne ensuite les membres inférieurs. Au bout de quelques
secondes, on observe une demi-occlusion des paupières gauches qui sont
animées, ainsi que les muscles de la même moitié de la face, de convulsions
rapides.

10 à 15 secondes plus tard, la face et les yeux se retournent vers la droite ;
le tronc s'incline dans le même sens ; les paupières gauches s'entr'ouvrent et
demeurent à peu près immobiles ; mais, en revanche, les convulsions s'empa-
rent des paupières droites et des muscles de la moitié droite de la face. La
bouche, primitivement tirée à gauche, est tirée à droite. Les convulsions cloniques apparues durant cette phase, et qui avaient d'abord envahi les membres du côté gauche, prédominent maintenant à droite.

Enfin, l'accès se termine par du ronflement, une lividité faciale aussi
prononcée que possible, de l'écume à la bouche. A la fin de l'accès, les pupilles reprennent leurs dimensions normales.

Pendant les rémissions, la malade est dans la résolution complète. Soulevés, les membres retombent inertes. Le pincement énergique produit un
léger soulèvement du bras gauche, mais rien à droite. Le chatouillement de
la plante des pieds suscite des mouvements réflexes plus intenses à gauche
qu'à droite. Tandis qu'il n'y a pas d'injection de l'œil droit, à gauche il
existe une hypérémie considérable de la moitié inférieure du globe oculaire
et une vascularisation moindre de la paupière inférieure. Les narines sont

sive, ainsi que l'a, le premier, montré M. Westphal, qui, d'ailleurs, a donné du fait une interprétation peu conforme à la réalité (1). On l'observe aussi dans les attaques

pulvérulentes. Le tube digestif n'offre rien de particulier : il y a eu hier une garde-robe après lavement, Ch... urine sous elle. Plaque érythémateuse sur la fesse droite. Sueurs abondantes, plus prononcées par instants. A 11 heures P. 120 ; R. 49, bruyante ; T. R. 40°,8. A midi: P. 130 ; R. 60.

6 *heures, soir.* — Depuis 11 heures du matin, on a inscrit 76 accès, dont 13 depuis 4 heures 1/2. R. 60 ; T. R. 41°,3. Sueurs copieuses sur tout le corps, sans différence entre les deux moitiés. Toute la partie gauche du corps (face, tronc, etc.) est manifestement plus chaude que la partie droite.

Les paupières sont à demi-ouvertes ; les yeux sont portés en haut ; les pupilles sont modérément dilatées (la droite l'est toujours davantage). Avant chaque accès, *la dilatation des pupilles* s'accroît d'une manière remarquable. Le *nystagmus* semble apparaître presque en même temps. Ni vomissements, ni selles, ni urines. Même état de la fesse droite. Coma. Respiration stertoreuse.

8 *heures.* P...; R. 70; T. R. 41°,2. *Quatorze accès.* A partir de cet instant la malade n'a plus eu d'accès. Elle est morte à 3 heures du matin. La température vaginale, prise par une autre personne, était à 41°,2. A 11 heures du matin — le 11 février, c'est-à-dire huit heures après la mort, T. R. 40°. (Le cadavre est resté dans le lit.) Les pupilles sont moyennement dilatées et au même degré. Nombreuses vergetures sur le ventre, le dos, les fesses et les cuisses.

Autopsie *le* 18 *février.* Les *os*, la *dure-mère* et ses sinus n'ont rien d'anormal. La quantité du *liquide céphalo-rachidien* n'est pas augmentée. — Suffusion sanguine sur la face convexe des hémisphères, surtout à droite.— Artères de la base, saines. — *Encéphale*, 1,360 gr. La *pie-mère* est très-légèrement injectée à la base du cerveau ; cette injection est un peu plus accusée au niveau du lobe sphénoïdal. Des deux côtés, la pie-mère se détache facilement et le cerveau est humide au même degré.

Hémisphère droit. Il pèse 5 gr. de plus que le gauche. Sur certaines circonvolutions, principalement celles qui avoisinent la scissure de Sylvius, existent une coloration hortensia, quelques petites éraillures et, sur quelques-unes, un pointillé très-fin. La circonvolution de la *corne d'Ammon* présente une induration très-évidente. Cette induration qui remonte en dedans le long de ladite circonvolution, prédomine à son extrémité. *Hémisphère gauche.* La circonvolution de la corne d'Ammon offre une induration bien moins marquée et circonscrite à son extrémité. Cervelet, isthme, rien à noter.

Moelle. La substance grise, à l'œil nu, paraît un peu déformée.

Thorax. Congestion assez forte de la moitié inférieure des poumons. De plus, il y a un foyer d'hépatisation rouge, récent, dans le lobe inférieur. — *Cœur, estomac, rate,* sains ; pas d'ecchymoses. — *Foie,* non hypérémié.— *Reins :* anémie de la substance corticale ; pyramides distinctes. — *Vessie,* rien. — *Utérus* assez gros ; corps jaune récent sur l'un des ovaires ; petits kystes sur l'autre. (B.)

(1) Westphal, *loc. cit.*

fort analogues aux précédentes qui peuvent survenir dans le cours de la sclérose en plaques (1), et, enfin, dans les attaques, avec ou sans convulsions, qui s'observent dans les cas de foyer cérébral ancien (hémorrhagie ou ramollissement) ou de tumeur cérébrale, quelle qu'en soit la nature. Cette élévation thermique contraste d'une façon remarquable avec l'abaissement initial qui existe à peu près toujours, au moment de la formation du foyer hémorrhagique cérébral, et c'est là, ainsi que je l'ai démontré, un caractère qui peut être utilisé pour le diagnostic.

Mais il est temps d'en revenir à l'hystérie épileptiforme dont cette digression nous a quelque peu éloignés. Tout comme dans l'épilepsie vraie, les accès composés s'observent dans l'hystéro-épilepsie. Landouzy parle d'une hystérique qui avait eu jusqu'à 100 accès par jour. L'*état de mal hystéro-épileptique* peut d'ailleurs se prolonger pendant un laps de temps considérable. Georget cite l'observation d'une femme chez laquelle les accès se sont montrés à peu près continus pendant une durée de quarante-cinq jours.

Chez notre malade Co..., dont les crises ont un cachet épileptiforme si prédominant et si fortement accen tué, *l'état de mal a persisté pendant plus de deux mois*, et, par moments, les accidents ont été portés au plus haut degré d'intensité. Ainsi, le 22 janvier, entre autres, les convulsions épileptiformes se sont succédé sans interruption depuis neuf heures du matin jusqu'à huit heures du soir : de huit à neuf heures, il y a eu un temps de repos, puis les attaques ont repris comme de plus belle, sans le moindre retour à la lucidité, et ont persisté à peu près pendant le même espace de temps. On peut, d'une manière approximative, évaluer sans exagération le chiffre des attaques épileptiformes qu'elle a éprouvées à cette époque, dans l'espace d'un jour, à 150 ou 200 environ.

(1) Voyez la LEÇON VIII, p. 248.

La persistance d'un tel état, sans que la mort s'en soit suivie, ne montre-t-elle pas déjà qu'un abîme sépare l'épilepsie vraie de l'hystéro- épilepsie ? — « Si ce n'était pas là de l'hystérie, » disaient en parlant de Co... les surveillantes du service, témoins de ses accès et habituées à ce genre de malades, « si c'était de l'épilepsie véritable, il y a longtemps que cette femme aurait succombé. » Cette remarque est parfaitement judicieuse, parfaitement fondée.

Eh bien, Messieurs, et voici le point sur lequel je veux surtout insister, jamais pendant cette longue période

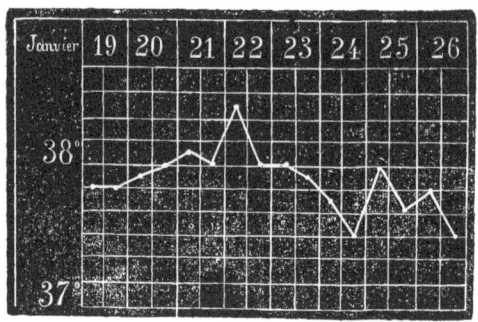

Fig. 26.

convulsive *la température rectale* ne s'est, chez Co..., sensiblement modifiée ; elle a été en moyenne de 37°,8 ; elle ne s'est élevée jusqu'à 38°,5 que d'une façon tout à fait exceptionnelle et transitoire (*Fig. 26*). — Je dois ajouter que jamais, pendant ce temps, l'état général ne nous a inspiré la moindre inquiétude, malgré l'alimentation insuffisante et l'énorme dépense de force musculaire qui a dû se faire. La situation mentale, d'un autre côté, n'était pas, tant s'en faut, aussi profondément modifiée que cela eût eu lieu nécessairement, s'il se fût agi de la vraie épilepsie; à aucune époque, il n'y a eu d'évacuations involontaires d'urines ou de matières fécales ; dans les courts répits que ses attaques lui laissaient, la malade se levait pour satisfaire à ses besoins.

Dans ces intervalles aussi, d'ailleurs très-courts, la nature hystérique du mal, surtout dans les premières semaines, reparaissait dans tout son jour. Une fleur dans les cheveux, des frisures bizarres, un vieux morceau de miroir, placé sur la planchette du lit, témoignaient suffisamment des occupations favorites de cette femme dans les temps de répit.

Mais je veux surtout signaler à votre attention le caractère thermique que l'observation nous a fait reconnaître. Il résulterait en somme de tout ce qui précède, que si dans l'*état de mal épileptique*, à grandes séries, la température s'élève très-rapidement à un haut degré, en même temps que la situation devient des plus graves, au contraire, dans l'*état de mal hystéro-épileptique* à longue série, la température ne dépasse guère le chiffre normal, et d'ailleurs l'état général concomitant n'est pas de nature à inspirer de l'inquiétude. Il n'est pas nécessaire d'insister longuement, je pense, pour mettre en relief un contraste aussi frappant.

Je ne voudrais pas, toutefois, Messieurs, que vous prissiez absolument au pied de la lettre le dernier terme de la proposition que je viens d'émettre ; sans doute il répond à la réalité, pour la très-grande majorité des cas, mais il y a le chapitre des exceptions. Il n'est pas, en effet, sans exemple que l'hystérie se soit, pendant la phase convulsive, terminée par la mort. A la vérité ce sont presque toujours des attaques d'un genre particulier, des attaques *dyspnéiques*, qui amènent ce triste résultat (1) ; mais, je le répète, les attaques convulsives elles-mêmes peuvent y conduire. Je puis, à titre d'exemple, vous rappeler un fait de ce genre publié par M. Wunderlich (2). Il s'agit d'un cas d'hystéro-

---

(1) Briquet, *loc. cit.*, p. 383 et 538.
(2) Voici la traduction, par M. E. Teinturier, de l'observation de Wunderlich, à laquelle M. Charcot fait allusion.
OBSERVATION. — *Huit semaines de convulsions hystériformes à marche apyrétique et sans danger apparent.* — *Revirement fâcheux et subit, sans augmentation d'intensité des convulsions.* — *Mort au bout de quelques heures avec une température de 43° C.* — *Autopsie.* — Anna Vogel, 19 ans, servante,

épilepsie comparable à beaucoup d'égards à celui dont je viens de vous entretenir. Pendant plus de huit semaines, la malade en question éprouva des attaques épileptiformes, en nombre d'ailleurs assez restreint, et qui ne s'accompagnaient pas d'augmentation notable de la température ; sans cause connue, sans l'intervention d'accidents nouveaux, deux jours avant la mort, la scène changea tout à coup: la malade tomba dans le collapsus, et dans un court espace de temps la température s'éleva jusqu'à 43°.

menstruée deux fois dans les derniers 14 jours, avant de tomber malade, d'ailleurs bien portante, fut prise, pour la première fois, le 13 août 1855, soi-disant après une vive réprimande, de convulsions qui se répétèrent le 17 au soir et le 18 au matin et remplirent presque sans interruption la nuit du 18 au 19. Entrée le 19 à midi, elle présenta à minuit, dans le bras gauche, où l'on avait constaté de la paralysie, mais pas d'insensibilité, des soubresauts môdérés ; puis elle éprouva un sentiment d'angoisse, poussa un léger cri, et éprouva des convulsions d'abord dans la moitié gauche de la face, puis dans la droite aussi ; la bouche était ouverte, les paupières alternativement ouvertes et fermées, le globe de l'œil fortement tourné en haut. Puis survinrent dans les extrémités inférieures et le bassin de violentes et rapides convulsions cloniques projetant ces parties en avant, en arrière et de côté. La face devint cyanosée et l'écume sortit de la bouche. Au bout d'une minute, respiration profonde et supérieure ; relâchement des membres et de la face. Ensuite sommeil paisible en apparence ; enfin bâillement, ouverture des yeux et retour de la conscience après 6 minutes.

La malade est en bon état, sa langue est peu chargée; la température est à 38°,12, le pouls à 140 (après l'accès), rien d'anormal. Elle dit seulement ne pouvoir remuer le bras gauche, et demande qu'on ne la touche pas, parce que, autrement, elle aurait des convulsions. Cependant elle serre fortement de la main gauche.

Dans la nuit du 19 au 20, 6 accès et dans la journée du 20, 7. Pas d'albumine dans l'urine ; fort sédiment urique. Langue chargée. Température, matin et soir, 38°,12; pouls 132; R. 24-32. Dans la nuit du 20 au 21, 7 accès 13 jusqu'au matin du 22. Température 37°,76 ; selles normales ; léger trouble albumineux de l'urine.

Les jours suivants de 8 à 16 accès par jour. Etat supportable d'ailleurs ; pas d'élévation notable de la température (le plus souvent normale, jamais au-dessus de 38°,12, sauf un soir à 38°,75) ; pouls ordinairement au-dessus de 112; langue chargée. Le 16, éruption miliaire, confluente, en vésicules, au bout des doigts. Urine chargée de phosphates, sans albumine. Dans les accès, tantôt elle perd connaissance, tantôt elle ne la perd pas ; crie quelquefois beaucoup. La sensibilité persiste dans le bras et la jambe gauches.

7 septembre. — Les accès deviennent plus fréquents durent plusieurs jours sans interruption ; pendant les accès, elle parle souvent et crie. Eva-

Cet exemple suffira, Messieurs, pour vous montrer qu'en présence d'un cas d'état de mal hystéro-épileptique, de quelque intensité, malgré toutes les chances d'une issue favorable, il ne serait pas prudent de s'abandonner à une sécurité complète, absolue.

___

cuations fréquentes d'urines et de matières dans le lit. Amélioration, puis état stationnaire jusqu'au 2 octobre au soir, où la malade offre un accès de collapsus marqué. Dans la nuit du 3, pas d'accès particuliers. Au matin, agitation des bras, strabisme divergent. La tête penche en avant et à gauche, connaissance conservée, légère cyanose. A partir de 10 heures impossibilité d'avaler ; à midi, trismus ; à 1 heure 3/4, fortes convulsions respectant la tête; pouls extrêmement fréquent; température 41°,87; forte cyanose, écume à la bouche, râle trachéal. Mort à 2 heures 1/4 ; température 43°. Un quart d'heure après, température 42°,75.

AUTOPSIE. — Corps en bon état; larges taches cadavériques aux endroits déclives ; pas de rigidité musculaire. Le crâne et ses viscères gorgées de sang ; circonvolutions postérieures un peu aplaties; substance cérébrale un peu dure. Léger épaississement trouble de la *pie-mère* de la base. Cavités cérébrales de capacité à peu près normales, à parois de consistance ordinaire. *Pont* et *moelle* injectés de sang rouge grisâtre, sale. — *Poumons* injectés et œdématiés. — *Cœur* normal ; *foie* graisseux çà et là, exsangue ; bile claire et brun foncé. — *Rate* petite, molle, brun pâle, exsangue. — *Estomac* dilaté, d'ailleurs normal, comme les intestins. — *Reins* fortement gorgés de sang ; concrétion du volume de la moitié d'un pois dans un calice du rein gauche. — *Utérus* normal. — *Kystes* nombreux de la grosseur d'un pois dans les *ovaires*. (Wunderlich. — *Arch. der Heilkunde*, t. V, p. 210.)

APPENDICE

OBSERVATION

DE

Paralysie agitante.

(Voir la PLANCHE VIII qui représente l'attitude caractéristique des malades atteints de paralysie agitante.)

Antécédents. — Cause probable de la paralysie agitante. — Début : faiblesse qui envahit successivement les membres. — Tremblement de la tête, puis des membres.
Etat de la malade en 1874 : Attitude générale; — Tremblement ; — Marche ; propulsion et rétropulsion ; — Température, pouls, etc.
Modifications survenues dans la maladie du mois de juillet 1874 au mois de juillet 1875.

Gavr... Anne-Marie, 62 ans, marchande des quatre-saisons, admise à la Salpétrière le 31 décembre 1872, est entrée dans le service de M. CHARCOT, salle Saint-Alexandre, n° 3, le 12 novembre 1873.

Antécédents. — Son *père*, charpentier, est mort d'un accident lorsqu'elle n'avait que 12 ans. Sa *mère*, qui a succombé à 74 ans, était nerveuse, s'emportait facilement, mais n'avait pas de tremblement ni de paralysie. Sa *sœur* unique est morte d'une pleurésie à 40 ans. — Aucun des membres de sa famille qu'elle a connus n'aurait été atteint d'affections nerveuses et en particulier de tremblement.

Gavr... est venue à Paris à 4 ans. Son enfance et sa jeunesse se sont passées sans incident notable. Elle a été réglée régulièrement à partir de 14 ans. Mariée à 28 ans, elle a eu cinq enfants. Ses grossesses et ses couches, en général, ont été bonnes. De ses cinq enfants, l'aîné est mort, âgé de 35 ans, pendant la Commune ; — le 2e et le 3e, deux garçons, sont bien portants ; — le 4e enfant est une fille, âgée de 28 ans, qui est sujette à des attaques nerveuses, d'ailleurs assez éloignées — le 5e enfant est mort durant l'accouchement.

Notre malade assure n'avoir jamais eu de maladie sérieuse,

entre autres ni rhumatisme, ni chorée. Bien qu'elle ait été marchande des quatre-saisons pendant 13 ans, elle n'aurait point fait d'excès de boisson. Elle a toujours habité des logements salubres, exposés au soleil. Elle était heureuse en ménage et n'a jamais souffert de privations.

Début de la maladie. — C'est en 1868 qu'a débuté sa maladie. Voici dans quelles circonstances : son troisième fils, qu'elle affectionnait plus spécialement, est venu lui apprendre subitement qu'il venait de signer un engagement comme soldat. Cette nouvelle l'a vivement affligée ; elle a pleuré beaucoup et, dès les jours suivants, elle s est aperçue qu'elle avait de la faiblesse dans le bras droit. Bientôt la faiblesse a gagné le bras gauche, le membre inférieur droit, puis le gauche simultanément ; elle avait, pendant la nuit, dans les jambes, des crampes qui la faisaient crier. Elle aurait eu ensuite de la faiblesse dans les reins. » A son arrivée à la Salpétrière (décembre 1872), elle était moins affaiblie qu'aujourd'hui (8 juillet 1874). Le tremblement aurait envahi les membres dans les premiers mois de 1873 et aurait frappé d'abord le membre supérieur droit. Enfin, elle a remarqué, à peu près à la même époque, qu'elle avait de la *rétropulsion* : un jour, ayant fait un faux pas, elle a été entraînée en arrière malgré elle.

État actuel (8 juillet 1874). — L'attitude générale de la malade, dans la station verticale, est celle qu'a décrite M Charcot dans la leçon V (p. 169) et que représente si fidèlement la PLANCHE VIII, dessinée par M. P. Richer. Le tronc et la tête sont inclinés en avant ; le cou est tendu et on dirait que la tête est fixée sur une tige rigide. Les traits de la physionomie sont absolument immobiles, les plis du front sont à peine accusés ; les paupières sont médiocrement ouvertes, la malade peut toutefois les relever et les abaisser sans difficulté. Les yeux, peu expressifs, sont dirigés en avant ; pour regarder latéralement, la malade est obligée de tourner tout le corps. Quelquefois les lèvres sont accolées l'une contre l'autre, mais, le plus souvent, la bouche est entre-ouverte, la lèvre inférieure, tombante, laissant apercevoir l'arcade dentaire correspondante ; parfois, la salive s'écoule involontairement de la bouche. Les lèvres et la langue ne tremblent pas. La déglutition serait presque toujours laborieuse.

Les bras sont légèrement écartés du tronc ; les avant-bras, demi-fléchis, sont disposés de telle sorte que les mains reposent sur la région ombilicale et que les coudes sont un peu

eloignés du tronc. Le pouce. légèrement infléchi, s'appuie
d'habitude sur l'index ; les autres doigts sont un peu fléchis et
ramassés les uns contre les autres. La disposition des mains
est la même des deux côtés.

Les jambes sont rapprochées sans que, toutefois, les genoux
se touchent. Si les jambes sont écartées, l'équilibre est incertain. Que les yeux soient ouverts ou fermés, la malade se tient
de la même façon.

Elle s'asseoit lourdement, tout d'un coup. Elle ne peut se
lever que si on l'aide, encore est-on obligé de déployer une
certaine force. Elle se met à marcher après hésitation, s'avance
d abord à petits pas, puis la marche se précipite, il y a *propulsion*. « Parfois, dit Gavr..., je suis poussée très-loin, jusqu'à
ce que je rencontre un mur, sans cela je tombe. » La *rétropulsion* est aussi évidente; pour la constater, il suffit, comme le
fait M. Charcot, de tirer légèrement la malade par sa jupe.
Aussitôt, elle marche à reculons et avec une vitesse telle qu'elle
ne tarderait pas à tomber si on ne la surveillait. Pour se re-
tourner, la malade hésite encore plus que pour se mettre en
marche.

Le tremblement est à peine accusé, surtout au repos. La
tête tremble un peu plus, par moments, que les mains.
Lorsque celles-ci sont d'aplomb, elles restent généralement
immobiles. La malade peut fléchir la tête plus qu'elle ne l est
d'ordinaire, mais il lui est impossible de l'étendre complète-
ment parce que « la colonne vertébrale est roide. »

Ni céphalalgie, ni vertiges, ni étourdissements. L'intelligence
est conservée, la mémoire bonne. Le *sommeil*, chez elle, est
moins court que chez la plupart des malades de son espèce. Il
serait même bon si elle n était souvent réveillée par des
douleurs dans les talons : « çà me pique et on dirait de l'eau
qui coule dans l'intérieur du talon. » Elle se plaint d'une
sensation constante de chaleur et ne garde qu'un drap sur elle,
même pendant l'hiver.

Nous avons indiqué l'*état des forces* mesurées au dynamomètre à la page 174 et celui de la *température* à la page 178
nous n'y reviendrons donc pas.

Juillet 1875. La *faiblesse* est allée en augmentant. L'*attitude*
générale est la même ; toutefois, la tête et le tronc s'inclinent
de plus en plus en avant et, en outre, il s'est produit une sorte
d'*inclinaison latérale* qui fait que la moitié droite du corps
précède, dans la marche, la moitié gauche.

Maintenant les *lèvres* sont presque toujours accolées l'une à l'autre, la supérieure est ramassée, plissée ; quelquefois, au dire de la malade, elles seraient roides toutes les deux. Les arcades dentaires ne sont pas pressées l'une contre l'autre. Il semblerait que la malade rapproche les lèvres pour diminuer le tremblement du menton ; malgré cette précaution, les lèvres sont animées de petits mouvements qui rappellent, selon la comparaison de la malade, les mouvements des lèvres du lapin. — Même dans la bouche, la *langue* tremble ; allongée, elle tremble davantage.

Le *tremblement de la tête* se compose de secousses antéropostérieures, quelquefois latérales, d'une amplitude très-circonscrite. Ainsi que cela a été dit dans le cours de la LEÇON, ces oscillations sont communiquées à la tête par le tronc. Quand la malade est assise, les *jambes* tremblent, les pieds frappent de petits coups rapides sur le parquet. En résumé, le tremblement a fait des progrès à la tête et aux membres inférieurs, mais n'a guère changé aux membres supérieurs. Notons aussi que le *besoin de déplacement*, qui était peu accusé en 1874 et ne se faisait sentir que durant le jour, est plus marqué aujourd'hui et tourmente la malade non-seulement pendant la journée, mais encore pendant le séjour au lit. — Le *sommeil* est moins long qu'autrefois. — La malade se promène encore dans la salle et dans la cour de l'infirmerie.   (B.)

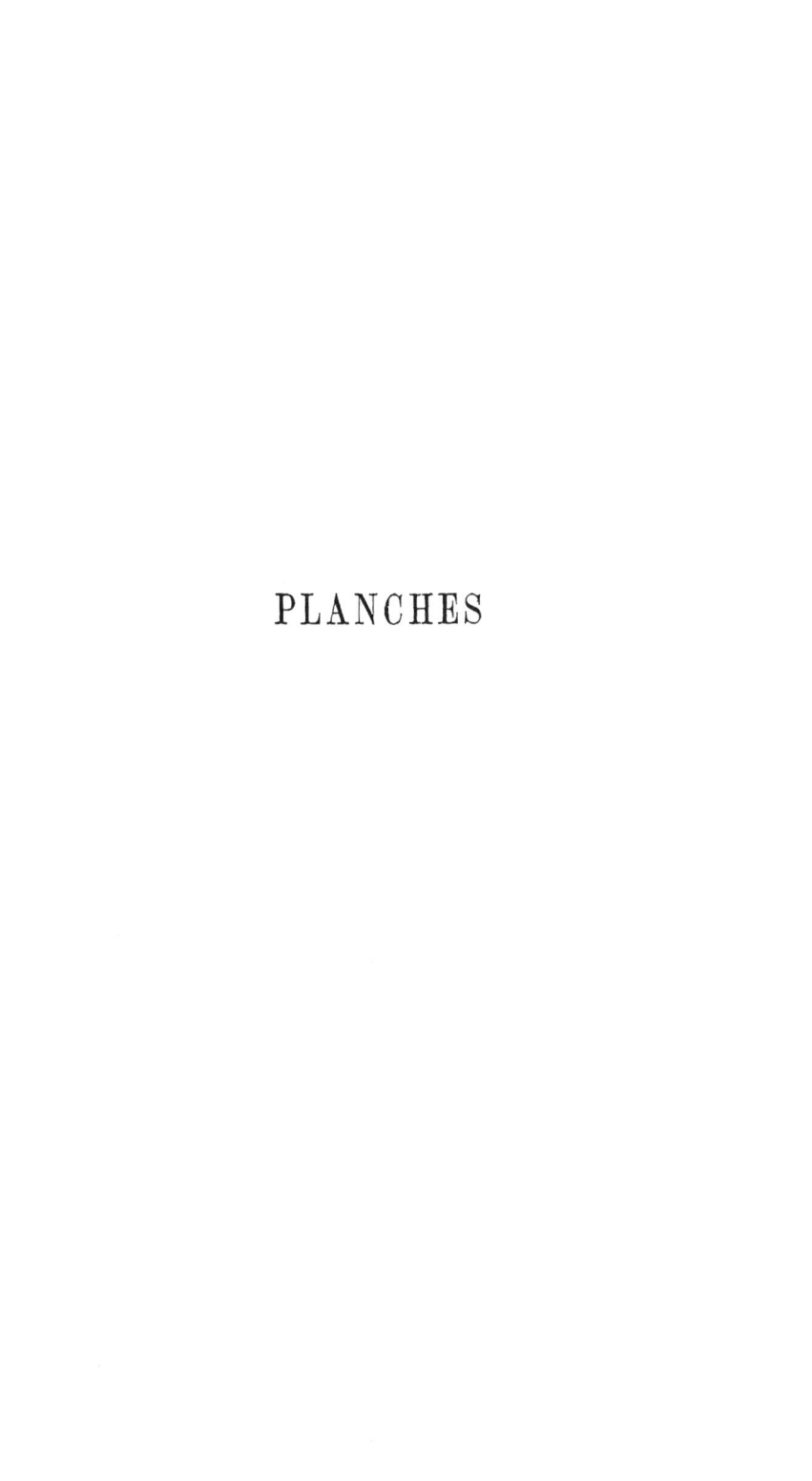

PLANCHES

EXPLICATION DES PLANCHES

Fig. 1. *Cerveau tout entier vu par sa base.* — *a.* Plaques de sclérose disséminées en différents endroits de la longueur des nerfs olfactifs.

b, Ilots de sclérose sur les nerfs optiques.

b', Partie restée saine d'un nerf optique.

c, Ilots scléreux sur le pédoncule cérébral gauche.

d, Plaques de sclérose disséminées en divers points de la protubérance, les unes superficielles, les autres profondes ; aspect un peu déprimé au niveau de ces plaques. Les nerfs émergeant de la protubérance paraissent sains.

e, Plaques de sclérose, occupant irrégulièrement divers points du bulbe rachidien et de la moelle allongée (pyramides antérieures, surtout la droite) ; olive, cordon antéro-latéral.

e', Parties restées saines sur quelques points du bulbe rachidien.

f, La coupe terminale laisse voir jusqu'où a pénétré profondément dans la moelle même, à ce niveau, la lésion scléreuse et comment elle y est irrégulièrement distribuée.

f', Quelques points restés sains. Les nerfs émergeant du bulbe paraissent sains.

Fig. 2. — *Coupe horizontale du cervelet, faite de façon à reployer facilement l'une sur l'autre les deux parties ainsi divisées symétriquement.*

x y, Ligne d'intersection des deux plans (horizontal et vertical résultant de la coupe.)

a, Plaques de sclérose disséminées dans la substance blanche.

b, Plaque scléreuse ayant envahi le corps rhomboïdal.

c, Plaques de sclérose qui ont été sectionnées presque symétriquement en deux parties de la coupe horizontale.

d, Vaisseaux très-visibles au milieu des plaques scléreuses.

e, Vaisseaux devenant de plus en plus apparents, dans la substance blanche à mesure que la coupe est laissée à l'air. Sorte de piqueté très-accentué.

Fig. 3.—*Portion du cerveau vu par sa base.* — *a,* Nerfs olfactifs paraissant sains. — *b,* Ilots de sclérose sur les nerfs optiques. — *c,* Ilots de sclérose sur les pédoncules cérébraux.

d, Plaques de sclérose, disséminées en divers points de la protubérance, les unes superficielles et les autres profondes. Aspect un peu déprimé au niveau de ces altérations. Les nerfs émergeant de la protubérance paraissent sains.

e, Plaques et îlots de sclérose occupant irrégulièrement divers points du bulbe rachidien et de la moelle allongée (pyramides antérieures, complétement; olives, incomplétement.)

f, La coupe terminale fait voir jusqu'où a pénétré profondément dans la moelle même, à ce niveau, la lésion scléreuse, et comment elle y est irrégulièrement distribuée. Les nerfs émergeant du bulbe paraissent sains.

g, Sclérose, au début, dans le tissu qui constitue l'espace perforé postérieur.

---

(1) Cette planche et les trois suivantes sont empruntées à la note, déjà citée, de M. H. Liouville.

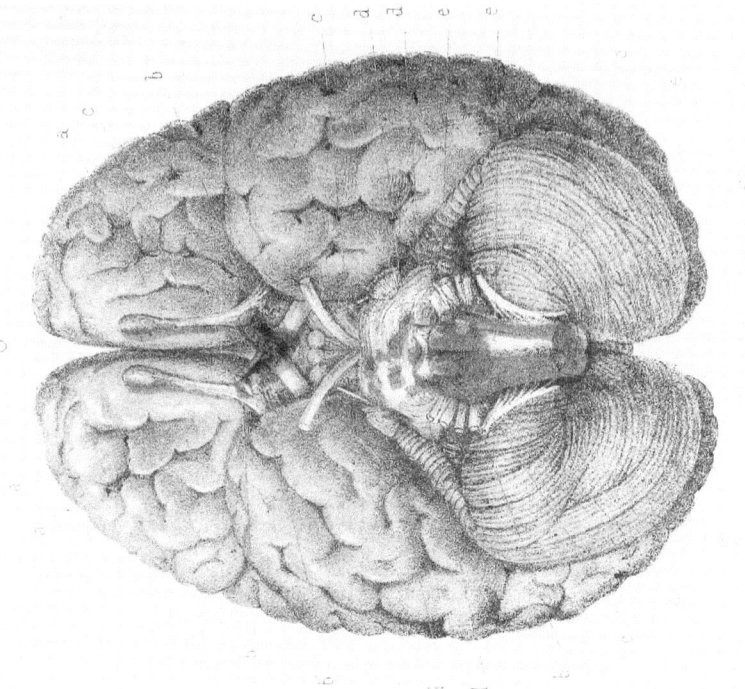

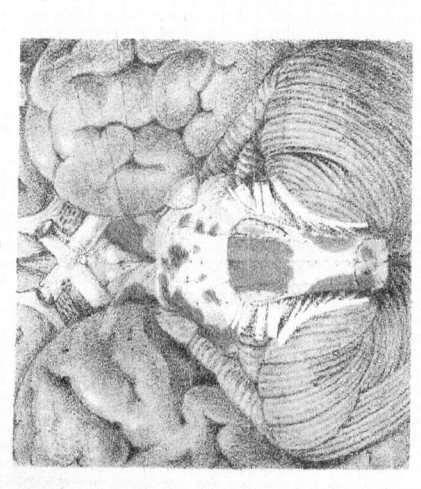

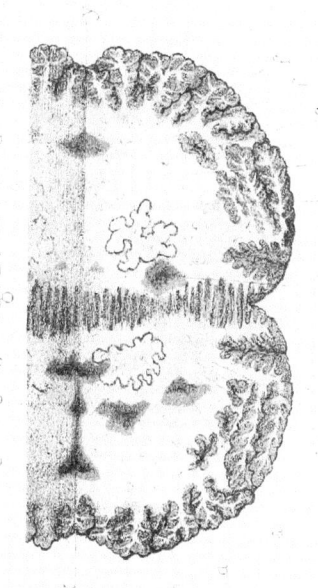

G. Pellier et Oyon ad nat. del

P. Lackerbauer Chromo lith.

Imp. Becquet à Paris.

PLANCHE II

Fig. 1. — Coupe du cerveau faite horizontalement et laissant voir des îlots de sclérose dans différentes régions (substance blanche et substance grise).

a, Plaques et îlots de sclérose dans les régions antérieures (commissure antérieure, partie avoisinant le 3e ventricule).

b, Plaques scléreuses gagnant les parties antérieures des bords des ventricules latéraux. (Plaques ventriculaires.)

c, Extension des îlots scléreux à l'extrémité postérieure des ventricules latéraux. (Plaques ventriculaires).

d, Ilots scléreux irrégulièrement disséminées dans la substance blanche des régions cérébrales postérieures ; quelques-uns sont très-profonds.

e, Vaisseaux très-apparents au milieu des zones scléreuses.

f, Vaisseaux devenus de plus en plus apparents dans la substance blanche, qui paraît saine à mesure que la coupe est laissée à l'air.

Fig. 2. — Autre coupe du même cerveau, faite aussi horizontalement et permettant de voir des îlots de sclérose dans d'autres régions (substance blanche et substance grise).

a, Plaques et îlots de sclérose dans les régions antérieures (commissure antérieure).

b, Plaques scléreuses dans les parties antérieures des ventricules latéraux.

c, Plaques de sclérose dans la substance grise du noyau intraventriculaire du corps strié droit. (Elles sont multiples, séparées par des espaces sains ; quelques-unes sont profondes).

c', Extension des îlots scléreux à l'extrémité postérieure des ventricules latéraux.

d, Ilots scléreux irrégulièrement disséminés dans la substance blanche des régions cérébrales postérieures. Quelques-uns sont très-profonds.

e, Vaisseaux devenus de plus en plus apparents dans la substance blanche, sur des points sains en apparence, à mesure que la coupe est laissée à l'air (piqueté très-accusé).

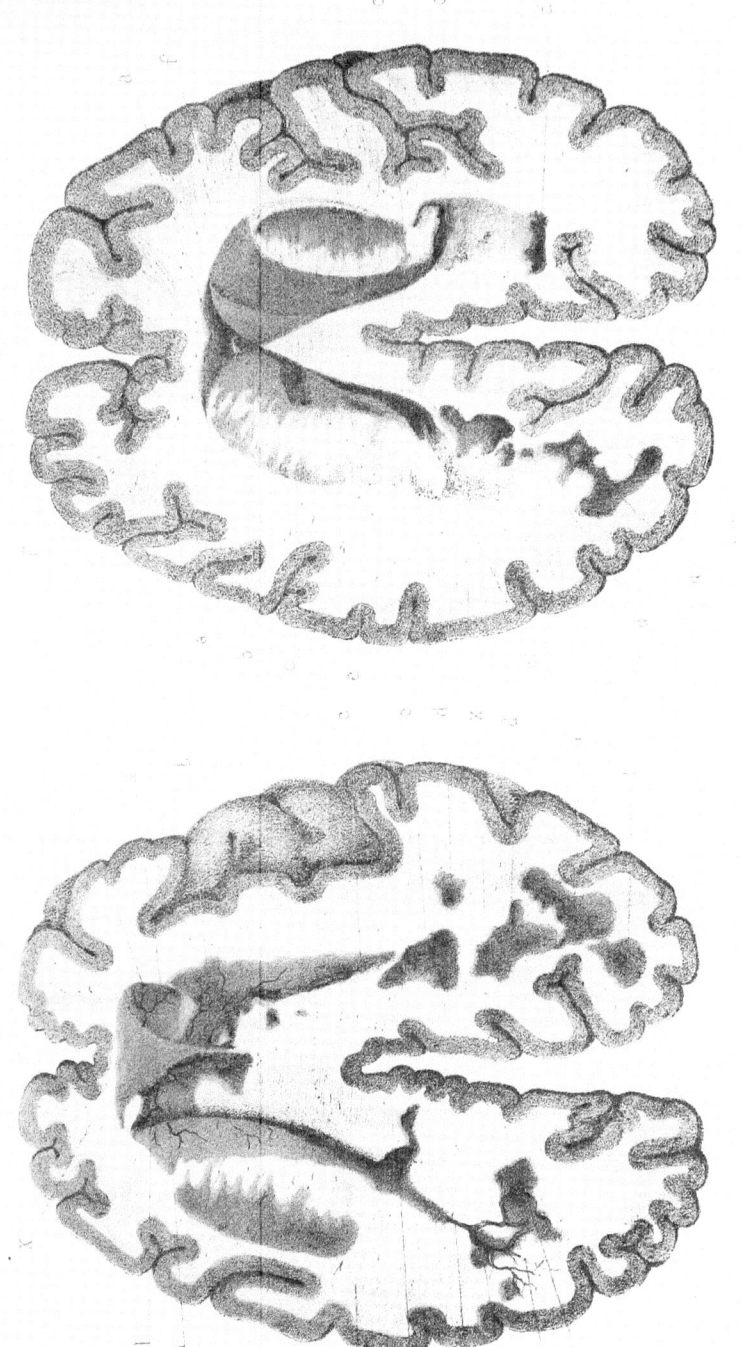

G. Peltier ad nat. del.

P. Lackerbauer Chromo lith.

Imp. Becquet à Paris.

PLANCHE III

Fig. 1. — Moelle épinière vue par la face postérieure (la dure-mère sectionnée est rejetée de chaque côté).

s, Plaques et îlots de sclérose, irrégulièrement disséminées, de dimensions et de formes variées, irrégulières ; isolées ou s'unissant par des connexions visibles à la superficie. Elles dominent ici, surtout dans la région dorsale.

v, Vascularisation méningée (pie-mère) très-prononcée et empêchant de voir la vascularisation spéciale des plaques scléreuses elles-mêmes.

Fig. 2. — Moelle épinière vue par la face antérieure (la dure-mère sectionnée dans toute sa hauteur est rejetée de chaque côté).

s, Plaques et îlots de sclérose, irrégulièrement disséminés, à contours inégaux, isolés ou s'unissant par des connexions visibles à la superficie.

v, Vascularisation méningienne (pie-mère) dominant et empêchant de voir la vascularisation spéciale des zones scléreuses.

Fig. 3. — Coupes horizontales, faites à diverses hauteurs de la moelle épinière et montrant, dans toutes les régions, la profondeur des îlots scléreux, leur répartition inégale, irrégulière soit dans les cordons de la substance blanche ou elles dominent, soit dans la substance grise.

Toutes ces coupes représentent l'état frais ; elles sont vues par la face supérieure de la section, la moelle étant placée verticalement.

a, Partie antérieure.

b, Partie postérieure.

s, Ilots de sclérose.

Les parties sclérosées sont, du reste, reproduites avec leur teinte naturelle qui tranche si nettement sur la substance blanche et même sur la substance grise centrale.

Nᵒˢ 1. Partie supérieure de la région cervicale, immédiatement au-dessous du bulbe.

2. Partie moyenne du renflement cervical.

3. Partie inférieure du renflement cervical.

4. Partie supérieure de la région dorsale.

5. Deux centimètres plus bas, région dorsale supérieure.

6. Un centimètre et demi plus bas, région dorsale supérieure.

7. Deux centimètres plus bas, réunion du tiers supérieur avec le tiers moyen.

8. Un centimètre et demi plus bas, région dorsale.

9. Un centimètre et demi plus bas.

10. Deux centimètres plus bas, milieu de la région dorsale.

11. Un centimètre plus bas.

12. Un centimètre et demi plus bas.

13. Trois centimètres plus bas.

14. Partie supérieure du renflement dorso-lombaire.

15. Milieu du renflement dorso-lombaire.

16 et 17. Cône terminal.

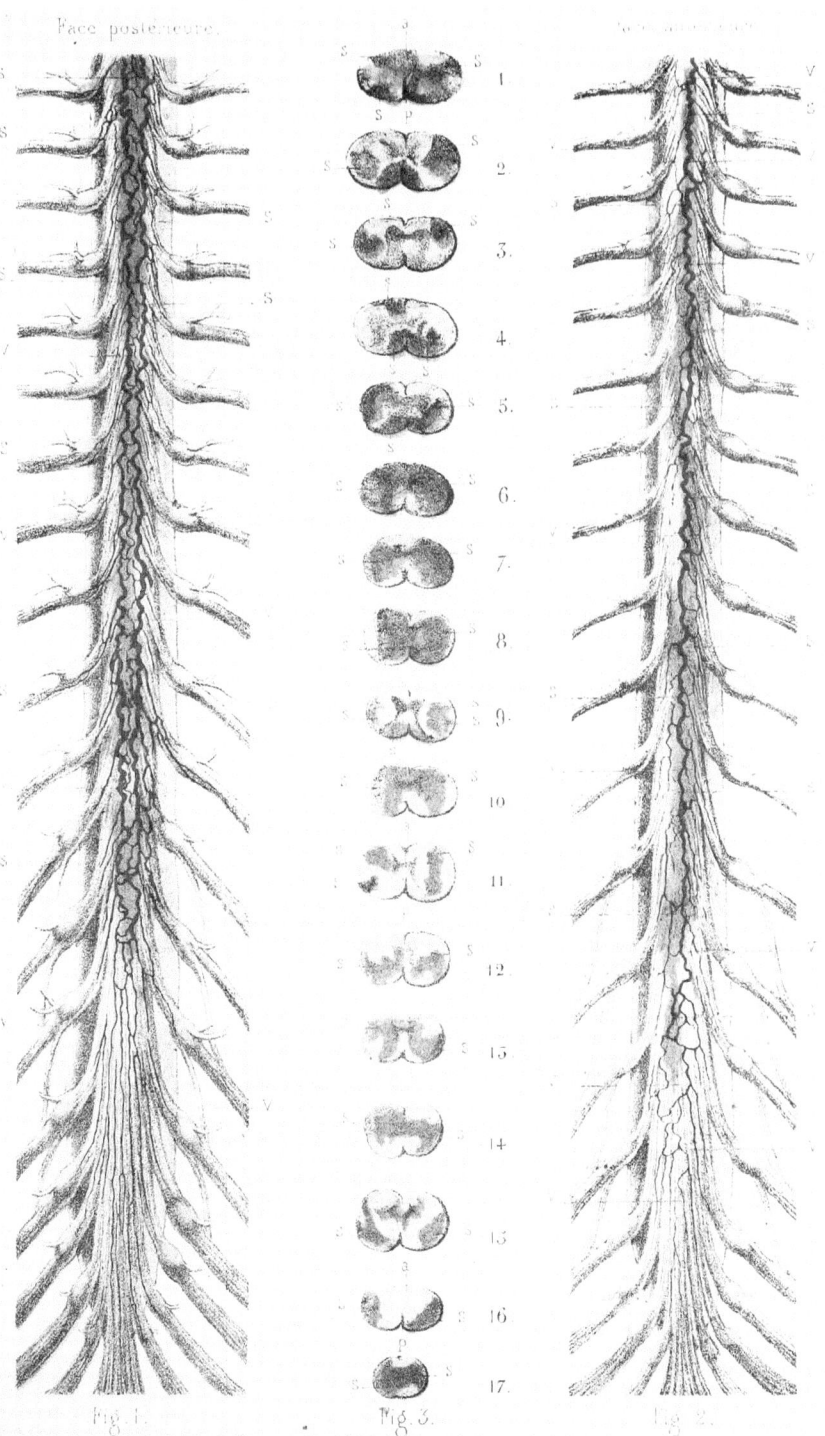

Face postérieure.

G. Pellier ad nat. del.

P. Lackerbauer Chromo lith.

Imp. Becquet à Paris.

PLANCHE IV

Fig. 1. — Moelle épinière vue par la face postérieure (la dure-mère sectionnée est rejetée sur les côtés.)
c, Plaques de sclérose irrégulièrement disséminées.
v, Vascularisation méningienne (pie-mère) dominant et empêchant de voir la vascularisation des plaques scléreuses elles-mêmes.

Fig 2. — Moelle épinière vue par la face antérieure (la dure-mère sectionnée est rejetée sur les côtés).
s, Plaques et îlots de sclérose irrégulièrement disséminés.
v, Vascularisation méningée (pie-mère).

Fig. 3. — Coupes horizontales faites à diverses hauteurs de la moelle et montrant dans toutes les régions la profondeur des îlots scléreux, leur répartition inégale, irrégulière, soit dans les cordons de la substance blanche où elles dominent, soit dans la substance grise.
(Toutes ces coupes sont relatives à l'état frais.)
Les coupes sont vues de haut en bas, la moelle étant supposée verticalement placée.
a, Partie antérieure.
p, Partie postérieure.
s, Sclérose.
(Les parties sclérosées sont reproduites avec leur teinte naturelle qui tranche nettement sur la substance blanche et même sur la substance grise centrale.)
Nos 1. Partie supérieure du renflement cervical.
2. Un centimètre et demi plus bas.
3. Deux centimètres plus bas (fin du renflement cervical).
4. Deux centimètres plus bas (partie supérieure de la région dorsale.)
5. Un centimètre et demi plus bas.
6. Deux centimètres plus bas.
7. Trois centimètres plus bas.
8. Un centimètre et demi plus bas.
9. Deux centimètres plus bas.
10. Un peu plus d'un centimètre plus bas. La moelle, en ce point, est saine ou à peu près.
11. Un centimètre au-dessus du renflement dorso-lombaire.
12. Milieu du renflement dorso-lombaire.
13. Un peu au-dessous du commencement du cône terminal.
14. *Filum terminale.* La sclérose l'a envahi tout entier.

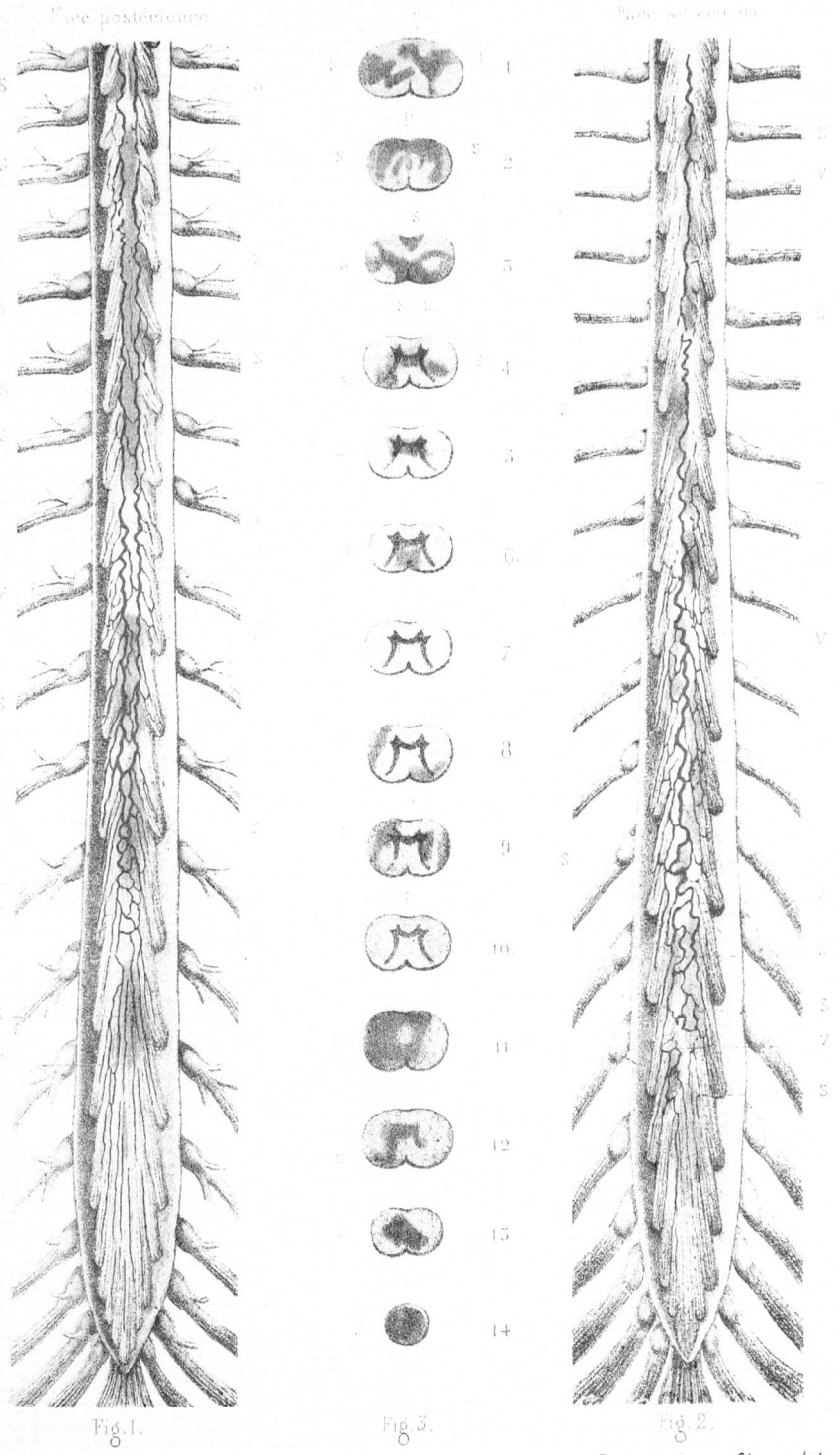

Fig.1.

Fig.3.

Fig.2.

G.Pellier ad nat.del.

P. Lackerbauer Chromo lith.

Imp Becquet à Paris.

PLANCHE V

ISCHURIE HYSTÉRIQUE.

La *ligne bleue* indique la quantité d'urine rendue en 24 heures et la *ligne rouge* celle des vomissements.

Les petits carrés rouges, placés immédiatement au-dessous de quelques dates, marquent les jours d'analyse.

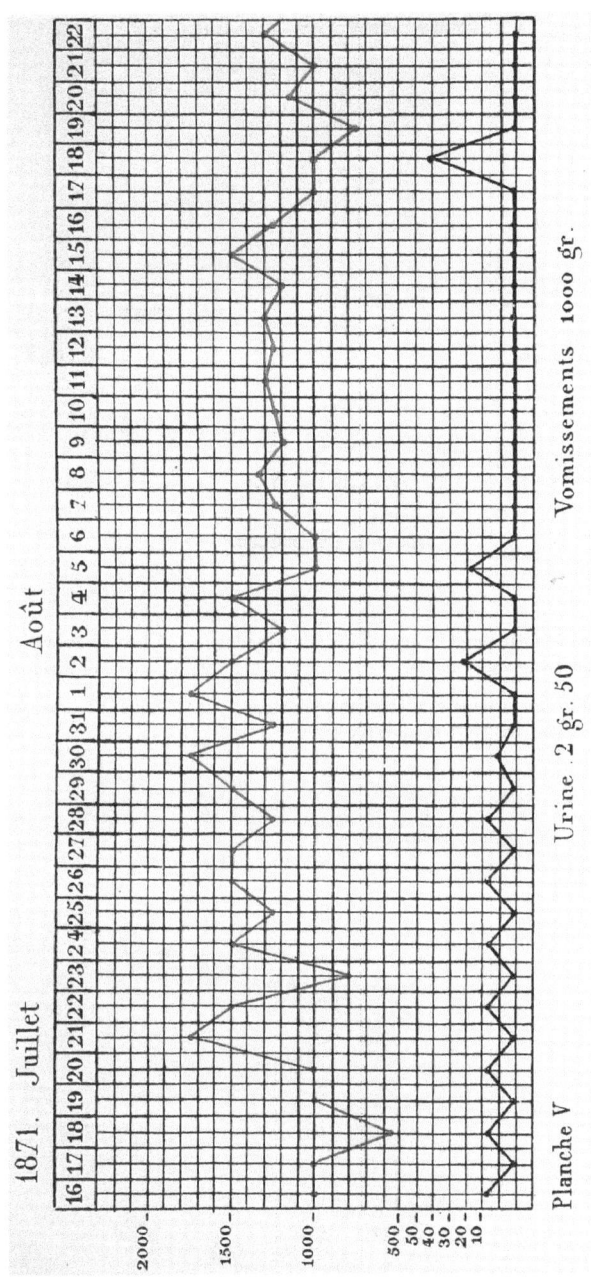

1871. Juillet   Août

| 16 | 17 | 18 | 19 | 20 | 21 | 22 | 23 | 24 | 25 | 26 | 27 | 28 | 29 | 30 | 31 | 1 | 2 | 3 | 4 | 5 | 6 | 7 | 8 | 9 | 10 | 11 | 12 | 13 | 14 | 15 | 16 | 17 | 18 | 19 | 20 | 21 | 22 |

2000 —
1500 —
1000 —
500 —
50 —
40 —
30 —
20 —
10 —

Planche V   Urine .2 gr. 50   Vomissements 1ooo gr.

A Delahaye, Editeur

PLANCHE VI

ISCHURIE HYSTÉRIQUE.

La *ligne bleue* indique la quantité d'urine rendue en 24 heures et la *ligne rouge* celle des vomissements.

Les petits carrés rouges, placés immédiatement au-dessous de quelques dates, marquent les jours d'analyse.

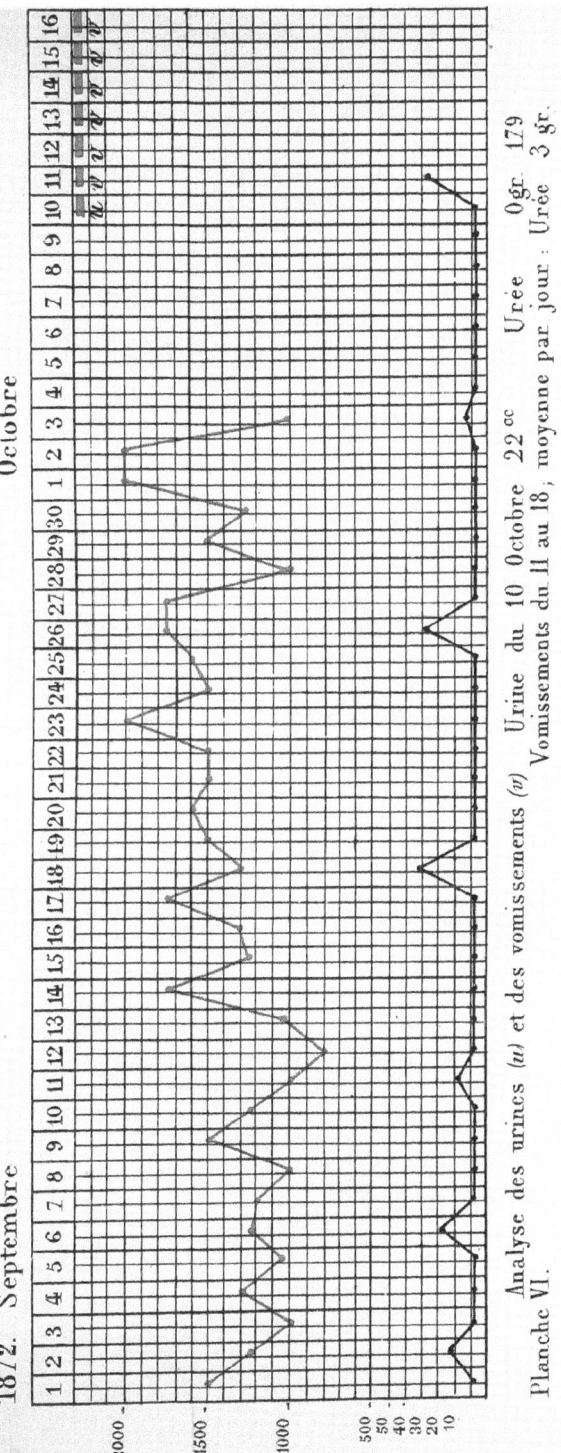

1872. Septembre   Octobre

Analyse des urines (*u*) et des vomissements (*v*) Urine du 10 Octobre 22^cc Urée 0gr. 179
Planche VI.   Vomissements du 11 au 18, moyenne par jour : Urée 3 gr.

A Delahaye, Éditeur

PLANCHE VII

ISCHURIE HYSTÉRIQUE.

La *ligne bleue* indique la quantité d'urine rendue en 24 heures, et la *ligne rouge* celle des vomissements.

Les petits carrés rouges, placés immédiatement au-dessous de quelques dates, marquent les jours d'analyse.

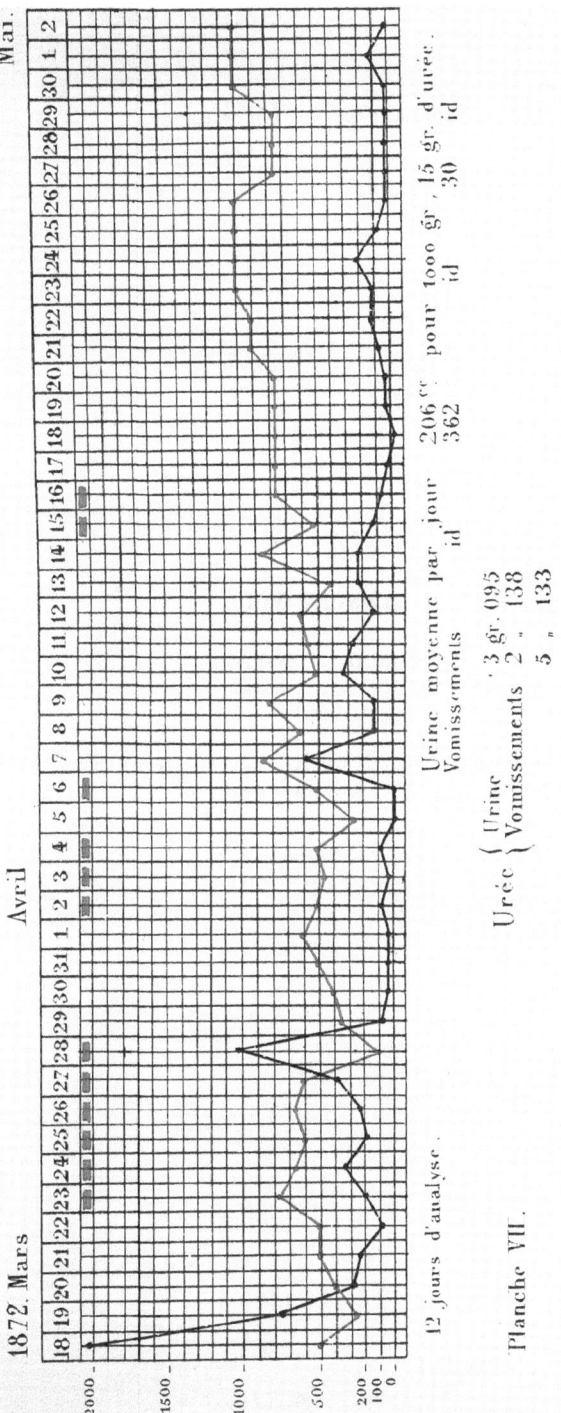

1872. Mars   Avril   Mai.

| 18 | 19 | 20 | 21 | 22 | 23 | 24 | 25 | 26 | 27 | 28 | 29 | 30 | 31 | 1 | 2 | 3 | 4 | 5 | 6 | 7 | 8 | 9 | 10 | 11 | 12 | 13 | 14 | 15 | 16 | 17 | 18 | 19 | 20 | 21 | 22 | 23 | 24 | 25 | 26 | 27 | 28 | 29 | 30 | 1 | 2 |

2000 —
1500 —
1000 —
500 —
200 —
100 —
0 —

12 jours d'analyse.

Urine moyenne par jour   206ᶜᶜ pour 1000 gr., 15 gr. d'urée.
Vomissements   id   362   id   30   id

Urée { Urine   3 gr. 095
      { Vomissements 2 „ 138
                     5 „ 133

Planche VII.

A Delahaye, Editeur

PLANCHE VIII

PARALYSIE AGITANTE.

Attitude des malades atteints de paralysie agitante. (Voir l'observation de la malade représentée sur cette planche à la page 389.)

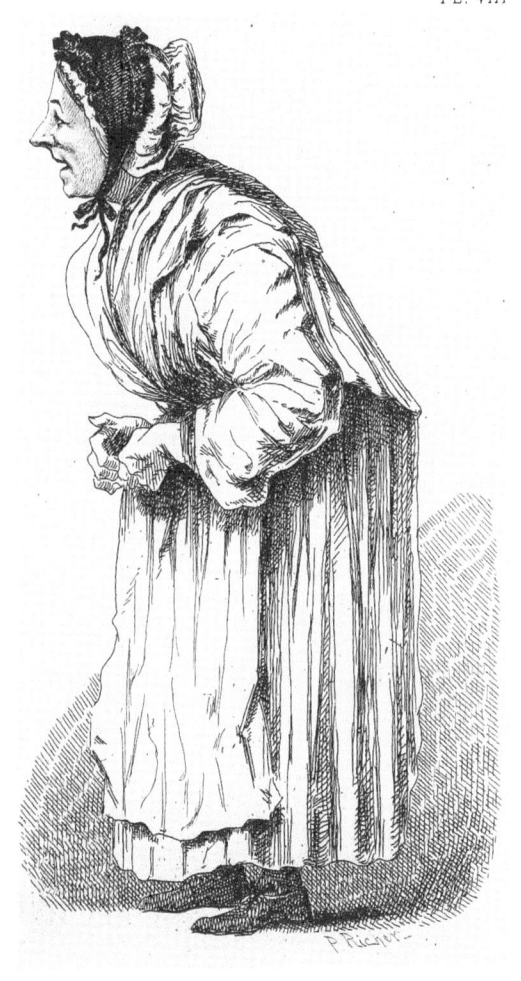

P. Richer

A. DELAHAYE EDITEUR.

PLANCHE IX

CHAMP VISUEL DES COULEURS.

Fig. 1. — *Champ visuel d'un œil gauche normal.* — Ces champs visuels ont été obtenus à la lumière tempérée du jour avec des papiers colorés de quatre centimètres carrés et à l'aide du périmètre de M. Landolt. — *c*, point de fixation correspondant à la tache jaune.

Fig. 2. — *Champ visuel gauche* dans un cas d'*Hystéro-épilepsie* avec *Hémianesthésie gauche.* (Marc...) — Le champ visuel en rétréci concentriquement. Acuité visuel à gauche $\frac{12}{20}$; — l'acuité visuel et le champ visuel sont normaux à droite.

PL IX.

Fig. 1

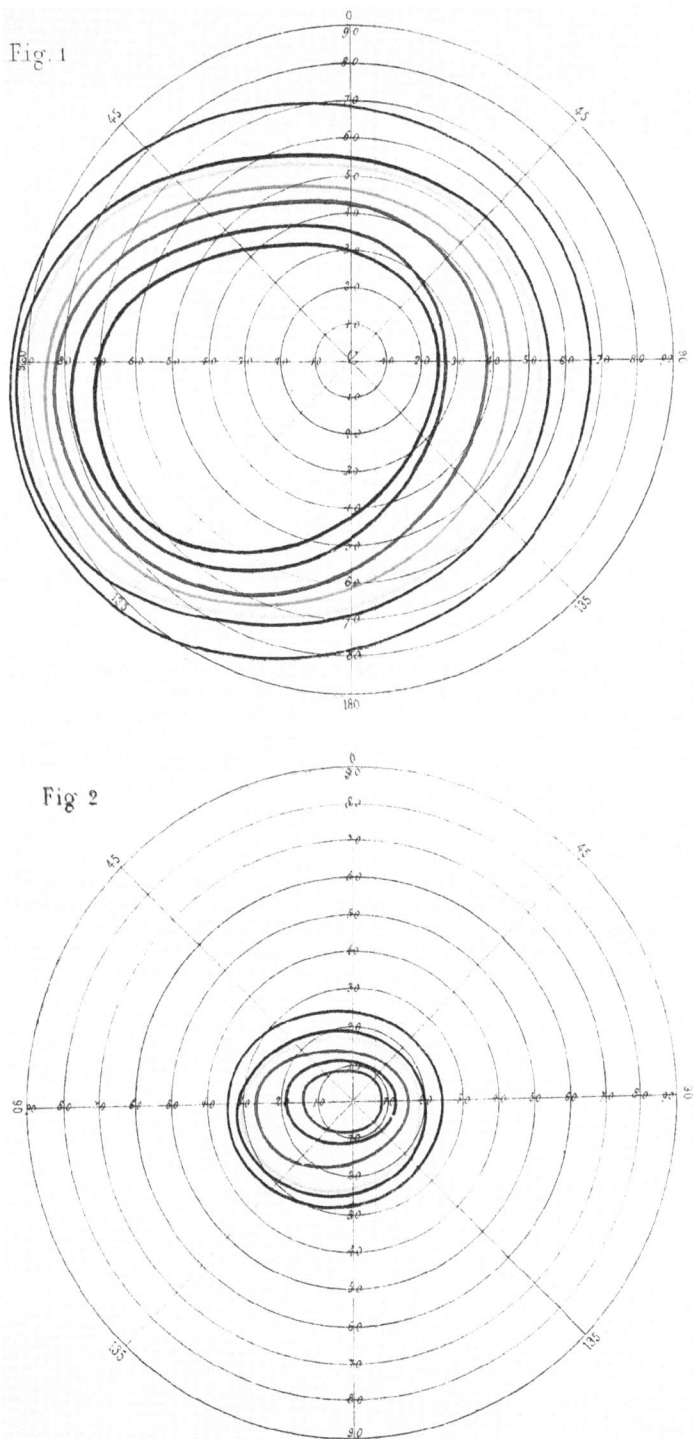

Fig 2

E Landoit del

Imp Lemercier & Cᵉ Paris

PLANCHE X

ISCHURIE HYSTÉRIQUE.

Cette planche représente les variations de la quantité d'urine et d'urée pendant la période d'ischurie hystérique, observée chez Etch... (LEÇON IX, p. 292, note), qui s'est écoulée de mars à juin 1875. — On voit que, pendant plusieurs semaines, la sécrétion venait au voisinage de zéro. Puis tout à coup, en quelques heures, 3 ou 4 litres d'urine et 25 à 27 gr. d'urée étaient sécrétés. Le lendemain, la phase d'ischurie reprenait. — Le 22 mai, les manifestations hystériques disparaissent après une guérison soudaine. — L'ischurie ne fait pas exception, et on voit la courbe remonter. osciller, mais se tenir toujours aux environs de la normale.

Pendant toute cette période d'ischurie, l'alimentation de la malade a été faite à l'aide de la sonde et la même nourriture lui a été donnée chaque jour. — Les urines ont été également recueillies à l'aide de la sonde.

La *ligne bleue* indique la quantité d *urée* rendue en 24 heures.

La *ligne rouge* indique la quantité d'*urine* rendue en 24 heures.

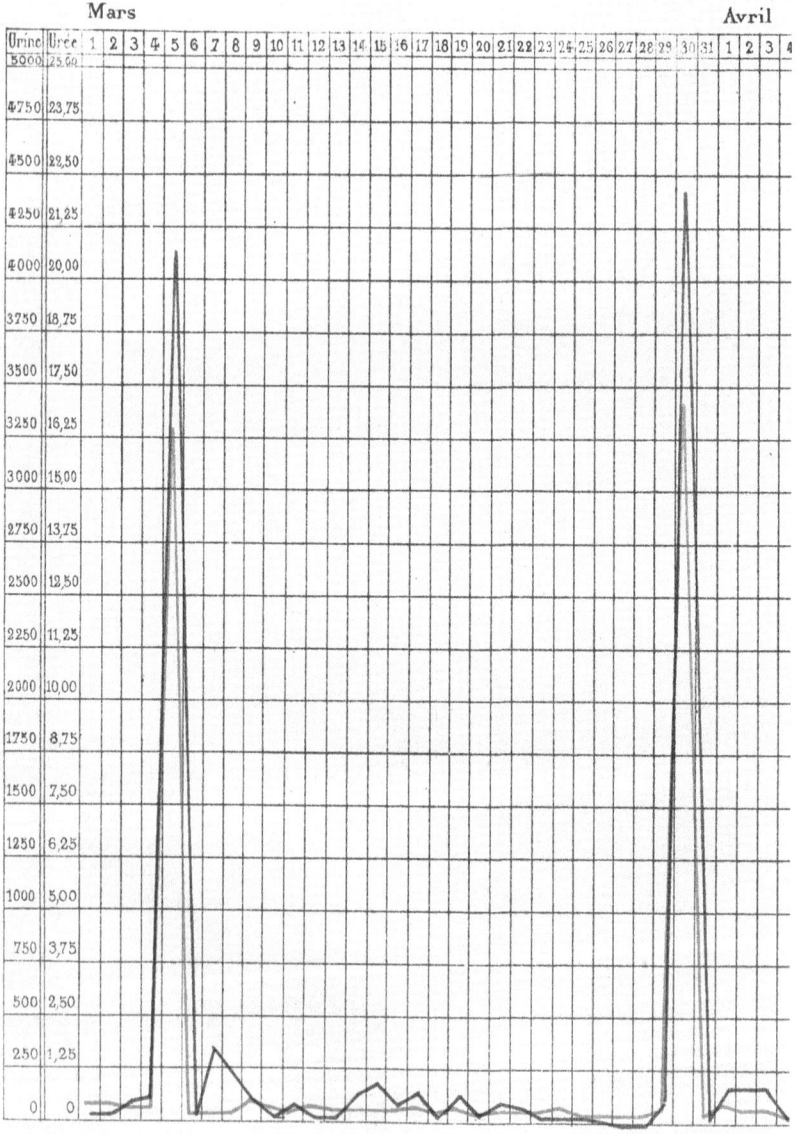

A Delahaye, Editeur

Mai

Quantité d'Urine

Urée

Mai

| 4 | 5 | 6 | 7 | 8 | 9 | 10 | 11 | 12 | 13 | 14 | 15 | 16 | 17 | 18 | 19 | 20 | 21 | 22 | 23 | 24 | 25 | 26 | 27 | 28 | 29 | 30 | 1 | 2 | 3 | 4 | 5 | 6 | 7 | 8 | 9 | 10 | 11 | 12 | 13 |

Quantité d'Urine ————————————

Urée................ ————————————

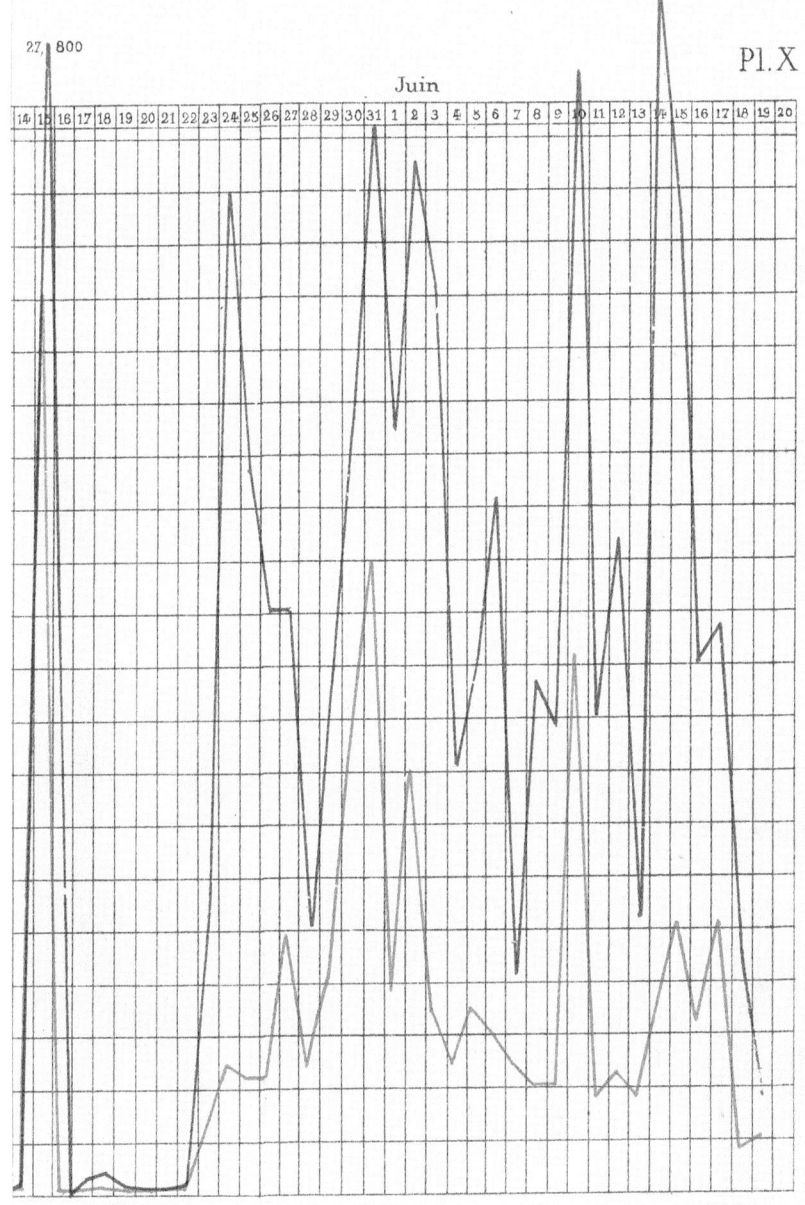

27,800

Juin

| 14 | 15 | 16 | 17 | 18 | 19 | 20 | 21 | 22 | 23 | 24 | 25 | 26 | 27 | 28 | 29 | 30 | 31 | 1 | 2 | 3 | 4 | 5 | 6 | 7 | 8 | 9 | 10 | 11 | 12 | 13 | 14 | 15 | 16 | 17 | 18 | 19 | 20 |

Pl. X

Imp. Lemercier & Cie Paris

TABLE DES MATIÈRES

TROISIÈME LEÇON

TROUBLES TROPHIQUES CONSÉCUTIFS AUX LÉSIONS DE LA MOELLE ÉPINIÈRE
ET DU CERVEAU. (*Suite*).

SOMMAIRE. — Affections cutanées dans la sclérose des cordons postérieurs : Éruptions papuleuses ou lichénoïdes, urticaire, zona, éruptions pustuleuses ; leurs relations avec les douleurs fulgurantes ; elles paraissent relever de la même cause organique que les douleurs.

QUATRIÈME LEÇON

TROUBLES TROPHIQUES CONSÉCUTIFS AUX LÉSIONS DE LA MOELLE ÉPINIÈRE ET DU CERVEAU. (*Suite et fin.*) — AFFECTIONS DES VISCÈRES.

PARTIE THÉORIQUE.

SOMMAIRE. — Hyperémies et ecchymoses viscérales consécutives aux lésions expérimentales de diverses parties de l'encéphale, et à l'hémorrhagie intra-encéphalique. — Expériences de Schiff et de Brown-Séquard ; observations personnelles. — Ces lésions paraissent dépendre de la paralysie vaso-motrice ; elles doivent former une catégorie à part. — Opinion de Schroeder van der Kolk, relative aux rapports qui existeraient entre certaines lésions de l'encéphale et diverses formes de la pneumonie, la tuberculisation pulmonaire. — Hémorrhagies des capsules surrénales dans la myélite. — Néphrite et cystite consécutives aux affections spinales irritatives, à début brusque, traumatiques ou spontanées. — Altération rapide des urines dans ces circonstances; elle se manifeste souvent dans le temps même où les eschares se développent à la région sacrée ; elle se rattache aux lésions des voies urinaires qui, elles-mêmes relèvent d'une influence directe du système nerveux.
— Théorie de la production des troubles trophiques consécutifs aux lésions du système nerveux. — Insuffisance de nos connaissances à cet égard.— Paralysie des nerfs vaso-moteurs ; hyperémie consécutive ; elle ne produit pas de troubles trophiques. — Exceptions à la règle. — Irritation des nerfs vaso-moteurs ; l'ischémie qui en résulte ne paraît pas avoir d'influence marquée sur la nutrition locale. — Nerfs dilatateurs et nerfs sécréteurs ; recherches de Ludwig et de Cl. Bernard ; analogie entre ces

SEPTIÈME LEÇON

DE LA SCLÉROSE EN PLAQUES DISSÉMINÉES. — SYMPTOMATOLOGIE.

HUITIÈME LEÇON

DES ATTAQUES APOPLECTIFORMES DANS LA SCLÉROSE EN PLAQUES. — DES PÉRIODES ET DES FORMES. — PHYSIOLOGIE PATHOLOGIQUE. — ÉTIOLOGIE. — TRAITEMENT.

NEUVIÈME LEÇON

DE L'ISCHURIE HYSTÉRIQUE.

DIXIÈME LEÇON

DE L'HÉMIANESTHÉSIE HYSTÉRIQUE.

ONZIÈME LEÇON
DE L'HYPERESTHÉSIE OVARIENNE.

DOUZIÈME LEÇON
DE LA CONTRACTURE HYSTÉRIQUE.

TREIZIÈME LEÇON

DE L'HYSTÉRO-ÉPILEPSIE.

TABLE ANALYTIQUE

VERSAILLES. — TYP. CERF ET FILS, 59, RUE DU PLESSIS.